はじめるとりくむ

災害薬学

編集

岡山大学大学院医歯薬学総合研究科救急薬学講座 教授
名倉弘哲

高知大学医学部附属病院救急部 特任准教授
山内英雄

南山堂

編者・執筆者一覧

名倉 弘哲	岡山大学大学院医歯薬学総合研究科救急薬学講座　教授
山内 英雄	高知大学医学部附属病院救急部　特任准教授

執筆者（五十音順）

浅野　直	あさのクリニック　院長
安藤 和佳子	神戸赤十字病院薬剤部／兵庫県災害医療センター薬剤部
和泉 邦彦	新潟大学医学部災害医療教育センター　特任講師
伊藤 裕子	公益社団法人 大分県薬剤師会　理事
井原 則之	近森病院救命救急センター救急科　部長
今村 弘樹	熊本県上益城郡薬剤師会
江川　孝	福岡大学薬学部臨床薬学教室　教授
大森 眞樹	きらきら薬局（熊本県山鹿地区薬剤師会　理事）
金田 崇文	株式会社ケイ・クリエイトこやま薬局
北川 航平	岡山県精神科医療センター臨床研究部
木本 国晴	松山赤十字病院薬剤部
小林 祐司	公益社団法人 熊本県薬剤師会　常務理事
斉藤 忠男	医療法人臼井会 田野病院薬剤部
坂井 美千子	さかい薬局グループ／株式会社薬心堂　専務取締役

坂田 祐樹	株式会社あさみあさみ薬局　専務取締役
佐々木 順一	広島国際大学薬学部医療薬学研究センター　准教授
佐藤 栄一	新潟大学医学部災害医療教育センター　特任准教授
柴田 隼人	総合大雄会病院薬剤部
高木 春佳	高知県衛生研究所　主任研究員
丹野 佳郎	一般社団法人 石巻薬剤師会　副会長
縄田 幸裕	株式会社アスティス営業本部コンサルティング室コンサルティング課
難波 弘行	松山大学薬学部臨床薬学研究室　教授
野呂瀬 崇彦	北海道科学大学薬学部薬学教育学部門　准教授
林　秀樹	岐阜薬科大学薬学部実践社会薬学研究室　准教授
藤江 直輝	大阪府健康医療部薬務課／一般社団法人 住吉区薬剤師会
古田 精一	北海道科学大学薬学部社会薬学部門地域医療薬学分野　教授
松元 享平	岡山大学薬学部
村上 雅彦	岩手県立大船渡病院　緩和医療科長
涌嶋 伴之助	鳥取大学医学部附属病院薬剤部
渡邉 暁洋	岡山大学大学院医歯薬学総合研究科災害マネジメント学講座　助教

序

　近年多発する大規模災害における医療支援のなかでも薬剤師の活動が被災者にとって大きな影響を及ぼすことは，現場を見てきた者として痛感するところであります．従来の災害現場では，医師，看護師，救命士，警察，消防，自衛隊の活躍で被災地はなんとかなるといった概念がありました．しかし，東日本大震災以降，大規模災害発災時の被災地での医薬品需要とともに薬剤師の災害対応にも期待が膨らんできました．また，近年の薬学教育制度の変革期において薬学教育モデル・コアカリキュラムのなかにも災害時の対応などを教育するミッションが加わったことから，全国の薬学部では学部教育に災害対応経験のある実務薬剤師に頼る場面も増え，学問としての入門書が求められるようになりました．

　これまでに被災地で医療支援に参画した薬剤師のなかには，非日常における薬剤師としての活動には程遠い災害時の対応に課題・難題を持ち帰った方が多くいます．次に来たる大規模災害に向けた教訓やさらにできたであろう支援について，本書では災害時に活躍した薬剤師，医師の協力を得て，その問題解決への方向性や指針を解説しました．

　本書の学習目標は，以下の通りです．
- 災害時には平時にできること，行うべきことができなくなる実態を理解できる．
- 薬剤師としての支援を行う上でもチーム医療を認識できる．
- 災害時に活動する医療者の一員として，災害医療の共通認識ができる．
- 災害時に使われる共通言語を理解できる．
- 被災者に寄り添いながら災害支援に関わることができる．

　災害時に薬剤師が活動する際には，医師・看護師をはじめとした多職種による連携が必須であり，基本的な災害医療の知識や法律に関する知見と判断が必要となります．

　　　災害医療センター臨床研究部長　　　　　小井土雄一　先生
　　　東京医科歯科大学教授　　　　　　　　　大友　康裕　先生
　　　鳥取大学医学部教授　　　　　　　　　　本間　正人　先生
　　　厚生労働省DMAT事務局長　　　　　　　近藤　久禎　先生
　　　東京都薬剤師会副会長　　　　　　　　　永田　泰造　先生
　　　東邦大学医療センター大森病院薬剤部長　西澤　健司　先生

上記の先生方にはこれまでの災害薬事教育に対して多大なるご指南，ご協力を賜りましたことに敬意を表します．

　日頃の備えとともに今後来るであろう大規模災害に対応すべく，本書が被災者の健康維持のための薬剤師の基礎知識として活用されることを願っています．

2019年 春

岡山大学大学院医歯薬学総合研究科救急薬学分野 教授
名倉　弘哲

高知大学医学部附属病院病院救急部 特任准教授
山内　英雄

目次 contents

● 第1章 災害と薬剤師に関する基礎知識

1. 災害薬学とは（名倉弘哲） ……………………………………………………………… 2

2. 災害に関する基礎知識（山内英雄） …………………………………………………… 4
　A. 災害の定義　4
　B. 災害の種類　5
　C. 災害の種類に応じた疾病構造　6
　D. 災害の時系列別サイクル　7

3. 災害時における薬剤師の役割（渡邉暁洋） …………………………………………… 9
　A. 薬剤師の支援活動の基本　9
　B. 活動場所ごとの支援活動　10

Column
・薬剤師の災害医療研修（涌嶋判之助）　13

4. 災害時に求められる医薬品 —災害時処方箋の解析結果から—（名倉弘哲） …………… 14
　A. 災害時の医薬品の動向　14
　B. 災害時の理想の医薬品管理　14
　C. 熊本地震で使用された医療用医薬品　15

● 第2章 災害医療支援に関する基礎知識

1. 災害医療の基本（井原則之） ………………………………………………………… 20
　A. 災害医療の原則 —CSCATTT—　20
　B. メディカル・マネージメント（医療管理）—CSCA—　21
　C. メディカル・サポート（医療支援）—TTT—　23
　D. ファーマシューティカル・サポート（薬事支援）　24

2. 災害時の医療救護体制（A～E：山内英雄，F：柴田隼人，G：北川航平，H：江川　孝）…… 26
　A. 災害拠点病院　26
　B. 広域災害救急医療情報システム：EMIS　29
　C. 広域医療搬送　30
　D. 災害派遣に関連した医療救護団体・組織　31
　E. 災害派遣医療チーム：DMATとロジスティック業務　32
　F. DMAT活動の実際　32
　G. DPAT活動の実際　35
　H. 国際緊急援助隊活動の実際　37

vii

3. 災害時の医薬品ニーズと供給体制（縄田幸裕） … 39
- A. 災害時の医薬品ニーズに影響を与える要因　39
- B. 災害時の医薬品供給　40
- C. 災害時の医薬品供給ルート　41
- D. 備蓄医薬品とその活用　42
- E. Push型支援とPull型支援　43
- F. 災害支援医薬品への対応　44
- G. 医薬品卸の対応　45

4. 災害時の関連法規・薬事関連措置と倫理（高木春佳） … 46
- A. 災害対策基本法　46
- B. 災害救助法　47
- C. 医療法　48
- D. 医療品，医療機器等の品質，有効性及び安全性の確保等に関する法律（旧薬事法）　48
- E. 災害時の麻薬の取り扱い　49
- F. 災害時の医薬品代と健康保険　49
- G. 災害時の薬剤師としての倫理と責務　51

5. 災害時の情報収集・伝達（藤江直輝） … 52
- A. 災害時の情報収集・伝達の基本　52
- B. 災害時の連絡ツール　53
- C. 避難者・避難所情報の収集・伝達　54

6. 災害医療におけるコミュニケーション（野呂瀬崇彦） … 56
- A. 被災者のストレスへの反応　56
- B. 患者・避難者との関わり方の基本姿勢　56
- C. 医療支援におけるコミュニケーションの実際　59

第3章　災害時の薬剤師業務の実践

1. 平時の備え（木本国晴） … 66
- A. 災害時に備えておくべきこと　66
- B. 災害時に備えた患者へのはたらきかけ　68

2. 災害時の対応の基本（丹野佳郎） … 71
- A. 災害への備え　71
- B. 自らの施設が被災した場合の対応　71

3. 薬局運営に関わる薬剤師業務（小林祐司） … 74
- A. 調剤過誤を防ぐための医薬品の整理・配列　74
- B. 医薬品の仕分け・在庫管理　75
- C. 薬歴の管理方法　76

4. ファーマシューティカルトリアージ（安藤和佳子） … 78
- A. 薬剤師の行うトリアージとは　78
- B. 薬を必要としている患者を対象としたトリアージ　78
- C. 薬剤投与の判断，薬剤選択において考慮すべきポイント　81

D. 患者情報の収集（問診）のポイント　81
　　　E. フィジカルアセスメントの基本　82
　　　F. 薬のトリアージ　83

5. **調剤業務**〈丹野佳郎〉 85
　　　A. 災害時処方箋なしでの調剤　85
　　　B. 薬局以外の場所での調剤　87
　　　C. 災害時の調剤　88

6. **災害時の薬事衛生管理**〈A～F：古田精一，G：丹野佳郎〉 91
　　　A. 感染症予防のための衛生管理における薬剤師の役割　91
　　　B. 避難所アセスメント　92
　　　C. 薬剤師が行うべき感染予防対策の指導　92
　　　D. 消毒・滅菌に用いられる薬剤の代替法　96
　　　E. 食品衛生　97
　　　F. 一酸化炭素中毒予防のための衛生指導　99
　　　G. 災害時の学校薬剤師の役割　99

　　Column
　　・居住区域の衛生管理〈名倉弘哲〉　101
　　・避難所での食事配給〈名倉弘哲〉　102

7. **災害時における粉塵とアレルギー疾患への対策**〈難波弘行〉 103
　　　A. 被災地における粉塵の実際と粉塵対策　103
　　　B. アレルギー・気管支喘息の管理　104

　　Column
　　・東日本大震災時の浮遊物質・堆積物調査〈難波弘行〉　105

8. **モバイルファーマシーにおける薬剤師業務**〈伊藤裕子〉 107
　　　A. モバイルファーマシー開発の経緯　107
　　　B. モバイルファーマシーの仕様　107
　　　C. モバイルファーマシーの導入・運用　107
　　　D. モバイルファーマシーの活動の実際　108

◆ 第4章　災害時の薬学的管理の考え方

1. **避難所での薬学的管理**〈A～E：大森眞樹／名倉弘哲，F：坂井美千子〉 112
　　　A. お薬手帳の活用　112
　　　B. 医薬品の鑑定と持参薬の活用　112
　　　C. 災害時要配慮者への対応　113
　　　D. 医薬品の使用に注意が必要な患者　115
　　　E. 保存方法に注意が必要な薬　117
　　　F. 在宅療養を受けている患者への対応　118

　　Column
　　・避難所の状況（薬学的管理が必要なポイント）〈松元享平／名倉弘哲〉　120
　　・医療機器を使用している在宅患者の救急対応〈浅野 直〉　121

2. 外傷治療薬，輸液製剤の薬学的管理 〈佐藤栄一〉 ········· 122
- A. 重症外傷と出血性ショック　122
- B. 災害初期の外傷患者に使用する輸液等の使い分けと薬学的注意点　123
- C. 外傷時の抗菌薬の予防投与　126
- D. 破傷風予防のための（追加）免疫療法　128
- E. 広範囲熱傷の治療　129
- F. クラッシュ症候群の治療　131

3. 循環器疾患患者の薬学的管理 （A〜E，G：坂田祐樹，F：名倉弘哲） ········· 133
- A. 災害時循環器疾患増悪の機序　133
- B. 東日本大震災時の循環器疾患発症　134
- C. 災害高血圧　136
- D. DCAP リスクスコア・予防スコア　136
- E. 定期薬休薬の影響，手に入らない場合の対応，災害時注意すべきこと　138
- F. 代替薬選択のポイント　140
- G. 災害時に押さえておくべき服薬指導のポイント　146

4. 災害時の糖尿病治療 〈名倉弘哲〉 ········· 147
- A. 災害時の糖尿病患者への対応　147
- B. 薬物療法の原則　148
- C. 低血糖対策　148
- D. シックデイ対策　150
- E. 服用していた血糖降下薬がわからない患者さんへの対応　150

5. 気管支喘息・COPD患者の薬学的管理 〈佐々木順一〉 ········· 153
- A. 定期薬の休薬の影響　153
- B. 定期薬がない場合の対応　153
- C. 代替薬選択のポイント　154
- D. 災害時に押さえておくべき服薬指導のポイント　157

6. 抗てんかん薬の薬学的管理 〈安藤和佳子〉 ········· 160
- A. 定期薬の休薬の影響　160
- B. 定期薬を継続できない場合の対応　160
- C. 代替薬選択のポイント　161
- D. 災害時に押さえておくべき服薬指導のポイント　162

7. 認知症患者の薬学的管理 〈斉藤忠男〉 ········· 165
- A. 定期薬の休薬の影響と再開方法　165
- B. 定期薬がない場合の他剤への切り替え方法　166
- C. 避難生活におけるBPSDへの対応　167
- D. 災害時に押さえておくべき服薬指導のポイント　171

8. 向精神薬の薬学的管理
―抗不安薬・睡眠薬，抗うつ薬，抗精神病薬，気分安定薬，精神刺激薬― 〈今村弘樹〉 ········· 172
- A. 定期薬の休薬の影響　172
- B. 定期薬がない場合の対応　173
- C. 代替薬選択のポイント　174
- D. 災害時のメチルフェニデート製剤の取り扱い　177

E. 災害時に押さえておくべき服薬指導のポイント　178

9. 副腎皮質ステロイド薬の薬学的管理（林　秀樹）　180
　A. 定期薬の休薬の影響　180
　B. 定期薬がない場合の対応　182
　C. 代替薬選択のポイントと用量換算　182
　D. 災害時に押さえておくべき服薬指導・薬学的管理のポイント　184

10. 鎮痛薬・麻薬の薬学的管理（和泉邦彦）　186
　A. 災害時における麻薬使用の現状　186
　B. 定期薬の休薬の影響　186
　C. 定期薬がない場合の対応　187
　D. 代替薬選択のポイント　188
　E. オピオイドが入手できない場合のNSAIDsの使用　191
　F. 災害時の麻薬の薬局での管理　192

　Column
　・災害時のオピオイド使用（村上雅彦）　194

11. OTC医薬品の活用（金田崇文）　196
　A. OTC医薬品の特徴と使用に関する留意点　196
　B. 臨床判断・薬剤選択のポイント　196
　C. 感冒・咳嗽　197
　D. 消化管疾患（腹痛・便秘・下痢）　198
　E. 打撲・外傷　200
　F. 皮膚疾患　201
　G. 眼疾患　202
　H. 口腔疾患　202

　Column
　・災害時の被災地における眼疾患への対応（名倉弘哲）　205

12. CBRNE災害と関連医薬品（山内英雄）　206
　A. CBRNE災害とは　206
　B. Chemical（化学）　206
　C. Biological（生物）　209
　D. Radiological（放射性物質）/Nuclear（核）　211
　E. Explosive（爆発）　212

13. エコノミークラス症候群の対応（大森眞樹／名倉弘哲）　214
　A. エコノミークラス症候群とは　214
　B. 災害時のエコノミークラス症候群に対する薬剤師の役割　214

　Column
　・感染症を回避するための環境整備（名倉弘哲）　217

文献　219

索引　225

第1章 災害と薬剤師に関する基礎知識

1 災害薬学とは

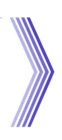

わが国における災害医療では，医師と看護師が被災現場で救護活動を行い，救助された傷病者に医療を施すという概念が一般的でした．従来は，災害時に薬剤師が何を準備してどのような行動をとればよいのか，被災地へ出動した薬剤師が他職種の医療者と試行錯誤しながら，おかれた状況に応じて被災地のニーズに手探りで応えるほかありませんでした．しかし，阪神淡路大震災以来，新潟中越地震，東日本大震災，熊本地震の現場では薬剤師の活躍が大きく取り上げられました．これら過去の大規模災害では，地域の薬局機能が停止した状態では，亜急性期以降の被災地域患者や避難者の健康を維持するための医薬品供給が破綻して支援薬剤師の善意に頼らざるを得ない状況が続きました．その際，支援薬剤師は平時の薬剤師業務に加え，保健衛生に纏わる様々な難題に直面しました．すなわち，災害時には平時にできることがほぼ出来ない状況に陥ることが多いということです．災害時に薬剤師には様々な役割と他職種との連携によって被災地域の保健，医療，福祉に貢献することが求められます．

近年，厚生労働省が推進するチーム医療の普及によって，医療現場のあり方が変化してきました．災害医療は究極のチーム医療といえます．医療に従事する多種多様な職種が，それぞれ質の高い専門的知識と技能を駆使して仕事を分担できるようになってきていますので，薬剤師も災害医療を学ぶことで，日常業務の応用により災害医療への参画が可能になるわけです．しかしながら，災害のフェーズによって各職種に求められることは変化します．さらに，医療者数や医薬品を含む医療資源に対して多数の傷病者が発生し，医療（医療者と医療資源）の需給バランスが崩れた状態が続くため，CSCA（p.21）に則った行動ができなければなりません．また，法規に関する知識や経験がなければ間違った判断をしてしまうケースも想定され，厚生労働省から交付される特例事案に対応しながら薬剤師としての最大限の能力を発揮することが必要となります．災害医療に従事する薬剤師は，人道的な配慮を基本理念とした医療人としての態度で臨み，日常の薬剤師としての業務以上の行動が求められます．

薬学教育の観点では，従来の薬学教育カリキュラムは全国で一貫しておらず，薬学生に何を教えるかの授業科目を列挙した，ただ教えればよい教育者目線のカリキュラムでした．しかし，薬剤師を養成する6年制教育が導入されてからは，文部科学省と日本薬学会が学生の立場に立ち薬学教育モデル・コアカリキュラムを編成しました．初期に策定されたコアカリキュラムには災害医療教育の項目は存在しませんでしたが，2013年（平成25年）に改定されたコアカリキュラムには，教育すべき学習項目として「A. 基本事項」，「B. 薬学と社会」，「C. 薬学基礎」，「D. 衛生薬学」，「E. 医療薬学」，「F. 薬学臨床」，「G. 薬学研究」，という7項目のうち，BとFのなかに薬剤師が災害医療に関わる際の行動目標・到達目標（SBOs）があげられており（表），6年制薬学教育では災害医療教

表 薬学教育モデル・コアカリキュラムのSBOs

B 薬学と社会	【①地域における薬局の役割】
B-(4)-①-5	災害時の薬局の役割について説明できる
F 薬学臨床	【④災害時医療と薬剤師】
F-(5)-④-1	災害時医療について概説できる
F-(5)-④-2	災害時における地域の医薬品供給体制・医療救護体制について説明できる
F-(5)-④-3	災害時における病院・薬局と薬剤師の役割について説明できる（態度）

育は必須になっています．

　薬学教育モデル・コアカリキュラムにあげられているこれらのSBOsを網羅するには，幅広い薬学的専門知識が必要となります．また，薬学教育の各領域では「○○学」といった授業科目が目立ちますが，薬学に特化した災害医療については薬剤師の業務体系は先行して確立されつつあるものの，学問体系が未だ存在していません．すなわち，学術的要素が確立されていないために，学問としてはこれからスタートすべき領域となってくるでしょう．本書では，医療薬学に特化した災害医療に関する項目について，それぞれの専門領域の観点から平時にできることが災害時にできなくなった場合，どのような対処が考えられるか，または実践できるかを概説しています．改定後のコアカリキュラムには，最終的なゴールとして「薬剤師として求められる10の基本的資質」というものが設定されており，その10項目は，①薬剤師としての心構え，②患者・生活者本位の視点，③コミュニケーション能力，④チーム医療への参画，⑤基礎的な科学力，⑥薬物療法における実践的能力，⑦地域の保健・医療における実践的能力，⑧研究能力，⑨自己研鑽，⑩教育能力，となっています．災害医療に従事する薬剤師は，これら10の基本的資質を災害時のみならず，発災前に能力を発揮できるようにしておかなければなりません．

　今後「災害薬学」の領域で，薬剤師が学問として独創的かつ科学的な根拠を創出した薬学研究のテーマとして発展できるよう願っています．

2 災害に関する基礎知識

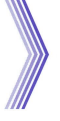

A 災害の定義

「災害」と聞くと，おそらく多くの人が，地震，津波，豪雨，洪水，噴火，火災，列車事故，原子力事故等を思い浮かべると思います．災害の定義を調べてみると，書物や団体によって様々な定義がなされていますが，これは，災害をどういう視点でみているかによるものだと推察できます．日本には災害対策基本法（昭和36年11月15日法律第2023号）という法律があり，その第二条第一項で，災害を「暴風，竜巻，豪雨，豪雪，洪水，崖崩れ，土石流，高潮，地震，津波，噴火，地滑りその他の異常な自然現象又は大規模な火災若しくは爆発その他その及ぼす被害の程度においてこれらに類する政令で定める原因により生ずる被害」と定義しています．この中の「これらに類する政令で定める原因」としては，「放射性物質の大量の放出，多数の者の避難を伴う船舶の沈没その他の大規模な事故」が同法施行令第一条（昭和37年7月9日政令第288号）の中で規定されており，「その他の大規模な事故」は，列車事故，航空機の墜落，有毒ガスの漏出等を指します．

ここでは，医療の側面から災害の定義を考えてみます．平時の救急医療と災害時の医療では，いずれも急に発生した傷病者を診断・治療するという面では同じです．通常の救急医療は，一人の傷病者に対して医療資源（医療スタッフ，医療資器材，医薬品等）が十分な体制で提供されています．ところが，災害時には，一度に多数の傷病者が発生し，通常の救急医療では対応できなくなります．場合によっては病院が損傷を受けたり，交通が遮断されたり，通信やライフラインが途絶したりすることも考えられ，さらに医療提供の妨げとなります．このように「需要（傷病者）」と「供給（医療資源等）」のバランスが逆転した状態が医療における災害です（図1）．災害派遣医療チーム

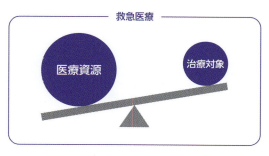 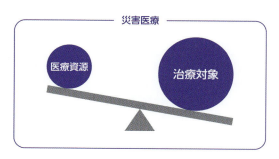

図1　救急医療と災害医療の相違

（Disaster Medical Assistance Team；DMAT）では，災害を「突然発生した異常な自然現象や人為的な原因により人間の社会的生活や生命と健康に受ける被害とする．災害で生じた対応必要量の増加が通常の対応能力を上回った状態である」と定義しています[1]．

仮に平時からこのバランスが崩れているとすると，それは救急医療が崩壊しているということにほかなりません．また，誰も住んでいない地域で異常な自然現象が発生したとしても，人的被害がなければ，当然，医療の出番はありません．

B 災害の種類

災害は，その切り口（誘因，規模，時間的要素等）によって様々に分類することができます．

自然災害と人為（的）災害（表1）

①自然災害：その名の通り，対応能力を超えた自然現象（異常気象や地殻変動等）によってもたらされる災害で，通常，広い範囲に及び，時間とともに被害が拡大する傾向にあります．

②人為（的）災害：人為的な要因によって起こる災害です．交通事故（航空機，鉄道，自動車，船舶）等は，自然災害とは対照的に局所的なものが多く，時間経過による被害の拡大もあまりありません．しかし，大規模火災，化学物質漏出，放射線漏出，民族紛争，戦争，テロ等では，必ずしもその限りではなく，被害範囲も大きくなり，時間的にも年単位にわたる侵襲を受けることがあります．戦争，難民，紛争等国際社会が介入を試みる事態は，特殊な災害として人道的緊急事態（complex humanitarian emergency；CHE）と呼ばれます．

また，例えば，二酸化炭素排出による地球温暖化に伴う異常気象の影響による災害や，過剰な森林伐採が原因で起きる土石流等は，自然災害と人為（的）災害の複合型災害といえるでしょう．

都市型災害と地方型災害[2]

①都市型災害：都市の特徴は，人口密度が高い，地下街や地下鉄が存在する，電気，ガス，水道が密集し供給のほとんどが都市外に依存している等です．ライフラインが途絶すると二次災害や復旧にも時間を要します．

表1　災害の種類と要因

災害の種類	要因
自然災害	地震，台風，竜巻，津波，洪水，土砂災害，火山噴火，干ばつ，疫病，飢餓等
人為（的）災害	火災，爆発物，銃火器，群衆（マスギャザリング．圧死の要因となる），発電所事故，建造物崩壊（建物，歩道，橋等），交通事故（航空機，鉄道，自動車，船舶），危険物（HAZMAT），CBRNE（化学，生物，放射性物質，核，爆発物），サイバー攻撃，テロ
人道的緊急事態（CHE）	戦争，紛争，難民

HAZMAT：hazardous material
CHE：complex humanitarian emergency

（文献1より引用）

②地方型災害：地方の特徴は，人口密度が低い，交通が不便，病院が少ない等があり，災害時には孤立性が高く，救援や傷病者の搬送が困難になります．

局地災害，広域災害，激甚災害
①局地災害：列車事故や多数傷病者が発生する事故等，限られた地域内での災害で，基本的には病院機能やライフラインには影響がない災害です．
②広域災害：地震，水害等のように広い範囲で発生し，建物やライフラインに損害が生じる災害です．
③激甚災害：大地震や大水害等非常に激しい災害のうち，被災地域や被災者に財政援助を必要とするもので，激甚災害指定基準，局地激甚災害指定基準に基づいて中央防災会議（p.147）が指定，適応措置の決定を行います．これまで，平成7年阪神・淡路大震災（兵庫県南部地震）（1995年），平成16年新潟県中越地震（2004年），平成19年台風5号による暴風雨災害（2007年），平成23年東日本大震災（2011年），平成28年熊本地震（2016年），平成30年7月豪雨（2018年），平成30年北海道胆振東部地震（2018年）等があります．

その他，時間的な面からみると，超急性期，急性期，亜急性期，慢性期に分けたり（後述），発生状況から一時災害，二次災害等に分けたりすることもできます．

災害の種類に応じた疾病構造

災害の種類によって，ある程度特徴的な疾病構造をとります．しかし，同じ種類の災害でも，規模，季節，時間，場所，二次災害の有無等の条件によって，傷病者数，死者数，傷病の種類は大きく変化し，必ずしも一様ではありません．代表的な災害と疾病構造を以下に示します．

地震
地震による疾病構造の特徴は，山本ら[3]によると，以下のようにまとめられています．
① 地震に伴う家屋の倒壊，落下物とともに火災，津波，山崩れ等の二次災害が人的被害を大きくしている．
② 都市型災害は負傷者の数が圧倒的に多い．
③ 発展途上国の地震災害では，建物の強度の問題で地震の規模に比較して人的被害が大きい．
④ 負傷例のほとんどは骨折，挫創，打撲等である．
⑤ 重要臓器への外傷は，救助救出の遅れ，被災地での医療資源の不足から死亡率が高くなる．
⑥ 重症例は負傷例の約20％前後である．
⑦ 重症例の中に挫滅症候群＊，重度熱傷，ガス中毒，海水の誤飲例をみることがある．

＊：クラッシュ症候群（p.131）ともいう．

津波
津波では溺死が主な死因ですが，傷病としては流れてきたものによる外傷や，海水を誤飲することによる津波肺があります．

風水害
暴風雨による家屋の倒壊，河川の氾濫，土石流等による外傷や溺水が多くみられます．災害後の衛生環境の悪化による呼吸器や消化器感染症の蔓延が問題になることがあります．

噴火
直接的な外傷，熱傷，有毒ガス中毒，火山灰吸入による呼吸器疾患等です．

交通事故（航空機，鉄道，自動車，船舶）
交通事故等の多数傷病者発生事案では，物理的な外力による外傷が主体です．速い速度での事故や，満員であれば，外傷の重症度も高くなり死者も増えます．

火災
体表の熱傷，高温のガスを吸うことで起こる気道熱傷，一酸化炭素やシアン化合物等の有毒ガス吸入による中毒等があります．外傷を伴うことも多くみられます．

爆発
爆発物や爆発事故による損傷（爆傷）は，以下の4つの形態に分類されます．
① 一次的爆傷：急激な気圧の変化による損傷．外傷性鼓膜穿孔，肺挫傷，血気胸等．
② 二次的爆傷：爆風で飛散した物質による損傷．多発性穿通創等．
③ 三次的爆傷：爆風で飛ばされて，壁等に叩きつけられたり，爆発で倒壊した建物の下敷きになったりして起こる損傷．多発外傷，クラッシュ症候群等．
④ 四次的爆傷：一〜三次的外傷以外のもの．爆発時の熱や有毒ガスによる損傷等．

これら以外にも，災害の原因には様々なものがあります．また，災害時には強いストレスを受け，心身ともに不安定になります．いずれにしても，薬剤師は，それぞれの特徴を理解し，これらの疾病構造に合わせて使用する薬剤を準備しておくことが求められます．

災害の時系列別サイクル

大規模災害は一旦発生すると年単位の長期間にわたって被災者に影響を及ぼします．発災（災害が発生すること）からの時間経過とともに被災者のニーズは刻々と変化し，一定のパターンを示します．この時間経過は，超急性期，急性期，亜急性期，慢性期に分けられます．災害対応の観点からは，発災期，緊急対応期，復旧・復興期／リハビリテーション期，静穏期，準備期，前兆期に分けられます．災害医療は，これら全ての時期が対象です（図2）．

超急性期（発災〜3日）
とにかく命を守ることを最優先に，防ぎえた災害死を回避することを目標とします．

急性期（〜7日）・亜急性期（〜4週）
外傷の根本治療，持病等の内科的疾患管理，衛生環境の整わない避難所等での保健衛生管理が中心となります．車中泊による低体温症やエコノミークラス症候群にも注意をしておかなければいけません．

第1章 災害と薬剤師に関する基礎知識

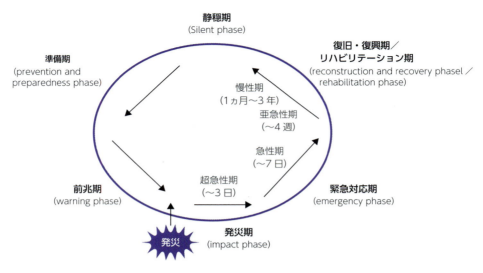

図2 災害サイクル

(文献1より転載)

慢性期（1ヵ月～3年）
慢性疾患への対応，心的外傷後ストレス障害（PTSD）のケア，自立支援等で被災者の社会復帰を目指します．

静穏期～準備期
災害からのさらなる回復や，減災・防災計画，訓練，備蓄等を行い，次に訪れる災害に対して備えます．この繰り返しを災害サイクルと呼びます．

Summary

- 災害医療とは，普段の医療と比較して「需要（傷病者）」と「供給（医療資源，ライフライン等）」のバランスが逆転した状態である．
- 災害は，誘因，規模，時間的要素等により分類される．
- 災害の疾病構造は，災害の種類，規模，時間経過で異なる．
- 被災者のニーズは時間とともに変化し，一定のパターンを示す（災害サイクル）．

3 災害時における薬剤師の役割

日本では地震災害，津波災害等を経験し，海外でも地震，津波，洪水，ハリケーン，旱魃（かんばつ）等の自然災害，また，列車事故や，サリン事件のようなテロ等の人的災害も多くみられ，多くの被災者・被害者が出ています．日本は環太平洋変動帯に位置し，地震の発生回数，活火山の分布数がきわめて多い国です．災害時には様々な国内外の医療チーム，ボランティアが医療活動・救援活動を行っています．自然災害のみならず，特殊災害（化学，生物，放射性物質，核，爆発物等：CBRNE）等への対応も必要とされるようになっており，薬剤師としての活躍の場は広がりつつあります．

A 薬剤師の支援活動の基本

災害派遣活動において薬剤師は，活動原則にのっとり，安全確保を行い被災地に入り，災害対策本部や通信ツール〔衛星電話，防災無線，広域災害救急医療情報システム（EMIS）等〕を用いて情報を収集します．その情報に基づき，被災状況の確認，医療ニーズ調査，他の医療チームの活動の把握，生活環境調査を行います．そして，医療ニーズ・安全面より活動サイトを決定し，医療活動を行います．診療サイトの条件によっては診療用のテントを設営したりする必要もあります．限られた人員での活動であるため，できることは協力して行います．また，隊員の生活環境（宿泊施設，食事等）を整える必要もあり，隊員の健康状態にも十分に配慮します．診療活動では，医薬品の入手・在庫管理や，受付・診察室・処置室・薬局を設営し診療の一端を担います．また，十分な治療を行うには，限られた医薬品・医療資器材を効率よく使用する必要があります．

医薬品供給体制における薬剤師の役割は，行政機関と医薬品卸業協会，各県薬剤師会と協定，各県薬剤師会と医薬品卸業界の協定を締結し，医療提供施設，医療救護班等への医薬品供給体制を確保することが挙げられます．また，医薬品管理支援では被災地内での医薬品一次集積所，医薬品二次集積所，医療施設，救護所等での医薬品の安定供給のための流通管理，物品管理等が挙げられます（図1）．

第 1 章 災害と薬剤師に関する基礎知識

B 活動場所ごとの支援活動

　薬剤師の支援の活動場所には，①医薬品集積所，②保健所等，③救護所等，④避難所等，⑤病院・薬局等，⑥その他，があります．薬剤師の災害時における業務は多様化し，他職種との連携も欠かすことができなくなっています（表）．

医薬品集積所
　集積医薬品等の保管・管理を行います．品名・数量・同種同効薬の有無および数量の管理，医療用医薬品と一般用医薬品の区別，薬効別・剤形別等の分類，有効期間・使用期限の確認・管理，保存に注意が必要な医薬品（要冷所・暗所保存，要防湿）の保管，取り扱いに注意が必要な医薬品（麻薬，向精神薬，毒薬・劇薬等）の保管，保健所等からの要望に応じた医薬品等の供給，不足医薬品等の発注，医療・薬事関連部局との連絡・調整，避難所向け救急医薬品セットおよび医療材料・衛生用品等の供給があります．

保健所等
　必要な医薬品等の調達，医薬品等の仕分け・保管・管理，救護所・救護センターへの医薬品等の供給，被災者へのOTC医薬品の供給，保健所等での診療に伴う調剤（医療チームへの参加），医療チームの残置薬の回収・整理，常備薬等の仮設住宅への配付を行います．

救護所等
　医療チーム（救護班）への参加，患者情報の収集，医薬品使用に関する医師や看護師等への情報提供，調剤，患者への服薬指導，医薬品等の保管・管理〔特に取り扱いに注意が必要な医薬品（麻

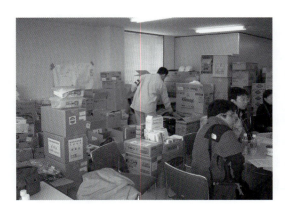

図1　医薬品の管理・仕分け

表　災害医療における代表的な薬剤師の役割

a 災害時
- 薬剤の専門的知識
- 医療救護所における処方支援
- 被災地に送られた救援物資として医薬品の整理・選別
- 地域の薬局機能への支援
- 大量の患者受入の際の医薬品適正使用・管理
- 診療計画・治療計画への参画
- 機能の早期回復のための活動
- 地域保健への貢献

b 平時
①病院
- 院内災害対策への関与・訓練の企画
- 教育・研修の企画・参加
- 災害医療へのリクルート

②地域薬剤師会
- 地域医療の災害対策への関与・訓練への参画
- 応急救護訓練・医療資器材の知識の習熟
- 医薬品の備蓄
- 地域保健医療への参画・住民教育

薬，向精神薬，毒薬・劇薬等）〕，救護所・救護センターの設置されていない避難所に対する巡回診療への参加，地域医療機関（薬剤部）との連携を行います．

避難所等

OTC医薬品等の保管・管理・避難者への供給（図2 a），相談，乱用・誤用防止指導等，公衆衛生活動（防疫），水道水や井戸水の水質検査，避難所内の衛生管理（仮設トイレやドアの把手等の消毒），手洗いやうがい励行の指導（図2 b），室内の換気，地域住民に対する健康・食事等に関する相談・アドバイス（図2 c），避難者の精神的なサポートを行います．

病院・薬局等

病院の負担軽減を図るため，病院前に軽傷者・薬の処方のみの患者の対応，被災地内病院薬剤師・薬局薬剤師の代替のための調剤業務を行います．

その他

被災者の健康維持，生活環境保全等の支援，災害時要援護者（高齢者，障害者等）の支援，避難情報の伝達，安否確認，避難誘導，救助活動，在宅での支援等があります．

災害医療は災害の種類，規模，地域等により異なるため，それらに見合った医療を提供するべきです．薬剤師は医療調整を行うことのできる職能を有し，それがうまく機能することで効率のよい医療支援が可能となります．派遣体制の整備を行い，自助・共助・公助の考え方の基に災害支援活

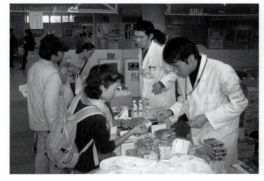
a 避難者への医薬品配布

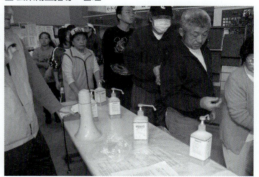
b 公衆衛生指導・管理

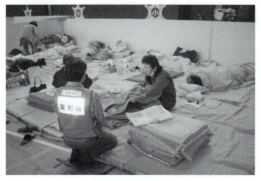
c 健康相談

図2　避難所での薬剤師の活動

第 1 章 災害と薬剤師に関する基礎知識

動を実施していく必要があります．

　発災後数時間では，被災している地元の人々しかいない状況での被災者救出，目の前にいる家族，近隣の住人に対しての応急救護等が求められます．数時間から約 2 日では，医療チームの一員として他の組織（消防・救助チーム等）と連携し，避難所の中での医療の提供，避難者への薬品（一般用薬品を含む）の提供，救援物資（特に医薬品）の管理等，2 日目から 1 週間では，薬品ニーズの調査，避難所へ医薬品の適正な分配，医療チームへの参加，避難所での薬品管理等を行います．また，被災地外からの支援では薬剤師の派遣，薬品の供与等が必要です．このように，災害時には，国内外，災害の種類を問わず薬剤師には多くの活躍の場があります．

 Summary

- 災害時医療活動において薬剤師の役割は大きくなってきている．
- 急性期〜慢性期〜復興期と薬剤師には長期的，かつ幅広い業務がある．
- 効果的な活動をするには他職種との連携・調整が必要である．

Column ―薬剤師の災害医療研修―

　薬剤師が災害医療における知識・技術を身につけるために，On the Job Training は非常に困難です．平時からの研修・訓練により学習の場が広がっていますが，これまで薬剤師の分野において災害医療を系統的に研修する場はなく，対応が遅れていました．しかし，近年は学会を中心とした系統的な研修が展開されており，薬剤師の災害医療を系統的に学ぶ場が拡大しつつあります．ここでは 2 つの学会（日本災害医学会，日本災害医療薬剤師学会）が開催する制度について紹介します．

災害医療認定薬剤師制度

　この制度は薬剤師が災害医療に関する研修会を実施し，薬学的知見を集積し，災害医療の進歩，発展に寄与することを目的としています．一般社団法人日本災害医学会が 2016 年 2 月から開始し，災害医療に関する専門的な知識および技能を有する薬剤師を「災害医療認定薬剤師」として認定登録しています．資格要件を表に示します．

災害医療支援薬剤師登録制度

　災害時に能動的に対応できる技能・知識を持つ薬剤師を育成していくことを目的としています．日本災害医療薬剤師学会が作成した研修カリキュラム「災害時に活動できる薬剤師のためのプロフェッショナルスタンダード」をもとに，支援活動の基礎的知識，災害急性期から慢性期のあらゆるステージにおける知識の習得が可能となっています．具体的には，災害時における指揮命令系統，安全確保等の「災害支援の基本」，トリアージ，災害時の医療と救急医療についての「災害時診療の基本」，病院・薬局，避難所，医薬品集積所の業務支援等の「災害時の医療支援」，医薬品供給やボランティア薬剤師の調整等の「災害時薬事関連」等，多岐にわたる 80 コマのカリキュラムを完了し，同学会の審査を経て「災害医療支援薬剤師」として登録されます．カリキュラムは約 2 年で学習できるよう構成されています．

表．日本災害医学会 災害医療認定薬剤師 資格要件

Ⅰ．本邦において薬剤師免許を有し，薬剤師として優れた人材及び災害医療に関する見識を備えていること
Ⅱ．薬剤師として実務経験を有し，かつ災害医療に関する研修を受けている，または実災害（委員会が認めるもの）対応経験を有すること
Ⅲ．申請時に，本学会の正会員であり会員歴が 2 年以上あり，かつ会費 2 年分を完納していること
Ⅳ．申請時に
　1．日本病院薬剤師会生涯研修履修認定薬剤師，日本医療薬学会認定薬剤師，日本薬剤師会生涯学習支援システム（JPALS）レベル 5 以上，薬剤師認定制度認証機構により認証された認定薬剤師
　または
　2．災害医療認定薬剤師制度委員会の認める実務経験をもつ薬剤師
　であること
Ⅴ．申請時に災害薬事研修（PhDLS）コース世話人であること，または PhDLS コースインストラクターかつ実災害対応経験（日本集団災害医学会 災害医療認定薬剤師制度委員会が認めるもの）を有すること

（文献1より引用）

文献
1）日本集団災害医学会：災害医療認定薬剤師制度規則．
2）日本災害医学会 監：災害薬事標準テキスト，ぱーそん書房，2017．
3）日本災害医療薬剤師学会ホームページ．Available at: <http://www.saigai-pharma.jp/>

4 災害時に求められる医薬品
—災害時処方箋の解析結果から—

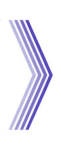

A 災害時の医薬品の動向

　大規模災害時には，多数の傷病者や避難者が発生することによって被災地での医療ニーズが急激に高まります．災害の種類や規模，発生時期や期間によっても異なりますが，長期にわたる医療支援を行うためには医薬品の安定供給が必須となります．ほとんどの都道府県や薬剤師会では大規模災害に備えて医薬品卸業との事前協定を締結しており，緊急時対応の一つに医薬品供給システムを構築させています（p.75）．

　大規模災害時に被災地内で必要とされる医薬品は，超急性期，急性期，亜急性期，慢性期に至る災害フェーズによって変化しますが，必要とされる医薬品は災害の種類によって異なります．同一災害であっても被災地域の特性や気候などによって日々刻々と変わってきます．東日本大震災（2011年）を契機に医薬品の供給ルートについては，災害時も平常時と同様に医薬品卸売販売業によって流通されることが望ましいとされています．予想外な医薬品配給や，域外から医療チームが持ち込む医薬品が被災地で必要とされている医薬品と異なれば，十分な医療活動が出来ない場合も過去にはありました．その結果，使用されずに消費期限が過ぎてしまった医薬品は多額の公費を拠出して廃棄処分を強いられることとなりました．

B 災害時の理想の医薬品管理

　近年，災害時における医薬品の適正且つ安定供給を目的とし，厚生労働省や日本薬剤師会，日本医師会などから被災地に携行すべきと考えられる医薬品リストが作成されています．また，各団体や行政における備蓄医薬品種類の公開が進められています．日本医薬品卸勤務薬剤師会が2013年に作成した都道府県別災害時備蓄医薬品等関連資料（http://www.jpwa.or.jp/kinyaku/member/01/oshirase/data/2013/20131217.xls）によると全国都道府県うち約半数の23都道府県において備蓄医薬品リストが公開されています．このように医薬品の適正安定供給という面に関しては，徐々に整備が整ってきました．一方で，供給された医薬品を調剤し，患者に提供するまでの段階については十分に検討がなされているとは言えません．このことを踏まえ，熊本地震（2016年）では災害時に被災地域での医療を円滑に展開できるための受援体制を熊本県薬剤師会が整備し，統括を行いました．すなわち，支援物資としての医薬品は一切受け入れず，さらに，医薬品卸企業への医薬品

発注は，災害フェーズごとのニーズに応じて，その都度被災地に派遣された薬剤師が活動した救護所や災害時医薬品供給車両（モバイルファーマシー）の現場から行う体制をとりました．これは，熊本県では防災対策として，平時から医薬品卸業連合会との協定を交わしていたことが奏功したといえます．また，東日本大震災以降，全国的に災害対策に意識の高い都道府県では，災害薬事コーディネーターを養成しており，熊本地震の際には直後から熊本県薬剤師会の災害薬事コーディネーターによって，県外から支援に当たったリーダー薬剤師に毎日の医療ニーズを集約させて必要とされる医薬品群の情報収集を行いました．このようにして医療ニーズを把握したうえで必要な一般用医薬品まで随時薬剤師会事務局から供給していました．このことは，災害医療の鉄則とされるCommand & Control（縦と横の指揮命令・連絡系統）が見事に完遂されていたこと，さらに医薬品供給支援体制についても，Pull型支援，すなわち被災地要請に応じて必要な物資を調達し，最前線に供給する支援が災害初期の段階から実行され，薬剤師が行う理想の受援体制を構築できたロールモデルとなりました．

熊本地震で使用された医療用医薬品

筆者は災害亜急性期から慢性期までに必要な医療用医薬品について，熊本地震（2016年）で実際に使用された全処方データ解析を行いました．大規模地震災害によって必要とされる医療用医薬品を備蓄する際の根拠資料を作成しました．熊本地震で処方された全医薬品がどれだけの医療資源として消費されたかを算出することで，今後，国内で熊本地震クラスの大規模災害に見舞われた際，医療経済に及ぼす薬剤費を見積もることにもつながるでしょう．今後の災害対応のモデル医薬品としてリストを作成する際の参考にしてください．

熊本地震に際して使用した医療用医薬品は3台のモバイルファーマシーで応需した処方せん，6箇所の救護所にて応需した災害処方せん医薬品について，岡山大学倫理委員会の承認を得て集計し，医薬品群ごとに分類しました．

3台のモバイルファーマシーを含む全救護所にて調剤された災害処方せんから集計した延べ災害処方せん枚数は6,450枚であり，使用した医療用医薬品は228品目でした．

また，処方された医薬品のうち処方数が多くニーズが高い医薬品，あるいは処方数は多くはないが必要性が高いと思われる医薬品として，災害時に救護所内またはモバイルファーマシーに最低限配備すべき医薬品と思われる84品目を表にまとめました．

処方数の上位品目には，解熱鎮痛薬や総合感冒薬，降圧薬が多く含まれていました．また，酸化マグネシウムやミヤBM®など，消化器用薬の調剤数が多いことが目立ちます．特に高齢者では運動不足からなる便秘を訴える被災者が多く，発災初期から降圧薬が多く処方されていることや，時間の経過とともに鎮咳薬，トローチの処方が増える傾向があることが検証できました．これは，災害時備蓄医薬品リストに記載のある医薬品で大部分の患者は対応可能であると考えられます．熊本県薬剤師会災害対策本部では，同成分であっても水がなくても服用可能なOD錠と普通錠の両方をそろえていたこと，精神疾患関連薬についても多様な品目をそろえていることが特徴としてあげら

表 熊本地震(2016年)にニーズが高く必須医薬品となった医薬品

薬効群	一般名・商品名	処方内数
解熱鎮痛消炎薬	・アセトアミノフェン錠	711
	・ロキソプロフェン錠	600
総合感冒薬	・PL配合顆粒	741
消化器官用薬	・レバミピド錠	412
	・センノシド錠	196
	・ミヤBM®細粒	139
	・酸化マグネシウム錠	129
	・ファモチジン錠	111
	・エソメプラゾールカプセル	67
	・ランソプラゾール腸溶性口腔内崩壊錠	90
	・ビオフェルミンR®錠	12
循環器官用薬	・アムロジピン錠	618
	・アムロジピンベシル酸塩口腔内崩壊錠	156
	・テルミサルタン錠	112
	・カンデサルタン シレキセチル錠	109
	・フロセミド錠	44
	・オルメサルタン メドキソミル	64
	・ニトログリセリン舌下錠	20
	・ジルチアゼム塩酸塩徐放カプセル	15
呼吸器官用薬	・ジメモルファン錠	229
	・カルボシステイン錠	475
	・デキストロメトルファン臭化水素酸塩錠	180
	・チペピジンヒベンズ酸塩錠	174
	・テオフィリン徐放錠	11
	・フスコデ®配合錠	10
アレルギー用薬	・フェキソフェナジン錠	163
	・オロパタジン塩酸塩錠	75
	・レボセチリジン塩酸塩錠	63
	・モンテルカストナトリウム	34
	・シプロヘプタジン塩酸塩散	32
糖尿病薬	・シタグリプチン錠	99
	・グリメピリド錠	63
	・メトホルミン塩酸塩錠	30
	・ボグリボース	27
	・ノボラピッド®注フレックスタッチ®	5
	・ランタス®注ソロスター®	4
代謝性疾患用薬	・アトルバスタチン錠	91
	・ピタバスタチンカルシウム錠	64
	・ロスバスタチン錠	43
	・アロプリノール錠	28
	・フェブキソスタット錠	22
	・アルファカルシドールカプセル	30

薬効群	一般名・商品名	処方内数
代謝性疾患用薬	・レボチロキシンナトリウム	18
	・アレンドロン酸ナトリウム錠	7
催眠鎮静薬・抗不安薬・抗精神病薬・神経系用薬	・エチゾラム錠	243
	・ゾルピデム錠	153
	・ブロチゾラム錠	73
	・プレガバリン	10
	・バルプロ酸ナトリウム錠	2
	・メチルフェニデート塩酸塩徐放錠	1
抗生物質・抗ウイルス薬	・レボフロキサシン錠	203
	・セフカペンピボキシル錠	154
	・クラリスロマイシン錠	138
	・セフジニルカプセル	65
	・ラニナミビルオクタン酸エステル吸入粉末剤	37
	・オセルタミビルリン酸塩カプセル	31
血液用薬・抗凝血薬	・バイアスピリン®錠	113
	・トラネキサム酸錠	105
	・ワルファリン錠	31
耳鼻科用薬	・ベタヒスチン錠	29
泌尿器科用薬	・ナフトピジル錠	12
	・ミラベグロン錠	9
眼科用薬	・レボフロキサシン点眼液	104
	・ピレノキシン点眼液	41
	・オロパタジン点眼液	41
	・精製ヒアルロン酸ナトリウム点眼液	36
	・ラタノプロスト点眼液	9
その他	・エペリゾン錠	27
	・沈降破傷風トキソイド	2
	・ブドウ糖	2
外用薬	・ケトプロフェンテープ	560
	・ロキソプロフェンナトリウムテープ	100
	・ツロブテロールテープ	80
	・クロタミトンクリーム	50
	・硝酸イソソルビドテープ	3
	・リンデロン®-VG軟膏	185
	・ゲンタマイシン軟膏	96
	・ヒルドイドソフト®軟膏	48
	・テルビナフィン塩酸塩クリーム	29
	・デキサメタゾン口腔用軟膏	25
	・強力ポステリザン®軟膏	12
	・アセトアミノフェン坐剤	26
	・プロカテロールエアゾール	42
	・デカリニウム塩化物トローチ	259
	・イソジン®ガーグル液	63

(著者調べ)

れました．被災地においては日常とは異なる環境で不眠などの症状や不定愁訴を訴える人が多いため，普段服用している医薬品がないために同効薬へ切り替えざるを得ない状況や，異なる剤形へ変更することも患者さんのストレスとなることがありました．そのため，多様な医薬品を備えていたことが後に明らかとなりました．

　以上の検証から，近い将来に到来するといわれている大規模災害における薬剤師がとるべき行動と医薬品備蓄に関する準備体制や連携対応についての教訓となるでしょう．

Summary

- 災害フェーズに応じて必要とされる医薬品は変わる．
- 平時から行政（都道府県・市区町村）と医薬品卸売業連合会，薬剤師会と医薬品卸売業連合会との間で協定を締結しておく．
- 必要とされる医薬品の情報収集を行い，使用できる医薬品リストを作成する．

第2章 災害医療支援に関する基礎知識

1 災害医療の基本

A 災害医療の原則 ―CSCATTT―

　災害医療において，医療従事者が行うこと（治療・処方等）は最終的に日常の医療の延長線上にあります．しかしながら，それを行うにあたっての心構え・体制等が日常の医療と異なることは念頭に置かなければいけません．災害に直面し医療対応を行おうとしたときに，「混乱を避け」「効率よく」「できるだけ多くの傷病者を救うために」必要なことは，災害医療に当たる全てのスタッフが共通したコンセプトの基に活動することです．英国の標準的教育プログラム MIMMS®（Major Incident Medical Management and Support）では，このコンセプトを CSCATTT として提示しています（図1）[1]．

図1　大規模事故・災害への体系的な対応に必要な項目 CSCATTT

（英国MIMMS® Major Incident Medical Management and Supportより改変）

図2　災害時薬事の体系的な対応に必要な項目 CSCAPPP

（文献2より転載）

CSCATTTはそれぞれの項目の頭文字を並べたものです．CSCAはメディカル・マネージメント（医療管理），TTTはメディカル・サポート（医療支援）の段階です．重要なのはメディカル・サポートを実施する前に，必ずCSCAを実施・確認することです．具体的にいえば，個々の傷病者へのトリアージや応急処置を行う前に，必ず活動する組織の指揮・統制・連携関係を認識するとともに安全確認等を行うことが必要です．CSCATTTについては，医療従事者のみではなく，災害対応に関わる全ての対応者が知っておくべきコンセプトであり，多数傷病者への対応標準化トレーニングコース MCLS® (Mass Casualty Life Support) として消防，警察，海上保安庁，自衛隊等多くの職種を対象に研修が行われています．

　日本の災害薬事標準コース PhDLS (Pharmacy Disaster Life Support) ではメディカル・サポートTTTをPPPに置き換えて災害時の薬事対応における基本コンセプトとしています（図2）[2]．

B　メディカル・マネージメント（医療管理）―CSCA―

■C：Command & Control（指揮と連携）

　災害医療は，個々の対応者・組織がバラバラに活動すると効率的な活動ができません．それは「できるだけ多くの被災者に最大限の医療を提供する」災害医療の理念を達成できないばかりか，時に被災地を混乱させる要因となります．

　Command（指揮）は同一組織内での指揮関係（タテ），すなわち指揮命令系統を示し，Control（連携）は複数組織間での調整関係（ヨコ）を示します（図3）．災害対応時に個人で独立して活動する者は少なく，多くは組織として活動しますが，組織内でリーダーを決め，「活動方針を決定し

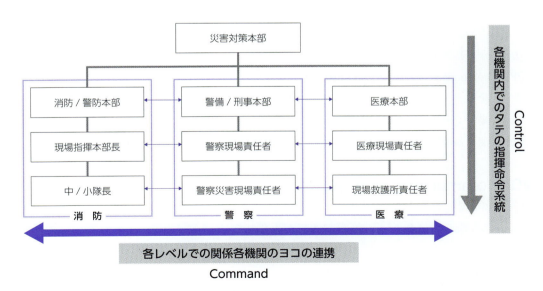

図3　Command & Control 指揮と連携

（文献1より改変）

て指示を出す指揮者」と「指揮者の指示の下に活動するメンバー」という指揮関係を明確にする必要があります．これが Command（指揮）です．組織の大きさによりこの指揮関係は 3 階層以上にもなります．消防・警察・海上保安庁・自衛隊等には組織全体で明確な階級制度があり，日常業務から Command が機能しています．これに比べると，医療従事者は役職による大まかな階級に類似したものはありますが，複数の医療従事者が集まった際にはこの階級に準じた Command はないのが実情であり，その場で即席に Command system を構築しなければいけません．

　被災地では同じ場所（現場・救護所・医療機関・避難所等）でも，職種の異なる複数の組織が同時に活動することはよくみられる光景です．それぞれの組織における Command の階層ごとに相互の活動を理解し連絡・調整すること，これが Control（連携）です．MIMMS では Control は「統制」と訳されていますが，これは英国における災害現場での警察の強い権限を反映してのものです．日本においては組織間にこのような権限の差はなく，Control は「連携」と理解するのがよいでしょう．被災地活動において，薬剤師は薬剤師チームだけで活動するわけではありません．DMAT（p.32）をはじめとする医療チームや被災地の薬剤師コーディネート組織との連携が必須であり，これは災害医療対策本部・保健所・医療機関・避難所等それぞれのレベルで求められます．それぞれの Command（指揮）の階層で，Control（連携）することが大切なのです．

■S：Safety（安全）

　被災地には日常にはない危険があります．地震災害であれば余震，津波，土砂災害，建物建具の破損等その危険は多岐にわたります．被災地での安全を完璧に確保することは困難であることが多いですが，後述する Communication（情報伝達）と Assessment（評価）を行いつつ，その危険性を認識し対策を講じることは重要です．これが Safety（安全）です．Safety は 3S として「自分の安全（Self）」「現場の安全（Scene）」「傷病者の安全（Survivor）」が挙げられます．自分の安全が第一に確保されるべきであり，これができていないと自らが二次的に被災者・負傷者となってしまうことは十分に留意しておかなければいけません．安全対策は考えうる危険性により多くの方法がありますが，具体例を以下に示します．

・PPE（Personal Protective Equipment）を着装する．ヘルメット・ゴーグル・マスク・耳栓・手袋・安全靴・ライト等．
・安全な場所・避難場所を確認する．危険な場所を認識する．
・安全に関する情報入手・伝達ができるように情報伝達手段を整える．笛・トランシーバー等．

■C：Communication（情報伝達）

　災害時の対応における最大の失敗は，情報伝達の不備によるものです．情報伝達は Command & Control にも Safety にも Assessment にも繋がるものですから，これなくして CSCA＝メディカル・マネージメント（医療管理）は成立しません．情報伝達には，①機材の準備・整備，②対象の確認，③伝達方法の 3 つの要素があります．

　情報伝達手段は多くのものがありますが（p.52），それぞれに長所・短所があるとともに，災害時に被災地で使用できるものは限られます．訓練や研修等を通じて使用法に慣れておきましょう．

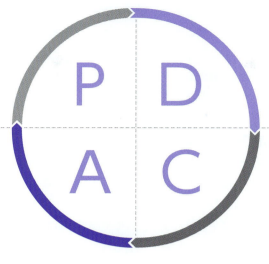

図4　PDCAサイクル

　最近はSNS（Social Network Service）を通じた情報伝達も実際に被災地活動で行われていますが，そのSNS・アプリケーションを使用しているメンバーの中では密度の高い情報共有ができる反面，全てのメンバーがSNS・アプリケーションを日常から使用しているわけではないことがままあり，情報共有から取り残されるメンバーが出る可能性も考慮しなければいけません．

■A：Assessment（評価）

　収集した情報を整理して分析します．情報の羅列を時系列で表しただけでは評価とは呼べません．情報の種類，緊急性の高さ等により情報を整理分別・精査する必要があります．これを表にしたり地図上に記載したりすることで有用な情報として意味を成します．情報の断片をinformationと呼ぶのに対して，精査された情報はintelligenceといいます．このintelligenceを元にPDCAサイクル（Plan/Do/Check/Act：図4）に則って活動していきます．

メディカル・サポート（医療支援） —TTT—

■T：Triage（トリアージ）

　災害時に限られた医療資源で可能な限り多くの傷病者に最善の医療を提供するためには，傷病者の傷病の重症度と緊急性を短時間で評価・把握することが必要です．このために傷病者に対して行う治療・搬送の優先度に応じたカテゴリー分けをトリアージといいます．最近は病院の救急外来部門でも，ウォークインでの患者に対してトリアージを行い緊急度・重症度判断を行っており，トリアージという用語は一般化してきています．

　日本ではSTART法によるトリアージが一次トリアージ（ふるい分け）として一般的です（p.78）．

日本ではトリアージを赤・黄・緑・黒の4つのカテゴリーに分けています（p.80）．災害現場等ではこれをトリアージタグに記載して，傷病者に装着することでカテゴリーを明示します．

避難所等では多くの人はカテゴリーでいえば緑ですが，高齢者施設等から避難してくる場合もあり，こういった場合には避難所でもカテゴリー黄となる人もいます．また，常用薬の途絶等により避難所で状態悪化してカテゴリー赤となる人も発生しうることは留意しなければいけません．

■T：Treatment（治療・応急処置）

トリアージによりカテゴリー分けされた傷病者のうち，赤の患者から優先的に治療を行います．ここでの治療の多くは根本的治療よりも応急処置をさします．すなわち，生命的に搬送に耐えうる状態に安定化させ，根本的治療が行える被災地外・医療機関まで搬送するということです．具体的には，気道・呼吸・循環の管理に集約されます．医療機関外の救護所や災害現場においても，気管挿管・人工呼吸管理・胸腔ドレナージ・輸液・止血処置等を行うことはドクターカー・ドクターヘリによる病院外医療活動においてよくあることですが，これは病院に搬送するまでの間の応急処置すなわち気道・呼吸・循環の管理です．

■T：Transport（搬送）

傷病者を適切な医療機関まで搬送することです．被災地内で対応可能であれば被災地内の医療機関に搬送し，被災地内で対応困難な傷病者は被災地外まで搬送することもあります．搬送手段としてはドクターヘリをはじめとしたヘリコプターが一般的になりつつありますが，小型ヘリは航続距離も近隣県までと制約があります．遠隔地への搬送の場合には自衛隊による固定翼機搬送も行われることがあり，東日本大震災では実際に岩手県や福島県から北海道・東京都への広域医療搬送も行われました（p.30）．

また，消防の救急車および病院所有の救急車（ドクターカー）等も利用するほか，時に自衛隊の大型輸送艦等による傷病者搬送・収容も訓練として行われています．

傷病者が多数の場合には搬送拠点を構築して傷病者を集約させ，そこであらためてDMATが安定化処置を行い，陸路・空路での搬送手段・搬送先を決定します．これをSCU（Staging Care Unit）と呼んでいます．

傷病者がどこからどこまで搬送されたかをきちんと記録しておくことは非常に重要であり，現在の国内災害ではEMIS（p.29）からMATTS（Medical Air Transport Tracking System：広域医療搬送患者情報）というシステムを利用して傷病者のトラッキング（追跡）を行っています．

ファーマシューティカル・サポート（薬事支援）

災害時の薬事支援という特定の視点から考えると，CSCATTTのTTTの部分をPPPに置き換えることが薬剤師にとって有用です．このPPPはそれぞれPharmaceutical triage（薬事トリアージ），Preparation（準備），Provide medicines（供給・調剤）です（図2）．

■P：Pharmaceutical triage（薬事トリアージ）

　災害薬事トリアージはSTART法によるトリアージと同様に「傷病者の重症度・緊急度」を判別する目的に加え，「医薬品処方の必要性」を判別する目的の2つを備えています．災害時に様々な医薬品ニーズが増加発生する中で，薬剤師の処方できる医薬品も十分な種類・量があるわけではありません．傷病者の訴えを聞きつつ，薬剤師として必要と思われるフィジカルアセスメントも活用し，医薬品処方の緊急性・重要性を判断するものです（p.82）．

■P：Preparation（準備）

　災害時の薬剤師業務は，平時のように調剤薬局・院内薬局での調剤・処方だけでは終わりません．移動手段がない人のために処方薬を届けたり，救護所等で調剤・処方を行うこともあるでしょう．最近設備が導入されてきているモバイルファーマシーのように移動車両で巡回避難所支援を行う可能性もあります．

　医薬品を傷病者に手渡すために必要な準備事項は多岐にわたります．薬剤の備蓄場所，薬剤内容のリスト化，調剤を行う場所・薬剤師の確保および地元薬剤師と支援薬剤師のコラボレーション，薬剤ニーズの調査，処方箋発行と処理，医薬品を届けるための移動手段，処方記録のデータ集積準備などが挙げられます．これら全ての準備が確立してから処方を行なっていくわけではなく，「走りながら作り上げていく」ことになるであろうことは言うまでもありません．

　特に，被災地の薬剤師と被災地支援に入った外部の薬剤師がうまく協調して活動していくことは非常に重要です．このためには地域の薬剤師会・病院薬剤師会における災害発生前からの支援を受け入れる準備体制の構築やイメージづくりが役に立つと思われます．また，医薬品供給は医療にとって重大な課題であることは明らかであり，都道府県・保健所の受援計画ともすり合わせが必要です．こういった観点から考えると，平時の災害対応計画から都道府県レベルで災害薬事（薬剤）コーディネータ・コーディネートシステムを委嘱・構築しておくと有用でしょう[3]．

■P：Provide medicines（供給・調剤）

　医薬品供給を実行していきます．医薬品供給の供給先としては災害拠点病院・災害支援病院・一般の医療機関（有床・無床問わず）・救護所・保険薬局・避難所・活動する医療チーム等があり，その供給先によってニーズとなる医薬品の種類は異なります．平時から医薬品卸が関与している供給先の場合，この本来の供給の流通が復旧できることが最も望ましいです．

Summary

- 災害医療の原則 CSCATTT は職種を問わず重要である．
- 災害対応では職種の域を超えた連携が必要となる．
- 薬事支援に大切なキーワードとして PPP がある．

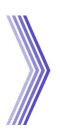

2 災害時の医療救護体制

　災害医療体制については，1995年の阪神・淡路大震災を契機として，厚生労働省が，1996年より災害拠点病院の整備，広域災害救急医療情報システム（Emergency Medical Information System；EMIS）の整備，災害派遣医療チーム（Disaster Medical Assistance Team；DMAT）の養成を進めています．2011年の東日本大震災，2016年の熊本地震で浮かび上がった課題を基に，その都度，改正，充実強化が図られています．

 ## 災害拠点病院

　災害拠点病院には，基幹災害拠点病院と地域災害拠点病院があります．
- 基幹災害拠点病院：地域災害拠点病院の機能を強化し，災害医療に関して都道府県の中心的な役割を果たす病院．
- 地域災害拠点病院：多発外傷，クラッシュ症候群，広範囲熱傷等の災害時に多発する重篤救急患者の救命医療を行うための高度の診療機能を有し，被災地からの一時的な重症傷病者の受入れ機能を有するとともに，DMAT等の受入れ機能，傷病者等の受入れおよび搬出を行う広域搬送への対応機能，DMATの派遣機能，地域の医療機関への応急用資器材の貸出し機能を有する病院．

　基幹災害拠点病院は各都道府県に原則1ヵ所以上，地域災害拠点病院は二次医療圏ごとに原則1ヵ所以上整備され，2018年4月1日時点で，全国で731病院（基幹61病院，地域670病院）が指定されています[1]．

■災害拠点病院の指定要件

　災害拠点病院の指定要件は，下記のように規定されています（平成29年3月31日医政発0331第33号）．

（1）運営体制

①24時間緊急対応し，災害発生時に被災地内の傷病者等の受入れおよび搬出を行うことが可能な体制を有すること．

②災害発生時に，被災地からの受入れ拠点にもなること．被災地の災害拠点病院と被災地外の災害拠点病院とのヘリコプターによる傷病者，医療物資等のピストン輸送を行える機能を有していること．

③DMATを保有し，その派遣体制があること．他の医療機関のDMATや医療チームの支援を

受け入れる際の待機場所や対応の担当者を定めておく等の体制を整えていること．
④救命救急センターもしくは第二次救急医療機関であること．
⑤被災後，早期に診療機能を回復できるよう，業務継続計画の整備を行っていること．
⑥整備された業務継続計画に基づき，被災した状況を想定した研修及び訓練を実施すること．
⑦地域の第二次救急医療機関及び地域医師会，日本赤十字社等の医療関係団体とともに定期的な訓練を実施すること．また，災害時に地域の医療機関への支援を行うための体制を整えていること．
⑧ヘリコプター搬送の際には，同乗する医師を派遣できることが望ましいこと．

⑤〜⑦は，2016年熊本地震での医療活動の課題をもとに事業継続計画（BCP）の重要性が再認識され，厚生労働省の「医療計画の見直し等に関する検討会」において追加されたものです．

(2) 施設及び設備

①医療関係

ア．施設

災害拠点病院として，下記の診療施設等を有すること．

(ア) 病棟（病室，ICU等），診療棟（診察室，検査室，レントゲン室，手術室，人工透析室等）等救急診療に必要な部門を設けるとともに，災害時における患者の多数発生時（入院患者については通常時の2倍，外来患者については通常時の5倍程度を想定）に対応可能なスペース及び簡易ベッド等の備蓄スペースを有することが望ましい．

(イ) 診療機能を有する施設は耐震構造を有することとし，病院機能を維持するために必要な全ての施設が耐震構造を有することが望ましい．

(ウ) 通常時の6割程度の発電容量のある自家発電機等を保有し，3日分程度の燃料を確保しておくこと．また，平時より病院の基本的な機能を維持するために必要な設備について，自家発電機等から電源の確保が行われていることや，非常時に使用可能なことを検証しておくこと．なお，自家発電機等の設置場所については，地域のハザードマップ等を参考にして検討することが望ましい．

(エ) 適切な容量の受水槽の保有，停電時にも使用可能な井戸設備の整備，優先的な給水協定の締結等により，災害時の診療に必要な水を確保すること．

イ．設備

災害拠点病院として，下記の診療設備等を有すること．

(ア) 衛星電話を保有し，衛星回線インターネットが利用できる環境を整備すること．また，複数の通信手段を保有していることが望ましい．

(イ) 広域災害・救急医療情報システム（EMIS）に参加し，災害時に情報を入力する体制を整えておくこと．すなわち，情報を入力する複数の担当者を事前に定めておき，入力内容や操作方法等の研修・訓練を行っておくこと．

(ウ) 多発外傷，挫滅症候群，広範囲熱傷等の災害時に多発する重篤救急患者の救命医療を行うために必要な診療設備．

(エ) 患者の多数発生時用の簡易ベッド．

(オ) 被災地における自己完結型の医療に対応出来る携行式の応急用医療資器材，応急用医薬品，テント，発電機，飲料水，食料，生活用品 等
(カ) トリアージ・タッグ．

ウ．その他

食料，飲料水，医薬品等について，流通を通じて適切に供給されるまでに必要な量として，3日分程度を備蓄しておくこと．その際，災害時に多数の患者が来院することや職員が帰宅困難となることを想定しておくことが望ましい．

また，食料，飲料水，医薬品等について，地域の関係団体・業者との協定の締結により，災害時に優先的に供給される体制を整えておくこと（ただし，医薬品等については，都道府県・関係団体間の協定等において，災害拠点病院への対応が含まれている場合は除く）．

②搬送関係

ア．施設

原則として，病院敷地内にヘリコプターの離着陸場を有すること．

病院敷地内に離着陸場の確保が困難な場合には，必要に応じて都道府県の協力を得て，病院近接地に非常時に使用可能な離着陸場を確保するとともに，患者搬送用の緊急車輌を有すること．

なお，ヘリコプターの離着陸場については，ヘリコプター運航会社等のコンサルタントを受ける等により，少なくとも航空法による飛行場外離着陸場の基準を満たすこと．また，飛行場外離着陸場は近隣に建物が建設されること等により利用が不可能となることがあることから，航空法による非公共用ヘリポートがより望ましいこと．

イ．設備

DMATや医療チームの派遣に必要な緊急車輌を原則として有すること．その車輌には，応急用医療資器材，テント，発電機，飲料水，食料，生活用品等の搭載が可能であること．

(3) 基幹災害拠点病院

① (1) ③について，複数のDMATを保有していること．
② (1) ⑤について，救命救急センターであること．
③災害医療の研修に必要な研修室を有すること．
④ (2) ①ア．(イ)について，病院機能を維持するために必要な全ての施設が耐震構造を有すること．
⑤ (2) ②ア．について，病院敷地内にヘリコプターの離着陸場を有すること．

(4) その他

災害拠点病院の指定に当たっては，都道府県医療審議会等の承認を得ることとし，指定されたものについては医療計画に記載すること．また，都道府県は指定した災害拠点病院が要件に合致しているかどうかを毎年（原則として4月1日時点）確認し，指定要件を満たさなくなった場合には指定の解除を行うこと．なお，既に指定している災害拠点病院であって，(1) ⑤又は⑥の要件を満たしていないものについては平成31年3月までに整備し，または実施することを前提に，また，(1) ④，(2) ①ア．(イ)または (2) ②ア．の要件を満たしていないものについては当面の間，指定を継

続することも可能とする．

指定又は指定の解除を行った際には，その内容について厚生労働省に報告すること．

なお，災害拠点病院は，厚生労働省及び都道府県の行う調査に協力すること．

B 広域災害救急医療情報システム：EMIS

「情報を制するものは災害を制す」という言葉があります．災害時に誤った判断や行動をしてしまう原因で最も多いのが情報伝達や情報収集の不備だといわれています．発災後，めまぐるしく変化する状況の中では，とるべき行動も刻一刻と変化します．有効な医療支援を行うためには，常に関係機関や医療チーム間で情報を共有しておくことが重要です．広域災害救急医療情報システム（Emergency Medical Information System；EMIS）は，被災地内外のDMAT，医療救護班，医療機関，消防機関，行政機関，その他の関係機関等との情報共有ツールで，災害時に組織的で円滑な活動を行うためのシステムです（図1）[2]．

EMIS導入のきっかけとなったのは，災害拠点病院の整備やDMAT養成と同様，1995年の阪神・淡路大震災です．阪神・淡路大震災のときには，現在ほど通信技術が発達していなかったこともあり，行政や医療機関がお互いの情報をやりとりしたり，被災地外へ情報を発信したり，様々な情報を共有したりするツールがなく，さらにそこに通信の混乱が加わり，ますます欲しい情報が得られない状況でした（多くの自治体では，平時の救急医療に関する情報提供のツールとして各自治体独自の「救急医療情報システム」はありました）．その結果，傷病者の分散搬送が行われず，近隣の病院の受け入れ状況も分からないまま，それぞれの医療機関が自ら「最後の砦」の決意でベスト

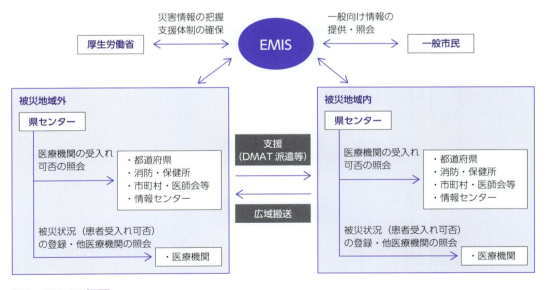

図1　EMISの概要

（文献2より改変）

を尽くしました．後日の検証によって，被災地内の病院では医師一人当たりの患者数にかなりのばらつきがあることが判明しました．こうした背景から，「阪神・淡路大震災を契機とした災害医療体制のあり方に関する研究会」の中で「災害時の医療情報システムの整備」が提唱され，インターネットを通じて利用できるシステムとして，EMISが整備されました．その後，東日本大震災，熊本地震の反省や教訓を基に，機能の追加や拡張が随時，現在進行形で行われています．

EMISはインターネットに接続できる環境があれば利用することができ，一般の人も閲覧可能です．救命法や行政機関の連絡先，災害の知識，災害に関するリンク先等が掲載されています．さらに，機関コードとパスワードが与えられている機関（行政機関，消防機関，医療機関等）では，被災情報を発信したり，支援状況をモニタリングしたりすることができます．EMISで共有可能な情報は，①医療機関の被災状況の発信，②避難所・救護所等の状況の発信，③DMATや救護班の支援状況，④DMATや医療救護班の活動状況，⑤医療患者搬送状況，⑥平時の施設情報，等です．

このように，災害時の情報共有の手段として非常に有用なEMISですが，インターネットを利用している以上，回線の途絶，停電，コンピューターの故障等で使用不能になることがあります．また，年々機能が追加され，入力項目も多いため，初めてだとなかなか直感的に使えず，十分に活用できない可能性があります．したがって，被災時，衛星データ通信等確実にEMISにアクセスできるような環境の整備をしておくこと，平時からEMISの使い方に精通しておくことが大切です．

 広域医療搬送

自然災害や人為的災害等で多くの傷病者が同時発生し，その地域の医療供給能力を上回った場合，被災地外から被災地に医療資源を投入するか，傷病者を被災地外に搬送して，医療需要・供給のバランスをとっていく必要があります．医療者が付き添い，医療を提供しながら傷病者を搬送することを医療搬送といいます．被災都道府県が国に要請し，国が各機関の協力の下，自衛隊機を用いて被災地内の航空搬送拠点から被災地外の航空搬送拠点まで傷病者を航空搬送することを「広域医療搬送」といい，広域医療搬送以外の医療搬送を「地域医療搬送」といいます．

広域医療搬送の概要を以下に示します[3]．

①広域医療搬送に携わるべく要請を受けたDMATは，各地域に指定された航空搬送拠点に参集する．

②都道府県は，厚生労働省及び関係省庁と連携し，あらかじめ計画された航空搬送拠点にSCU*を設置する．

③広域医療搬送に携わるDMATは，SCUでの活動及び航空機内の医療活動を主な業務とし，併せてSCUへの患者搬送を行う．

④SCUに参集したDMATは，SCUにおける患者の症状の安定化や搬送のためのトリアージ等間断なき医療を行う．日本赤十字社，国立病院機構等は，SCUの活動に必要な支援を可能な範囲で行う．

⑤搬送順位にしたがって，広域搬送用自衛隊機で被災地外の航空搬送拠点へ搬送する．

⑥航空機内の医療活動を担当するDMATは，航空機内における患者の症状監視と必要な処置を行う．

⑦被災地外の航空搬送拠点から救急車等により被災地外の医療施設へ搬送して治療を行う．

＊：SCU（Staging Care Unit）航空搬送拠点臨時医療施設：SCUとは，航空機での搬送に際して患者の症状の安定化を図り，搬送を実施するための救護所．被災地及び被災地外の航空搬送拠点に，都道府県により設置されるもの．

広域医療搬送システムは，1995年の阪神・淡路大震災の教訓から構築・発展してきたもので，2011年の東日本大震災において初めて運用されました．ところが，搬送開始までに長時間を要したことや，きわめて緊急度の高い傷病者は，長時間の搬送には耐えられない等の課題も指摘されました．これらのことをふまえると，広域医療搬送に適する傷病者は，治療しなければ亡くなる可能性があるが数時間の搬送に耐えうる人，あるいは，被災地では提供できない高度な医療が必要な傷病者で，搬送に耐えうる人ということになるでしょう．例えば，バイタルサインの安定した熱傷やクラッシュ症候群等がよい適応と考えられます．しかし，大規模災害時には，傷病の種類や程度も様々な人がSCUに集まる可能性があり，画一的な基準を設けることは難しく，現場の臨機応変な対応が大切だと思われます[4]．

D 災害派遣に関連した医療救護団体・組織

厚生労働省DMAT事務局の熊本地震報告[5]によると，熊本地震（2016年）の際に活動したチーム数は，2016年4月15日から同年6月2日までで，1,428チーム，6,420名（DPAT除く）と報告されています（表1）．これらのチーム以外にも，感染症，糖尿病，DVT（深部静脈血栓症）等の

表1 熊本地震（2016年）で活動したチーム

- DMAT（Disaster Medical Assistance Team：災害時派遣医療チーム）
- DMATロジスティックチーム
- 日本集団災害医学会
- 日本赤十字社救護班
- 国立病院機構医療班
- 全国知事会救護班
- JCHO医療救護班（地域医療機能推進機構）
- JMAT（Japan Medical Association Team：日本医師会災害医療チーム）
- AMAT（All Japan Hospital Association Medical Assistance Team：全日本病院協会災害時医療支援活動班）
- TMAT（Tokushukai Medical Assistance Team：徳洲会災害医療救援隊）
- JRAT（Japan Rehabilitation Assistance Team：大規模災害リハビリテーション支援関連団体協議会）
- DPAT（Disaster Psychiatric Assistance Team：災害派遣精神医療チーム）
- HuMA（Humanitarian Medical Assistance Team：災害人道医療支援会）
- AMDA（Association of Medical Doctors of Asia：アムダ）
- 国境なき医師団
- JDA-DAT（The Japan Dietetic Association- Disaster Assistance Team：日本栄養士会災害支援チーム）
- VMAT（Veterinarian Medical Assistance Team：災害派遣獣医療チーム）
- 歯科医師会口腔ケアチーム

疾患に特化したチーム，歯科医師，薬剤師，保健師，栄養士等，職種別のチームも活動しました．特に薬学関係では，モバイルファーマシー（災害時医薬品供給車両．p.107）が初めて本格的に活動し，大分，広島，和歌山の車両が約1ヵ月半にわたり被災地で医薬品の調剤・提供を行いました．

災害派遣医療チーム：DMATとロジスティック業務

　DMATの構成メンバーは，医師，看護師，業務調整員（ロジスティックス）です．DMAT活動要領では，1隊の基本構成は，医師1名，看護師2名，業務調整員1名ではありますが，医師や業務調整員がこれより多い人数で活動するチームもあります．業務調整員は，医療資格の有無や種類にとらわれないため，薬剤師，放射線技師，臨床検査技師，事務職員等様々な職種の人が存在します．業務調整員の仕事（ロジスティック業務）は，「情報」と「資源」の管理を行い，医療支援環境を整えることにあります．「情報」の管理としては，まず，通信基盤を確保し，医療資源，医療需要，安全確保に関する情報を収集し共有することが求められます．「資源」の管理については，人員管理，メンバーの健康管理，生活用品や資金の管理，移動手段・輸送の管理，時間管理，生活環境の整備等があります．チームが十分に機能を発揮するためにはコミュニケーション能力も不可欠です．このように，業務調整員は，チーム活動を支える重要な役割を担っています[5,6]．

　薬剤師といった職種の枠は存在しませんが，薬剤師が業務調整員である場合，薬剤師としての知識や技能が求められる状況もありえます．具体的には，避難所や救護所において，①持参薬が在庫医薬品で代替可能かどうかの確認，②錠剤の鑑別，③代替薬の処方提案，④処方医への医薬品の情報提供，⑤調剤，⑥監査，⑦服薬指導・吸入指導，⑧在庫管理，⑨避難所を周るための医薬品の準備を行ったこと，等，多岐にわたることが報告されています[7]．もちろんこれらの業務全てを一人の薬剤師で行うことは難しく，他職種の協力も必要ですが，いずれにしても，通常のロジスティック業務に加えて，薬剤師でなければできないこと，薬剤師だからこそできることがたくさんあり，非常に高いスキルが必要とされるでしょう．したがって，継続的な活動に際して，薬剤師の職能に期待する声も多く，薬剤師は事務職員に次いで二番目に多く業務調整員として登録されています．

DMAT活動の実際

　DMATは災害の発生直後（概ね48時間以内）に活動を開始できる機動性を持った専門的な研修・訓練を受けた医療チームです．

■DMAT隊員になるためには
　日本DMAT隊員になるためには，災害拠点病院をはじめとしたDMAT指定医療機関に勤務して災害医療に従事し，都道府県からの推薦によりDMAT隊員養成研修を受講・修了し，筆記・実技試験に合格する必要があります．

日本DMAT隊員総数は，2017年12月現在，約12,000名以上が登録されています．もちろん異動や定年等離職があり実活動可能隊員数は少なくなりますので，現時点でも養成研修が継続的に行われています．

■活動に至るまでの流れ

　DMATは発災＝チーム判断での出動というわけではなく，原則被災都道府県からの支援要請により，所属する都道府県からの待機の要請→派遣の要請を経て派遣へと至ります．自動待機基準（表2）[3]に合致する場合，全てのDMAT指定医療機関は都道府県や厚生労働省からの要請を待たずに，DMAT派遣のための待機を行うこととされています．災害発生直後から活動できる機動性を持つために隊員各自は自然災害や大規模事故にアンテナを張り，出動要請が出た際には対応できるよう日頃の準備・調整が必要です．活動に伴う医薬品は標準資器材として提起されてはいますが，災害種別や活動時期によって各隊でアレンジすることも可能です．

■フェーズごとのDMATの活動内容

　東日本大震災，熊本地震での筆者（愛知県内病院薬剤師）の経験を基に，フェーズごとのDMATの活動内容を紹介します．

超急性期

　東日本大震災では，全国規模での派遣要請が成され，延べ12日間で383隊1,852名の隊員が活動したと報告[3]されています．愛知県内で勤める筆者も自動待機基準を満たし，発災直後より情報収集および医療資器材の準備，人員の選定，勤務調整を行い，夕方の派遣要請を経て発災当日に救急車にて出発しました．DMATは参集拠点で情報共有やミッションの付与を行うため，まずはDMAT参集拠点へ向かいます．翌日，参集拠点に到着したチームは被災状況の情報収集・共有を図るとともに，被災による電源消失のため病院機能が停止しつつある病院から機能を維持できている近隣の病院までの患者転院搬送を繰り返し行いました．

　東日本大震災で筆者が行った活動は通信・移動・生活の確保（図2）と患者転院搬送が中心となり，DMAT活動期間中，薬剤師としての職能を発揮した活動はできなかったといえます．

急性期

　熊本地震では，508隊2,196名が活動したと後に報告[9]されています．筆者は2016年4月14日

表2　DMAT自動待機基準

次の場合には，すべてのDMAT指定医療機関は，被災の状況にかかわらず，都道府県，厚生労働省等からの要請を待たずに，DMAT派遣のための待機を行う． ・東京都23区で震度5強以上の地震が発生した場合 ・その他の地域で震度6弱以上の地震が発生した場合 ・津波警報（大津波）が発表された場合 ・東海地震注意情報が発表された場合 ・大規模な航空機墜落事故が発生した場合

（文献3より引用）

第 2 章 災害医療支援に関する基礎知識

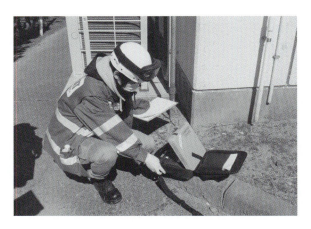

図2　衛星電話による通信確保

の前震発生直後に情報を得て，自動待機基準に従い病院に参集し情報を収集，出動の際の物品準備や勤務調整に取りかかりました．熊本地震では超急性期よりDMAT活動は開始されていましたが，愛知県内に勤務する筆者には派遣要請が出ておらず，同日内に情報収集しつつも自宅待機に切り替えとなりました．16日深夜の本震により再び待機となり，翌日に愛知県がDMAT派遣要請を行い，派遣となりました．18日の18時までに福岡空港を参集拠点とした要請で当院は新幹線にて福岡入りし，レンタカーで熊本へ向かいました．熊本県内の活動拠点本部から我々に課せられた活動は，被災地内病院の当直支援でした．被災地内で機能低下した病院から多数の入院患者転送を受け入れた施設で，職員の中には自宅が倒壊している中働き続け疲弊が激しい病院職員もおり，DMATだけでなく他組織も交え支援にあたりました．

　夜間，転送されてきた入院患者管理や避難所からの体調不良による救急搬送に対応しましたが，幸い物流は復旧しつつあり，他院からの転送患者における病院内での代替薬の提案，お薬手帳の内容による院内で継続処方依頼等，薬剤師としての職能をある程度発揮できました．

亜急性期

　DMATは急性期に組織的に活動できる医療チームであり，亜急性期活動は様々な救護班に委ね，活動を終了することとなります．ただし，熊本地震では熊本県医療救護調整本部や各本部の支援活動を「DMATロジスティックチーム派遣」という形で行っています．医療救護調整本部には医師会・薬剤師会や各救護班のリエゾンがコーディネーター会議を行いますが，急性期に組織的に活動することを得意とするDMATは亜急性期の本部活動をする県職員を支援できました．インフラストラクチャーが復旧しつつある広域災害であっても被災地内の医療機関勤務者も被災者であるため，被災地内医療機関の疲弊緩和のための組織的・継続的な医療者支援も活動として重要と考えられます．

　実活動ばかりが脚光を浴びますが，局地災害での派遣要請であれば早期医療活動を展開する上でいつでも出動できるように平時からの環境調整が必要となることもあります．

　DMAT活動は防ぎえた災害死を可能な限り少なくするためにあり，チームとしての医療救護活

動が優先されるのではなく，CSCA の確立，災害医療の組織化をすることにあります．「業務調整員」として活動する上では薬剤師的職能を現場で発揮する機会に恵まれないことがあります．活動の大部分が職能を発揮できない業務となることもあります．活動する中で，薬剤師としての業務なのかと疑問に思う活動は多々ありますが，被災者のために何ができるのかを第一に考え，課せられた活動の中で少しでも薬剤師的視点で問題点を抽出し後続の医療班に繋ぐことができれば薬剤師が DMAT 隊員として超急性期から被災地に赴く意味はあると筆者は考えています．

DPAT 活動の実際

2011 年 3 月，わが国で甚大な被害をもたらした東日本大震災では，宮城県石巻市にある民間精神科病院で津波により患者 24 名が亡くなり，生き残った職員や患者は 3 日間気付かれないまま孤立しました．備蓄庫は水没し，その間，職員，患者らはわずかな薬やゼリーを拾い集めて分け合ったのです．また，医療チームによる支援が得られた医療施設であっても，精神疾患患者の診療が後手に回り症状が悪化したケースや，病院機能が失われた施設，倒壊の恐れがある施設からの転院の際に肺炎や脱水，低体温症等により死亡者を出したケースもあり，様々な課題を残しました．その後，厚生労働省は東日本大震災での教訓をふまえ，発災直後からの精神科医療ニーズに組織的に対応できる医療チームの体制整備を進め，2013 年 4 月に新しく創設したのが災害派遣精神医療チーム（Disaster Psychiatric Asistance Team；DPAT）です．DPAT は創設以降，2014 年 8 月の広島豪雨土砂災害，2014 年 9 月の御嶽山噴火，2015 年 9 月の関東・東北豪雨と活動を行っており，2016 年 4 月の熊本地震で初めて全国へ DPAT の派遣要請がありました．また，2018 年には，7 月の西日本豪雨，そしてそのわずか 2 ヵ月後に起きた 9 月の北海道胆振東部地震においても，DPAT が派遣されました．

DPAT は精神科医，看護師，業務調整員 3 名を最低限の構成員とし，「被災地のニーズに合わせて，児童精神科医，薬剤師，保健師，精神保健福祉士や臨床心理技術者等を含めて適宜構成すること」とされていますが，DMAT と同様に薬剤師であっても薬剤師としてではなく，業務調整員としてチームに入ることがあります．筆者も熊本地震や西日本豪雨では，業務調整員として派遣されました．

■DPAT 隊員になるためには

DPAT 事務局が主催する，DPAT に係る登録を行うための養成研修には，DPAT 先遣隊研修と DPAT 研修があります．後者は各自治体の DPAT 統括者と事務担当者が対象となりますので，基本的に医療従事者が参加するのは DPAT 先遣隊研修になります．本研修に参加するにあたっては，DPAT 先遣隊を組織できる機関として DPAT 事務局へ登録されている機関（2018 年 9 月 19 日時点で 39 自治体，計 53 機関）に所属していること等が条件となっています．実際の研修は 3 日間に渡って行われ，座学だけでなく，机上演習や実習，実践訓練等がありますが，研修の全日程に参加して，最終日の筆記試験に合格した者が DPAT 先遣隊隊員として登録されます．

■フェーズごとのDPATの活動内容

　DPATは具体的にどのような活動をする医療チームなのか，熊本地震での実際のDPATの活動を例に概説します．

超急性期・急性期

　2016年4月14日，熊本地震発生直後，DPAT事務局は関係各所と連絡を取りながら，DPAT事務局本部を立ち上げました．その後，熊本県庁の災害対策本部内にDPAT調整本部，熊本赤十字病院にDPAT活動拠点本部を設置しました．

　DPAT各隊は，数日～1週間程度の活動の後，後続のチームに活動を引き継ぎます．この中で，発災後概ね48時間以内に現地活動を開始できる隊はDPAT先遣隊と定義[10]されています．熊本地震発災直後に現地に入ったDPAT先遣隊が，DMATや自衛隊，日本精神科病院協会等の協力を得て，被災により倒壊の恐れがあった精神科病院7施設から計595名の患者を転院搬送しました．搬送先は熊本県内のみならず，福岡，佐賀，宮崎，鹿児島にまで及びました（県内30病院に321名，県外36病院に274名）．この時，東日本大震災の教訓は活かされ，被災した精神科病院内や搬送中の死亡事例が起こることなく搬送を完遂しました．

亜急性期

　発災から数日経過すると，避難所での緊急対応ケースが徐々に増加したため，地元保健師をはじめとした保健所職員や，県外の保健師チームと情報共有をしながら避難所活動が開始されました．具体的な活動内容は，精神疾患患者の興奮・妄想状態による他害行為等の対応や，避難所に加えて介護施設での認知症患者の周辺症状（BPSD）への対応でした．続いて，不眠や不安，抑うつ症状の悪化等，急性ストレス反応への対応が増加しました．一方で，支援者への支援も必要となりました．発災から約1週間後より，行政職員をはじめとした支援者が疲弊状態にあるとの相談があったため，支援者への個別相談を行うとともに，メンタルヘルスに関する啓発活動も行われました．

慢性期

　2週間程経過すると，患者搬送後の被災精神科病院より，被災時に退院となった患者や，外来患者に対する訪問診療等のニーズが挙げられ，病院スタッフと同行での訪問診療や，病院周辺の住宅訪問支援が行われました．その後，徐々にDPATに対するニーズも少なくなり，全国からのDPATチームも撤収していく中で，6月には九州・沖縄DPATに活動が縮小され，7月からは熊本DPATへ引き継ぎが行われました．そして，10月下旬にDPATによる活動は全て終了となり，それ以降は新たに開設された「熊本こころのケアセンター」による支援活動に引き継がれました．

　災害は決して想定内のことばかり起こるわけではなく，むしろ想定外のことが起こります．熊本への派遣では，筆者らのチームにとっても想定外のことが起こりました．当初，チームは避難所の巡回により活動することを想定していましたが，実際に派遣されたのは避難所ではなく，活動拠点本部でした．当然，任務としてはロジスティックス（p.32）を含めた本部業務であり，筆者は，DPATで薬剤師としての業務には従事していません．しかし，災害医療チームの一員として円滑な情報のやり取りや，被災地での生活環境の確保等をするためのロジスティックス能力というのは，職種に関わらず身に付けておくべきスキルと考えられます．このスキルをベースに薬剤師としての職能が加われば，薬剤師が被災地で果たせる役割もさらに大きくなるものと思われます．DPAT

は創設されて数年のまだまだ未熟な組織であり，今後取り組むべき課題も山積みされています．そして同時に，DPATで薬剤師がどのような役割を果たすべきかということは，精神科医療に関わる薬剤師の課題でもあります．

H 国際緊急援助隊活動の実際

　わが国は，歴史的に地震，台風や火山等の自然災害が多く，これらの自然災害に対する豊富な経験と技術的な対応や知識を蓄積してきました．これらの知識・技能・対応を国外の災害に活かしたいとの想いから，医療チームの派遣を中心とする活動が始まったのが1970年代後半です．1987年には，「国際緊急援助隊の派遣に関する法律」(JDR法）が施行され，国際緊急援助隊（Japan Disaster Relief Team；JDR）として捜索・救助を行う救助チーム，災害医療を専門とする医療チーム，災害応急対策・復旧のための助言を行う専門家チームおよび自衛隊部隊の派遣が被災国の要請に応じて派遣されることが決定されました．最近では，これら4チームに加えて海外での大規模な感染症の流行を最小限に抑えるための活動を目的として，2015年10月にJDR感染症対策チームが新たに立ち上げられました．

　JDR医療チームは，団長1名（医師1名），副団長2名，医師3名，チーフナース1名，看護師6名，薬剤師1名，医療調整員5名，業務調整員4名の23名体制を基本モジュールとし，災害の規模や種類に応じて2名の薬剤師が派遣されます．JDR医療チームは，2003年に発災したイラン地震に対する派遣[11]を機に，近隣諸国における大規模災害の急性期に対応する必要性の高まりから，従来の診療機能に加えて手術・透析・病棟等，高度な診療を提供することが可能となるフィールドホスピタルとしての機能の拡充を進めてきました[12-14]．そして，2016年にJDR医療チームは，中国（1チーム）とロシア（2チーム）に次いで世界で4番目の緊急医療チーム（Emergency Medical Team；EMT）として，タイプ1（外来患者に対する初期医療及び巡回診療を実施）およびタイプ2（外科的手術や入院機能）およびスペシャリストセル（透析および手術）の能力を有するチームとして世界保健機関（World Health Organization；WHO）の認証を受け，国際登録されました．

■国際緊急援助隊活動へ参加するには

　JDR医療チームは，被災者の診療等の活動に関して自発的な意志をもった医師，看護師，薬剤師等の登録者により構成されています．大災害が発生し，医療チームの派遣が決定した際には，国際協力機構（Japan International Cooperation Agency；JICA）国際緊急援助隊事務局が登録者に対して隊員の募集を開始し，応募者の中から派遣される隊員を選抜して派遣します．

　このJDR医療チームの活動に参加するためには，まずJICA国際緊急援助隊事務局に書類を提出して仮登録を行います．仮登録に必要な条件は，①薬剤師免許を取得しており，実務経験が5年以上かつ20歳以上60歳未満で心身ともに健康であること，②被災国における緊急医療活動を行う上で，チームの一員としての適応能力があること，です．また，語学力についても，英検2級程度，TOEIC® 540点相当の英語力を有することが望ましいです．仮登録が承認されると2泊3日，宿泊

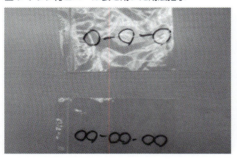
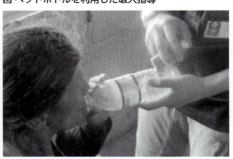

図3　機能拡充型フィールドホスピタルでの服薬指導

（提供：国際協力機構）

型の導入研修（通常年2回実施）を受講します．導入研修後の最終審査に合格するとJDR医療チームの派遣候補者として本登録となり，派遣の際には事務局からの連絡を受けることになります．

■被災地での薬剤師の役割

　被災地に派遣された薬剤師は，薬局での調剤[15]や医薬品情報（DI）活動のほかに，医療資器材の管理，受付でのフィジカルアセスメント，医薬品調達や避難所アセスメントを担います．時には，医師とともに巡回診療に同行して処方提案を行うことや被災地の病院薬局内で諸外国から派遣された薬剤師とともに英語でコミュニケーションを取りながら病院内で調剤業務をすることもあります[16]．診療サイトの調剤業務では，チャック付ビニール袋にイラストで用法を記載して患者に手渡したり（図3 a），加圧式定量噴霧吸入器（pressurized metered dose inhaler；p-MDI）のスペーサーとしてペットボトルで作成した即席のスペーサーを利用したりと（図3 b），工夫が必要となることがあります[17]．また，フィリピン国保健省とWHOが共同開発した災害時診療概況報告システム（Surveillance in Post Extreme Emergencies and Disasters；SPEED）を基盤として開発された災害医療情報の標準化手法（Minimum Data Set；MDS）がWHOにより採択され，薬剤師にもその運用に携わることが求められています．被災地の限られた医療資源の中で被災者に最適の医療を提供するには，薬剤の専門家としての能力に加えて薬剤師による医薬品管理・運用やコメディカルやロジスティックスの職能を補完できる能力が必要です．

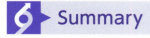

- 阪神・淡路大震災の教訓から，災害拠点病院，EMIS，広域医療搬送，DMATが整備され，その都度，改正，充実強化が図られている．
- 2016年熊本地震ではモバイルファーマシーが本格的に活動した．
- 災害時，薬剤師の業務は普段にも増して多岐に渡るため，非常に高いスキルが必要である．

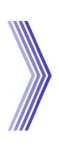

3 災害時の医薬品ニーズと供給体制

　災害時には多数の傷病者が発生することにより被災地での医療ニーズが急激に高まります．災害の発生時には，被災地内の医療関係者やDMATに代表される外部からの医療チームがその対応にあたりますが，医療機関と医療関係職種が対応可能な状況であっても，医薬品がなければ十分な治療が行えません．

　外部から医療チームが持ち込む医薬品は，被災地で必要とされている医薬品と異なる可能性があります．また，被災地外から医薬品を入手することが容易であるとは限らず，特に大規模災害時においては，通常の医薬品供給機能が保たれる保証はありません．さらに，医薬品にとどまらず医療提供に欠かせない物資の入手方法も考えなければ，医療が十分に提供できません．

　このように，災害時に医療を提供する際には，災害の種類や規模に応じて，必要とされている医薬品の種類・量等の医薬品ニーズを把握した上で，必要な医薬品をどのように供給するのかを考えることが非常に重要です．

 災害時の医薬品ニーズに影響を与える要因

　被災地における医薬品のニーズは様々な要因によって左右されることが過去の災害経験から分かっています（**表1**）．原子力災害が起これば安定ヨウ素剤，火災が起これば熱傷に対する医薬品，冬に災害が起これば感染症の治療薬等が必要です．また，同じ大規模地震であってもその他の要因により，医薬品のニーズが異なります．例えば，阪神・淡路大震災ではクラッシュ症候群や外傷等

表1　災害時の医薬品ニーズに影響を与える要因と考え方

要因	考え方
災害の種類	自然災害（地震・火災・水害等）・原子力災害等
災害の場所	都市部・郡部・沿岸部・山間部等
災害の規模・範囲	小規模災害・大規模災害・局地災害・広域災害等
被災状況	軽微な被害〜壊滅的な被害等
災害の時期	季節（四季）・時間（昼・夜，平日・休日）等
災害のフェーズ	超急性期・急性期・亜急性期・慢性期等

39

超急性期医療で用いられる医薬品，東日本大震災では津波により医薬品を流された患者のための，慢性疾患の治療で用いられる医薬品が主に必要とされていました．

さらに，同じ災害であっても，発生からの経過時間によっても医薬品のニーズが異なります．(**表2**)．また，超急性期には大量に必要であった医薬品が慢性期には必要量が少なくなったり，それまでニーズの少なかった医薬品が大量に必要になる等，被災地での医薬品ニーズは災害のフェーズにより日々変化することを念頭に置かなければいけません（p.14）．そのため，「被災地で医薬品が足りない」という情報に基づき，各種団体等の厚意による支援医薬品が送られたとしても，届いたときには必要性が少なくなっていたということが起こりうることになります．そして最終的に被災自治体で使用されることのなかった医薬品については廃棄処分をせざるを得なくなり，その廃棄費用は被災自治体が負担することとなります．

B　災害時の医薬品供給

被災地内では医薬品のニーズが高まりますので，医薬品を「必要な場所」に「必要な量」を「必要な時間」に届けなければいけません．

平時の医薬品流通は「医薬品卸売業」の許可を取得した通称「医薬品卸」が「製薬企業」から医薬品を仕入れ，各医療機関・薬局・店舗販売業等の医薬品を使用・流通する機関（以下，医療機関等）へ届けるという流れで行われています（**図1**）．

従来の防災計画等における災害時の医薬品供給は，平時と異なり，国や都道府県等が医薬品集積所を設置・運営し医薬品を流通させることが都道府県の防災計画等において規定されていました．しかし，東日本大震災のときには多くの自治体が被災し機能を十分発揮できる状態ではなく，医薬品の流通まで手が回らない事態となりました．

このような結果をふまえ，「厚生労働省防災業務計画」[1]では，各都道府県が策定する「医薬品等の供給，管理のための計画」において，被災地内の「医薬品等卸協同組合」等と連携を取り対策を講ずることが明記され，災害時においても「医薬品卸」が供給を担う重要性があるとされました．

ただし，大規模災害では「医薬品卸」も通常業務を継続できなくなる可能性があります．また，医療機関等が完全な機能を維持できなくなり，医薬品の発注業務に支障を来し，「医薬品卸」への発

表2　東日本大震災の被災フェーズにおける医薬品の不足イメージ

フェーズ	イメージ
超急性期	地域医療機関等・避難所・救護所で医薬品自体の種類・数がない
急性期	支援医薬品のどこかに必要な医薬品があるが仕分け作業・整理に忙殺され必要な医薬品があるにもかかわらず使用できない
亜急性期	いつも使っている医薬品と同じものがない（同種同効薬やジェネリック医薬品等代替する医薬品はある）

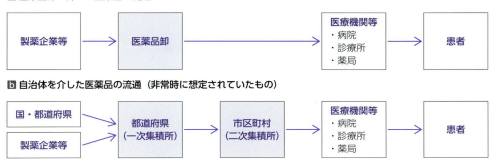

図1 医薬品の流通

注ができなくなる場合も考えられます．

そのため，災害時の医薬品供給体制を可能な限り維持するための対策が必要です．

災害時の医薬品供給ルート

　前述の通り，災害時にもできる限り「医薬品卸」の流通経路によって医薬品が流通されることが望ましいとされています．災害発生時には各機関ともに混乱を来すことが想定されるため，円滑な医薬品の流通のためには，あらかじめ，ルール作りや，体制の整備，訓練等が必要となってきます．ここでは災害時の医薬品供給ルートの現状について記述しますが，各都道府県によって体制が異なりますので，一般的な事例を紹介します．

　まず，都道府県と医薬品卸業協会等（都道府県内等で医薬品卸を営んでいる会社で組織される団体）との間で「災害時に必要な医薬品等の調達に関する協定」等が結ばれていることが多く，「医薬品卸」は災害時に被災者の救助のため必要な医薬品等を調達する責務を負っています．この協定等に基づき医薬品の調達・供給が行われるのですが，具体的な手順について，多くは「災害時医薬品等供給マニュアル」「災害時医薬品等供給運用手順」等で記載されています．その中では，医薬品卸業関連団体，都道府県内医薬品卸業者間の医薬品供給連絡等手順が示されています（**図2**）．

　このように「医薬品卸」およびその関係団体である都道府県の医薬品卸業関連団体等と都道府県および災害医療コーディネータとの連携体制により医薬品の供給が実施されることとなります．災害時の医薬品供給ルートは，各都道府県によって体制が異なります．また，都道府県のみならず市区町村単位での連携体制を構築するような事例もみられます．

　また，全国をみると，災害医療コーディネータの役割の中から医薬品の調達・供給に関する業務を受け持つ役割として災害薬事コーディネータ制度（医薬品調達・供給以外の役割も併せ持っています）を取り入れている都道府県もあります．今後この制度が拡大・普及することが期待されます．

第 2 章 災害医療支援に関する基礎知識

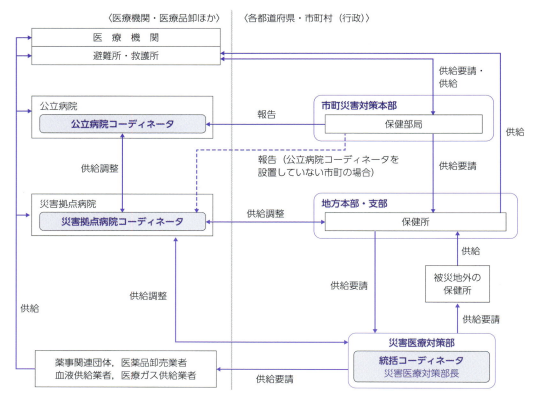

図2　災害時医薬品等供給マニュアルにおける医薬品等が不足する場合の供給・調達フロー例

 備蓄医薬品とその活用

　災害発生直後には，多数の傷病者が発生し，災害拠点病院をはじめとする医療機関等に平時を大きく上回る患者が来院することで，医薬品の需要と供給のバランスが大きく崩れることが想定されます．社会インフラが機能を縮小している夜間の災害発生もその一因となります．

　また，災害の規模や発生地によっては「医薬品卸」の機能障害が発生し，迅速な医薬品流通ができないことが想定されます．過去の災害の経験により，「医薬品卸」が機能復旧するには数日の時間がかかる場合もあることが分かっており，その間，医療機関等は在庫医薬品のみでの対応を余儀なくされます．さらに，外部からの支援医薬品の到達についても数日（被災場所によってはそれ以上）を要することが想定されるため，医療機関等は超急性期の医薬品確保について考える必要があります．そのための対策が医薬品の備蓄です．

　備蓄する日数の目安としては，災害拠点病院指定要件[2]の「流通を通じて適切に供給されるまでに必要な量として，3日分程度を備蓄しておくこと．その際，災害時に多数の患者が来院することや職員が帰宅困難となることを想定しておくことが望ましい」がひとつの目安になります．日数についてはそれぞれの地域事情や，医療機関等の置かれている状況で変化します．

　備蓄する品目については前述のように災害ごとに医薬品ニーズは異なりますが，日本災害医学会

表3 自治体における災害時医薬品備蓄の方法とメリット・デメリット

方法	メリット	デメリット
自治体で購入・保管	・災害時にすぐ使用できる ・自由な品目選定，変更が可能になる ・保管場所や備蓄数が自由に選べる	・自治体による保管場所の確保，管理コストが発生する ・期限切れ等による再購入コスト，廃棄コストが発生する
自治体で購入 医薬品卸で保管	・流通在庫にて期限切れ等での廃再購入，廃棄等が回避できる ・管理コストは医薬品卸の負担となり自治体の負担が少なくなる	・災害時に医薬品卸からの配送が必要で，タイムラグが生じる可能性がある ・医薬品卸の管理コスト増による経営，保管場所への影響がある ・品目を変更するための手続きが煩雑となる ・保管場所や備蓄数が自由に選べない
医薬品卸の流通備蓄を確保（医薬品卸で購入・保管）	・自治体の購入コストがかからない ・地域の使用品目，使用量に応じた備蓄が可能になる	・災害時に医薬品卸からの配送が必要でタイムラグが生じる可能性がある ・医薬品卸の管理コスト増による経営，保管場所への影響がある ・保管場所や備蓄数が自由に選べない

の「災害時超急性期における必須医薬品モデルリスト」[3]等の関係団体が提唱するリストを基に，各医療機関等における必要医薬品をリストアップすることが必要です．

ただし，昨今は医薬分業の進展により医療機関が外来患者の院外処方箋を発行することにより，外来患者に使用する医薬品を院内で在庫しなくなるケースが増えていたり，経営上の問題により在庫圧縮を実施していたりするケースも多くみられます．そのため，院内の在庫では対応ができないことも想定されますので，地域薬剤師会を通じて災害時における地域内での医薬品の供給協定等を結び，災害時には地域の医薬品を融通しあって対応できるようにしているケースもみられます．

医療機関等のみならず，各自治体が災害時に設置される救護所・避難所用に医薬品を備蓄している場合もあります（表3）．このように，備蓄方法によってそれぞれのメリット・デメリットがあり，対応は自治体によって異なっているのが現状です．

 E　Push 型支援と Pull 型支援

超急性期の医薬品ニーズに対応するための備蓄を実施していても，その数には限りがありますので，災害の規模や種類によっては備蓄在庫がすぐに底をつく可能性があります．また，大規模災害時には，医療機関等が平時と同様の機能を維持できるとは限りませんし，多数の傷病者の来院等により平時の業務量を大幅に上回ることにより医療機関等の在庫医薬品の把握や医薬品卸への発注業務が適切なタイミングで行えない可能性があります．

そこで，最近の災害時医薬品流通における新しい方法が検討され始めました．それが Push 型支援です．従来および平時の流通方法である Pull 型支援との違いを表4に示します．Pull 型支援，Push 型支援ともにメリット・デメリットがありますが，Push 型支援は超急性期の医療現場が混乱

表4　Pull型支援とPush型支援の違い

	方法	メリット	デメリット
Pull型	医療機関等，災害対策本部，災害医療コーディネータからの依頼により医薬品卸が供給する	・必要な医薬品のみが入手できる ・購入，使用した医薬品の記録（購入医薬品か支援医薬品か等）が確実である	・在庫確認，発注する業務が発生する ・災害対策本部等へ依頼するのか医薬品卸へ依頼するのか状況が把握できない場合がある ・通信インフラが使用できない場合は医薬品の供給が途絶える
Push型	医薬品卸が，あらかじめ選定した医薬品をあらかじめ選定した医療機関へあらかじめ設定した基準で，発注がなくても供給する	・迅速な医薬品の入手が可能となる ・在庫確認，発注業務が省略できるため傷病者対応を優先できる ・通信インフラが機能していなくても医薬品が供給される ・医薬品卸による医療機関等の被災状況確認の方法として活用できる	・あらかじめルールを策定しておく必要がある ・医薬品ニーズとのギャップが発生する可能性がある ・供給された医薬品の記録（購入医薬品か支援医薬品か等）が不確実になる可能性がある

を来している初動対応に適していると考えられます．よって，発災直後はPush型支援を実施し，徐々にPull型支援へと移行することにより，平時の医薬品供給の体制へと移行していくことが災害医療の体制において必要と考えられます．この支援のあり方についてはこれから，体制が整備されていくことになると思われます．

ただし，Push型支援でのデメリットにも挙げられているように，被災地の医薬品ニーズと供給医薬品のギャップが発生する危険性もあります．早期の医薬品供給体制が実現できる支援方式のメリットを十分に活かすためにも，都道府県関連部署，災害医療コーディネータ，医療関連団体等との十分な協議による体制整備が重要になってきます．また，Push型支援を行った際には，医療機関等で医薬品ニーズを併せて把握を行い，その後の医薬品供給に反映させる取り組みも必要と考えられます．

F　災害支援医薬品への対応

災害の状況によっては「医薬品卸」が機能を発揮できない，または地域内では必要な医薬品を充足できない可能性があります．その際には，外部からの支援医薬品を活用して医薬品を供給する必要があります．過去の災害対応において，被災地の医薬品ニーズと支援医薬品の供給のマッチングがうまく行われなかったために，支援医薬品を大量に廃棄しなければならない状況が発生しています．また大量に送られてきた支援物資の中から，必要な支援医薬品を探し出すためには，被災地での貴重な人的資源を投入しなければいけません．

これらの教訓から，被災地で支援医薬品の供給を受ける場合は，需要と供給を十分にマッチングさせる必要があります．この業務を行う役割として注目されるのが，前述した災害薬事コーディネータです．全ての都道府県で設置されているわけではありませんので，地域によっては災害医

療コーディネータの統括の下で都道府県の薬事関連部署が役割を担います．どちらにしても医薬品の専門家である薬剤師が適切に関与することが重要です．

また，支援医薬品への対応について都道府県と地域薬剤師会や地域医薬品卸業組合等が協定を締結し，災害時には人的支援をお願いする体制を整備している場合もあります．

医薬品については専門的な知識および厳密な保管・管理等が求められますので，平時から医薬品を扱っている専門家が関わることが重要になります．

G 医薬品卸の対応

「医薬品卸」の集約化により1978年には本社数が615であったのに対し，2017年には本社数が74に減少[4]，物流の効率化のため倉庫のセンター化が進み，拠点となる支店・営業所等の医薬品在庫の減少やジェネリック医薬品の浸透による医薬品倉庫の圧迫等，地域内での医薬品保管数が大きく変化する状況が発生しています．今後も「医薬品卸」を取り巻く環境は変化していくことが予想されます．

そのような中，日本医薬品卸売業連合会では，今後の課題として，①通信手段の確保，②停電への対応，③車両通行への対応（緊急車両標章の発行），④ガソリンの確保，⑤避難所への医薬品供給，⑥支援医薬品の集積・保管，⑦関係団体との連絡，⑧災害等で活動できる人材の育成，⑨防災訓練を挙げています[5]．この中でも，衛星電話の確保，自家発電装置の設置，事前の緊急車両の登録のように，対応が進んでいるものもありますが，都道府県や関係団体と，実際に災害が起こった際のマニュアル・契約に基づいた訓練や災害等で活動できる医薬品卸の人材の育成等これから対応を進めていかなければならない課題も多く残されています．

災害時の医薬品供給体制は，社会環境，「医薬品卸」の環境変化の大きな影響を受けます．今後も地域と密着して継続した取り組みを実施し，常に効率的な医薬品供給ができるような体制を整備する等，順次災害対策が進められています．

Summary

- 災害時に被災地内で必要とされる医薬品は，災害の種類・規模・範囲・被災状況・災害のフェーズ等，様々な要因によって左右される．同一災害でも必要とされる医薬品は日々変わっている．
- 災害時も平時と同様に「医薬品卸」によって医薬品を流通することが望ましい．

4 災害時の関連法規・薬事関連措置と倫理

　大規模災害が発生した際，被災地での医療提供には多くの医療職種の関与が必要になり，医薬品の供給や薬事関連業務において薬剤師には大きな役割が期待されています．被災地で薬事関連の支援を円滑に行い，被災者に適切な医療を提供するためには，平時とは異なる薬事対応を求められる場合もあります．

　ここでは，災害時に薬剤師として適切な活動をするために，災害対策基本法等に基づいた災害医療体制を理解し，また，阪神・淡路大震災や東日本大震災等が発生した際に通知に基づき行われた平時とは異なる薬事関連措置を解説します．

A　災害対策基本法（昭和36年11月15日法律第223号）

　災害対策基本法は，昭和34年（1959年）の伊勢湾台風を契機として昭和36年（1961年）に制定されました．この法律の制定以前は，災害の都度，関連法律が制定され，他法律との整合性について十分考慮されないままに作用していたため，防災行政は十分な効果をあげることができませんでした．

　災害対策基本法は，このような防災体制の不備を改め，災害対策全体を体系化し，総合的かつ計画的な防災行政の整備および推進を図ることを目的として制定されました．

　この法律には，国土ならびに国民の生命，身体および財産を災害から保護し，社会の秩序の維持と公共の福祉の確保をするために，以下のような様々な規定があります．

防災に関する責務の明確化

　国，都道府県，市町村，指定公共機関（国や地方公共団体と協力して，緊急事態に対処する機関．医療，電気，通信，ガス，運送事業者などがそれぞれ指定されている）および指定地方公共機関は，それぞれが防災に関する計画を作成し，実施するとともに，相互に協力する等の責務があります．また，住民等に対しては，自発的な防災活動参加等の責務が規定されています．

総合的防災行政の整備

　防災活動の組織化・計画化を図るための総合調整機関として，国，都道府県，市町村それぞれに中央防災会議，都道府県防災会議，市町村防災会議を設置することになっています．また，災害発生時，もしくはそのおそれがある場合には，総合的かつ有効に災害応急対策等を実施するため，都道府県または市町村に災害対策本部を設置することとされています．

計画的防災行政の整備

　中央防災会議は，防災基本計画を作成し，防災に関する総合的かつ長期的な計画を定めるととも

に，指定公共機関等が作成する防災業務計画および都道府県防災会議等が作成する地域防災計画において重点をおくべき事項等を明らかにしています．

災害対策の推進

災害対策を災害予防，災害応急対策および災害復旧という段階に分け，それぞれの段階ごとに，各実施責任主体の果たすべき役割や権限が規定されています．具体的には，防災訓練義務，市町村長の警戒区域設定権，応急公用負担，災害時における交通の規制等についてです．

激甚災害に対処する財政援助等

災害予防および災害応急対策に関する費用の負担等については，原則として，実施責任者が負担するものとしながらも，特に激甚な災害については，地方公共団体に対する国の特別の財政援助，被災者に対する助成等を行うこととされています．これを受け，激甚災害に対処するための特別の財政援助等に関する法律（昭和37年9月6日法律第150号）が制定されました．

災害緊急事態に対する措置

国の経済および社会の秩序の維持に重大な影響を及ぼす異常かつ激甚な災害が発生した場合には，内閣総理大臣は災害緊急事態の布告を発することができ，国会が閉会中であっても，国の経済の秩序を維持し，公共の福祉を確保する緊急の必要がある場合には，内閣は金銭債務の支払いの延期等について政令をもって必要な措置をとることができるとされています．

B 災害救助法（昭和22年10月18日法律第118号）

災害救助法は，災害に際して応急的に必要な救助を行い，被災者の保護と社会の秩序の保全を図るために制定されました．一定の規模以上の災害が起こった場合，災害救助法による救助は，都道府県知事が行い，市町村長がこれを補助します．また，必要な場合は，救助の実施に関する事務の一部を市町村長が行うことができます．

災害救助法は，救助を行った際の費用負担について規定しています．救助に要する費用は，都道府県が支弁します．都道府県が支弁する費用が100万円以上となる場合，その都道府県の普通税収入見込額の割合に応じて，国庫負担金が交付されます．

対象となる一定の規模とは，災害により市町村の人口に応じた一定数以上の住家の滅失がある場合など（例えば人口5,000人未満であれば，住家の全壊が30世帯以上など）です．災害救助法で規定されている救助は，**表1**の10種類です．

表1 救助法で規定されている救助

①避難所，応急仮設住宅の設置	⑦学用品の給与
②食品，飲料水の給与	⑧埋葬
③被服，寝具等の給与	⑨死体の捜索および処理
④医療，助産	⑩その他，政令で定めるもの
⑤被災者の救出	・死体の捜索や処理
⑥住宅の応急修理	・住居またはその周辺の土石等の障害物の除去

C 医療法（昭和23年7月30日法律第205号）

　医療法は，医療を提供する体制の確保と，国民の健康を保持することを目的として制定された法律です．病院・診療所・助産所の開設・管理・整備の方法や医療提供体制の確保等についてを定めています．

災害時の医療について
　都道府県は医療提供体制の確保について医療計画を作成し，その中で救急医療やへき地医療等と共に，災害時における医療に関する事項を定めることとされています．

　災害拠点病院の指定やその要件，災害派遣医療チーム（DMAT）の編成等のあり方については，医療法を所管する厚生労働省医政局から，災害拠点病院整備事業実施要綱，日本DMAT活動要領，災害派遣医療チーム研修実施要領が発出されています．

D 医薬品，医療機器等の品質，有効性及び安全性の確保等に関する法律（旧薬事法）（昭和35年8月10日法律第145号）

　医薬品，医療機器等の品質，有効性及び安全性の確保等に関する法律（以下，医薬品医療機器等法）は，医薬品・医薬部外品・化粧品および医療機器等に関して必要な規制を行い，安全かつ迅速な提供を確保し，保健衛生の向上を図ることを目的として制定されました．

　これまでは薬事法と呼ばれていましたが，法改正があり，平成26年（2014年）11月からは名称が現在の医薬品医療機器等法に変更となりました．

災害時の薬事について
　この法律では，医師等から処方箋の交付を受けた者以外の者に対して，正当な理由なく，医薬品を販売したり，授与したりしてはならないこと等が規定されています．大規模災害時等において，医師等の受診が困難な場合，もしくは医師等からの処方箋の交付が困難な場合は，正当な理由と認められるので，処方箋がない患者に医薬品を渡しても法律違反にはなりません．

　また，薬剤師の職務・資格等について規定した薬剤師法（昭和35年8月10日法律第145号）では，薬局以外の場所で調剤をしてはならないと規定されていますが，ただし書きにおいて，災害その他特殊の事由により薬剤師が薬局において調剤することができない場合は薬局以外の場所で調剤を行ってもやむを得ないとされており，災害時に薬剤師が救護所等で調剤を行うことも法律違反にはなりません．

災害時の麻薬の取り扱い

■麻薬の譲受・譲渡

　麻薬及び向精神薬取締法（昭和28年3月17日法律第14号）により，平時は，麻薬卸売業者から麻薬小売業者（保険薬局）や麻薬診療施設への流通は同一都道府県内に限られています．

　東日本大震災では，厚生労働省の通知にて示された手続きを行うことで，平時は禁止されている他県からの譲受，病院や薬局間においての譲受・譲渡が可能となりました．麻薬を譲渡しようとする者は，譲渡前に管轄の地方厚生局麻薬取締部に医療用麻薬の名称・数量・譲渡先等を連絡し，譲渡後に譲渡許可申請書を提出し，許可書の交付を受ける対応となりました．

　麻薬を譲り受けた施設は，麻薬の名称・数量・譲渡人等について，帳簿に記録しておく必要があります．例えば被災県外から入ったDMATから麻薬を譲り受けた場合も，DMATが所属する病院開設者と譲り受けた病院開設者との間で，譲渡譲受の内容が分かる文書を交わしておくとよいでしょう．

■麻薬の交付

　災害時には，処方箋がない場合でもお薬手帳や薬袋で処方内容が確認できれば，最小限度の日数で，薬剤師が医薬品を患者に交付することができます．ただし，平時から特別な管理が必要となる医療用麻薬と向精神薬については，医師への連絡等が必要になります．

医療用麻薬

　患者の症状等について医師に連絡し，施用の指示が確認できる場合には，処方箋がなくても交付可能です．交付に関する記録は適切に保管・管理が必要です．

向精神薬

　薬袋やお薬手帳などで品名・用法用量が確認できる場合は，必要な限度で提供することの事前了承（事前の包括的な施用の指示）があれば処方箋がなくても交付可能です．

医療用麻薬と向精神薬以外の医薬品

　医師との連絡および事前の了承がない場合も，お薬手帳や薬袋で処方内容が確認できれば，処方箋がなくても交付可能です．

 ## 災害時の医薬品代と健康保険

■災害時の保険証提示と一部負担金の支払い

　平時に薬局で薬の交付を受ける場合，患者は窓口で保険証等を提示し，年齢や所得に応じてかかった医療費の1～3割を負担します．保険薬局は保険証で確認した健康保険組合等に，患者の自己負担分を除いた残りの7～9割を請求しています．

　しかし，大規模災害が発生した時は，健康保険証や所持金を持ち出せないことを考慮して，それ

らがなくても，被災した人が医療機関や薬局を利用できる特別措置が講じられることになっています．
　例えば，東日本大震災（2011年）や熊本地震（2016年）の場合は厚生労働省が通知を出し，患者が健康保険証を提示できない場合は，病院・診療所・薬局で，名前・生年月日・連絡先（電話番号）・加入している健康保険組合の名称を伝えることにより，保険医療として取り扱うことができました．また，災害救助法適用地域には，一部負担金（患者が窓口で支払う医療費用）の減免措置が取られることが多く，免除の措置の場合は現金を持っていなくても必要な医療や薬の交付を受けることができます（p.85）．

■災害救助法に基づく医療や医薬品の費用

　災害時には，平時には医療とは無縁の場所が救護所や避難所救護センター等になり，災害救助法に基づく医療が行われる場合があります．救護所や避難所救護センターで交付された処方箋（災害処方箋）を薬局やモバイルファーマシー（災害時医薬品供給車両．p.108）に持っていくと，この処方箋に基づいて薬剤師が調剤を行い，患者は薬をもらうことができます．救護所や避難所救護センターで行った医療やそこで交付された災害処方箋で調剤した医薬品代は，健康保険組合等ではなく，救護所の設置主体である市町村に請求します．また，支援物資等として保険医療機関に無償で提供された医薬品については，保険医療機関が購入した医薬品と無償で提供された医薬品を区別して使用することが困難であることから，無償で提供された医薬品であっても薬剤料を保険請求することができるという通知が厚生労働省から出されています．

　災害時の薬事関連特例措置について**表2**にまとめます．

表2　災害時の薬事関連特例措置一覧

a 調剤
- お薬手帳や薬袋で処方内容が確認できれば，処方箋がない場合でも医薬品を渡すことができる（医薬品医療機器等法）．
- 薬局以外の場所でも調剤できる（薬剤師法）．

b 麻薬の取り扱い
- 麻薬の譲受・譲渡は，厚生労働省の通知により，手続きを行えば他県からの譲渡，病院や薬局間の譲受・譲渡が可能となることがある．
- 医療用麻薬，向精神薬は以下の場合に限り処方箋がなくても交付可能．
　医療用麻薬：患者さんの症状等について医師に連絡し，施用の指示が確認できる場合（交付に関する記録は適切に保管・管理が必要）．
　向精神薬：薬袋やお薬手帳などで品名，用法用量が確認でき，必要な限度で提供することの事前了承（事前の包括的な施用の指示）がある場合．

c 医療費・薬剤費の請求
- ■医療機関，薬局で発生した費用
- 厚生労働省の通知が出た場合，健康保険証がなくても，必要事項の申告があれば，保険医療が適用される．
- 上記の際の一部負担金（医療機関の窓口で支払う代金）の支払いは減免制度により猶予される（患者自己負担なし）．
- ■救護所や避難所救護センター等で発生した費用（災害救助法に基づく医療）
- 救護所の設置主体である市町村が負担する（患者自己負担なし）．

医薬品医療機器等法：医薬品，医療機器等の品質，有効性及び安全性の確保等に関する法律．
調剤の流れの詳細についてはp.74を参照．

G 災害時の薬剤師としての倫理と責務

　薬剤師は，法令に基づき，医療の担い手の一員として人々の信頼に応え，医療の向上および公共の福祉の増進に貢献する責任があります．災害時には，薬剤師としての責任を維持しつつ，日常とかけ離れた環境・場所でも被災地の人々のために薬剤師としての業務・災害支援活動を行っていかなければなりません．調剤の場所，処方箋の取り扱い，医薬品の取り扱い等が平時と異なっている場合には，必ず法律や国からの通知に基づいた行為であるのかを確認しましょう．災害時に法律を守らずに活動することが認められているわけではありません．薬剤師としての自己を守ることにも繋がるので，日頃から医薬品医療機器等法や薬剤師法，その他の関連法規に精通しておくことを勧めます．また，具体的な事例として，東日本大震災（2011年）や熊本地震（2016年）等の過去の災害で行われた対応を確認し，心構えや準備をしておくことも必要です．

　さらに，多くの他職種との連携・協調活動が大切になります．災害時の薬剤師の活動は医薬品の供給・流通から交付に至るまで，平時以上に多くの他職種との関わりが増えます．その中には普段は薬剤師と関わりの薄い職種や組織もあり，円滑な連携・協調活動のためには十分なコミュニケーションが必要です．そして，被災地外から入る支援者は「活動の主体性は原則的に被災地にある」ことを念頭に置きつつ，「被災地の薬剤師も被災者である」ことを忘れずに活動することが大切です．

 Summary

- 災害対策基本法，災害救助法，医療法には，災害対策の基本や災害が発生した際に行われる救助の内容や救助を行う際の費用負担，都道府県が作成するべき医療計画等について明記されている．
- 災害時の薬事関連業務に関しては，平時では法律で禁止されていることも，災害時に交付される通知等により，やむを得ない措置として行われることがある．また，法律のただし書き部分や施行規則に災害時の対応が記されている場合もある．
- 過去の災害時には厚生労働省からの通知により，薬歴や薬袋で処方歴を確認することができれば，処方箋がなくても医薬品の交付を行うことができた．しかし，医療用麻薬や向精神薬は，処方歴の確認に加え，医師の指示の確認や事前の包括的な施用の指示が必要であった．
- 医療救護所で提供される医療にかかる費用は，救護所の設置主体である市町村が負担するので，患者から医療費をもらうことは原則ない．医療救護所で交付された災害処方箋を持って薬局で医薬品をもらう場合も患者は代金を支払わず，薬局が市町村に代金の請求を行う．
- 災害時に医療機関で交付された処方箋を持って薬局で医薬品を受けとる場合は，保険証提示ができなくても自己申告で保険医療の適用が受けられ，一部負担金の減免制度が適用されると，患者は現金を持っていなくても，医薬品を受けることができる．

5 災害時の情報収集・伝達

大規模事故や災害時に効果的な対処を行うための中核となるものが，情報収集と伝達とされています．混乱する災害時において，どのように正確な情報を収集し，正しく判断し，その情報に基づいて的確に対応していくかが重要となります．

A 災害時の情報収集・伝達の基本

情報の収集と伝達における失敗の要因は，以下の①〜③に要約されます．

①**情報不足**：災害現場で必要な需要（ニーズ）がきちんと共有されないことを指します．例えば，救護所で医薬品が不足していることが伝達できていない場合が挙げられます．

②**確認不足**：情報の発信者が受信者に間違いなく伝達できたかどうかを確認できていない状態です．確認が不足すれば，誤った対応が取られる可能性が生じます．例えば，テグレトール®とテオドール®等は受信者が聞き間違えるおそれがあり，類似した名称の医薬品には注意が必要です．

③**調整不足**：集団の中での調整がされないことを指します．例えば，医薬品の需要（ニーズ）を救護所内で伝達した場合，要請者が明確に決まっていないと，外部へ要請されなかったり，重複して要請したりと，適切な供給（リソース）が受けられない場合があります．

これらの失敗の要因を防ぎ，情報の収集と伝達で失敗しないためには以下の④〜⑥に注意します．

④**必要とされる情報と正確性の確認**：特に発災直後は，混乱により発信できる情報量は少なく，またその情報が不正確である可能性があるため確認します．情報の不足や誤った情報の伝達は，不適切な対応に繋がります．発信側では情報を伝達する手段・時間を確保する，受信側では情報が伝達できない状況があることをふまえ，必要な情報が入手できているか，正確性のある情報かを確認する，不足している情報がある場合は，情報収集に努める等が必要です．

⑤**適切な情報伝達手段の選択**：情報量に応じて臨機応変に連絡ツールを選択します（後述）．

⑥**情報伝達方法の確立**：収集した情報を復唱して確認することで，誤った情報が伝達されることなく，情報の正確性を高めることができる．得た情報はきちんと記録に残し，一人で抱え込まず，伝達・共有することが重要となります．また，組織内での情報伝達網を確立する，情報を伝える際には誰が対応するか，連絡係を決めておく，等集団内の調整も必要です．

METHANE

災害のいついかなるフェーズにおいても，情報収集を的確に行うために，METHANE を用いた情報収集が重要です（図1）．情報収集する際，災害時に収集すべき情報の確認に有用です．

5 災害時の情報収集・伝達

```
M : My call sign, Major incident    コールサイン，大事故災害の発生，「待機」または「宣言」
E : Exact location                  正確な発生場所，地図の座標
T : Type of incident                事故・災害の種類（鉄道事故，化学災害，地震等）
H : Hazard                          危険性，現状と拡大の可能性
A : Access                          到達経路，進入方向
N : Number of casualties            負傷者数，重症度と外傷分類
E : Emergency services              緊急対応すべき機関（消防，警察等），現状と今後必要となる対応等
```

図1　災害時に収集すべき情報　"METHANE"

(英国MIMMS® Major Incident Medical Management and Supportより改変)

　災害時の連絡ツール

　災害時の連絡手段には，無線（トランシーバー），災害時優先電話（固定電話・携帯電話），FAX，インターネット，Eメール，データ通信，衛星携帯電話，伝令，文書，拡声器，メガホン，笛，合図等，様々な方法が挙げられます．一つの手段にだけ依存するのではなく，災害現場の状況や情報量に応じて臨機応変に使い分ける必要があります．以下に汎用されるツールについて解説します．

無線（トランシーバー）

　多くの人は無線の使用頻度が低いため，平時からその特徴と使用方法を知り，繰り返し訓練しておく必要があります．

- **複数の相手への通信が可能**：同じチャンネルを使用中の複数の相手に対し，同時に情報の伝達が可能になります．
- **秘匿性が低い**：常に不特定の第三者に電波を傍受されるおそれがあります．特に患者情報を含む個人情報の伝達・送信には注意が必要です．
- **同時通話が不可能**（一部，可能な機器もあり）：一般に，電話のような同時通話は不可能です．そのため，ある局が通話中は，他局は聞き役に徹する必要があります．無線を使用する際には，以下のような無線用語を適切に使用しなければなりません．

　「どうぞ」：次は受信者が話せ
　「了解」：了解した
　「以上」：通話終了

災害時優先電話（固定電話・携帯電話）

　災害時でも，電話の「発信」を「優先」する機能を有する電話を災害時優先電話といいます．平時から利用しているツールは災害時にも有用であるとされています．特に，携帯電話は無線のような特別な通話術を必要としないため，簡便に連絡をとることができます．熊本地震では携帯電話のアプリ（アプリケーション）を活用し，LINE®でグループを作成することによってチームごと，または活動拠点ごとに幅広く情報共有が可能でした．ただし，平時からLINE®を使っていなかったり，使い慣れていない人がいることには注意が必要です．

53

第2章 災害医療支援に関する基礎知識

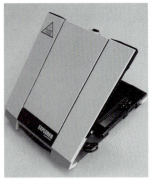
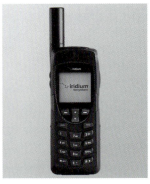
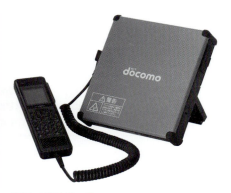

a BGAN700　　b イリジウム　　c ワイドスターⅡ

図2　衛星携帯電話

しかしながら，大規模災害においては基地局の破壊等により電話通信網が機能せず，これらのツールが通常通り使用できない可能性も生じます．また，発災直後，携帯電話は使用増加に伴い回線の処理能力を超え，不通となる可能性もあります．

衛星携帯電話（図2）

通常の通信網に影響されず，音声通話やインターネット接続が可能であるため，災害時に頻用されるツールの一つとなっています．薬剤師として医薬品の流通状況や救護所・避難所ごとのニーズを即座に知るために有用です．

ただし，無線と同様で，平時に使用しないツールであるため，災害時に使いこなすためには，平時からその使用方法を熟知し定期的に訓練しておく必要があります．また，衛星電話は使える場所についても制限があるため，使用の際には設置場所を考慮します．衛星携帯電話にはワイドスターⅡやインマルサット，イリジウム等の機種があり，使用方法が異なるので注意が必要です．

・設置

ワイドスターⅡやインマルサットは，南向きの開けた場所に衛星携帯電話のアンテナを設置します．また，イリジウムは，上方が開けた場所で設置をします．アンテナの方向に障害物があると衛星からの電波を受信できなくなるため注意が必要です．

・発信方法（表）

ワイドスターⅡは国内の衛星通信網を利用した機種です．そのため，通常の携帯電話を利用するようにダイヤルをします．インマルサット，イリジウムは海外の衛星通信網を利用した機種です．そのため，国際電話を発信する方法でダイヤルをします．

C 避難者・避難所情報の収集・伝達

避難所の医療ニーズを把握するためには，避難所自体の環境や避難者数を含めた概要を把握する必要があります．

5 災害時の情報収集・伝達

表　衛星携帯電話の機種別発信方法

発信側（自分）	受信側（相手）	かけ方	備考
ワイドスターⅡ	携帯電話・固定電話	090-XXXX-XXXX（例）	普段利用する電話の発信方法と同様
ワイドスターⅡ	インマルサット・イリジウム	010-870-相手先の電話番号	国際電話サービス（ワールドコール）の事前契約が必要
インマルサット・イリジウム	インマルサット・イリジウム	00-870-相手先の電話番号-発信ボタン	国際電話の掛け方と同様
インマルサット・イリジウム	携帯電話・固定電話・ワイドスターⅡ	00-81-相手先の電話番号（初めの0は抜く）-発信ボタン	090-XXXX-XXXXが相手先ならば，00-81-90-XXXX-XXXXとなる

　DMATや保健師をはじめとする医療チームは，広域災害救急医療情報システム（Emergency Medical Information System；EMIS）を中心に災害時の医療情報を収集します．EMISの機能の一つとして，避難所の概況が入力でき，情報発信することが可能となっています．

　避難所全体の評価は地域の保健師が中心となって行い，それに基づき災害の亜急性期には多数の医療チームが避難所巡回活動を実施します．避難者が毎回同じことを聞かれて困惑することもありますので，医療チームの垣根を越えて連携が重要となります．それぞれが個別に情報収集するのではなく，EMISのように共通の情報ツールを活用した対応が必要となることもあります．

医療ニーズの情報収集

　また，多数の避難者が避難所に長期滞在することで発生する疾患があり，医療従事者はこの医療の需要（ニーズ）に対応し，避難者が健康で生活できるように支援をする必要があります．各避難所における概況を集約することで，環境対策や疾病構造を把握することができ，これらの医療ニーズへの対応に役立ちます．各避難所における概況の把握には，日本版SPEED（Surveillance in Post Extreme Emergencies and Disasters），通称J-SPEEDレポティング・フォームの積極的活用が推奨されています．J-SPEEDレポティング・フォームとは，災害診療録であるJ-SPEEDを集約し報告するための様式です．診療録から該当する症候群や健康事象を1件ずつ数えて取りまとめます．

6 Summary

- 災害時は情報収集と伝達を的確に実施するために，METHANEを活用することが有用である．
- 災害時の連絡ツールには，その時・その場所に応じた手段を選択し，臨機応変に使い分けることが必要である．
- 避難所や救護所の情報収集と伝達には，EMISやJ-SPEEDレポーティング・フォーム等を活用する．

6 災害医療における
コミュニケーション

　コミュニケーションとは互いの「意図」を共有するプロセスであり，単に情報の発信や伝達行為を示すものではありません．災害医療の基本であるCSCATTT（p.20）でも示されているように，関係各所とのコミュニケーションは不可欠であり，その通信手段の確保もまた重要となります（p.85）．一方で，災害時の医療介入場面におけるコミュニケーションの中心は，対患者，対避難者となります．救護所や避難所巡回におけるコミュニケーションでは，その目的や内容は平時の薬剤師業務と重なる部分が多々ありますが，災害という特殊な環境下であるため，患者や避難者の心理状態により一層配慮した関わりが求められます．現実的には，多様な災害現場があり，必ずしもセオリー通りには進まず，臨機応変な対応が求められます．大切なのはその背景にある「ケアをする心」です．薬剤師としての活動はもとより，支援者として被災者と「ともにある」こと自体が支援に繋がることへの認識が求められます．

A 被災者のストレスへの反応

　災害に見舞われた人々は心に大きな影響を受け，一見異常にみえる言動を示すことがあります．これらの多くは，大きなストレスに対する自己防衛反応のひとつであり，防衛機制（対処機制）という正常な反応です．その程度や反応は災害の程度や個人の性格によって個々に異なります．多くは言葉や態度，感情や身体症状として表れ，通常できるような判断や行動ができなくなったり，落ち着きがなくなったりといった反応が生じます．また，既に何らかの疾患を抱えている場合には，これらが増悪するケースもあります．ストレス反応は，時間の経過とともに変化し，通常は4つの反応期に分けて考える，とされています．このうち医療者が主に関わるのは，発災後から修復期といわれます（**表1**）[1]．ただし，これらの反応には個人差があるため，あくまでも，その時点で目の前にいる人に寄り添い，ニーズに見合った関わりをしていくことが求められます．

B 患者・避難者との関わり方の基本姿勢

　災害に見舞われた人々との関わりの基盤として，Psychological First Aid（PFA）という考え方があります．PFAとは，災害等に苦しむ人，潜在的に助けが必要な人に対して行うことのできる，エビデンスのある心理的支援の方法のうち，状況に応じて心理専門職以外の人も行うことができる，

人道的，支持的な対応とされています．したがって，医療支援にあたり，コミュニケーションをとる相手に関わらず，PFA の考え方に基づいた関わりは有効であると考えられます．PFA[2]においては，「責任ある支援」のために，①安全，尊厳，権利を尊重する，②相手の文化を考慮して，それに合わせて行動する，③その他の緊急対応策を把握する，④自分自身のケアを行う，の4点が重要であるとしています．

安全，尊厳，権利を尊重する

災害に見舞われた人々は，程度の差こそあれ，非日常的な生活を余儀なくされています．中には大切な人や住まいを失い，心身ともに打ちひしがれている人もいます．そのため，支援者として携わる上で，以下の点に留意します．

1) 安全を守る
・自身の行動が被災者をさらに傷つけないようにする．
・できる限り支援を受ける人々の安全を確保し，身体的・精神的に傷つけられないようにする．

表1　時間経過と被災者の反応

反応／時期	急性期 発災直後から数日	反応期 1〜6週間	修復期 1ヵ月〜半年
身体	心拍数の増加 呼吸が速くなる 血圧の上昇 発汗や震え めまいや失神	頭痛 腰痛 疲労の蓄積 悪夢・睡眠障害	反応期と同じだが徐々に強度が減じていく
思考	合理的思考の困難さ 思考が狭くなる 集中力の低下 記憶力の低下 判断能力の低下	自分の置かれた辛い状況が分かってくる	徐々に自立的な考えができるようになってくる
感情	茫然自失 恐怖感 不安感 悲しみ 怒り	悲しみと辛さ 恐怖がしばしばよみがえる 抑鬱感，喪失感，罪悪感 気分の高揚	悲しみ 淋しさ 不安
行動	いらいらする 落ち着きがなくなる 硬直的になる 非難がましくなる コミュニケーション能力が低下する	被災現場に戻ることをおそれる アルコール摂取量が増加する	被災現場に近づくことを避ける
主な特徴	闘争・逃走反応	抑えていた感情が湧き出してくる	日常生活や将来について考えられるようになるが災害の記憶がよみがえり辛い思いをする

(出典：「災害時のこころのケア」日本赤十字社 平成20年度版より引用)

2) 尊厳を守る
- 敬意をもって接し，支援先の地域の文化や社会の決まりごとに従って対応する．

3) 権利を尊重する
- 人々が公平に，差別されることなく支援を利用できるようにする．
- 人々が自分の権利を主張し，身近な支援を利用できるように手助けする．
- どのような相手であっても，その人の最善の利益のために行動する．

具体的には，表2のような行動が挙げられます．配慮すべき対象は，医療支援を受ける患者・避難者のみとは限りません．現地で支援者を受け入れるコーディネータや医療者は，同じ医療提供者であると同時に被災者でもあることを認識しておくことが重要です．

相手の文化を考慮して，それに合わせて行動する

自分の居住地から離れた場所に支援に入る場合，支援先の地域の言葉や生活習慣，価値観の違いに戸惑うことがあります．日本国内であっても様々な方言があり，身体の部位の呼び名や症状の表現の仕方など，医療に直接的に影響のある言葉自体の理解に困難を伴うこともあります．さらに，避難所の巡回や公衆衛生活動等居住エリアを訪問する際には，食生活や衛生概念，家族の関係性や地域（集落）間の関係性など，生活の基盤となる習慣や価値観の違いを意識することも少なくありません．支援内容の緊急度や重要度，状況にもよりますが，基本的には支援先の文化や風習，生活習慣や価値観を尊重して支援に携わるべきです．これらは，避難者の生活の営みに根ざした関わりであるという点において，平時における在宅医療との共通点が多々あります．

可能であれば，現地の医療者もしくはボランティアとの共同活動あるいは，入念な事前打ち合わせ等により対応することが望ましいでしょう．また，文化背景や言葉の違いについては，支援に入る前の段階で準備しておくことも可能です．東日本大震災以降，支援活動の困難さを背景とした，医療・保健領域における方言の研究が進められているので，その一部を以下に示します．ほかにも，方言に関する様々なWebサイト，資料があるので，必要に応じ利用するとよいでしょう．

- 高知大学教育学部 岩城研究室：http://cgi.mediamix.ne.jp/~k3236/cgi-bin/index.html
- 弘前学院大学 今村かほる研究チーム：http://hougen-i.com/ （2017年8月現在）

表2 支援者としてすべきこと，してはならないこと

すべきこと	してはならないこと
・信頼されるように誠実に接する． ・自分の意思決定を行う権利を尊重する． ・自身偏見や先入観を自覚し，それにとらわれないようにする． ・たとえ今支援を断ったとしても，あとになってから支援を受けることもできることを伝える． ・時と場合によりプライバシーを尊重し，聞いた話については秘密を守る． ・相手の文化，風習，年齢，性別を考えて，それにふさわしい振る舞いで接する．	・支援者という立場を悪用しない． ・支援の見返りに金銭や特別扱いを求めてはならない． ・できない約束をしたり，誤った情報を伝えてはならない． ・自分にできることを大げさに言ってはいけない． ・支援を押し付けたり，相手の心に踏み込んだり，でしゃばることをしてはいけない． ・無理に話をさせてはいけない． ・相手の行動や感情から，「こういう人だ」と決め付けてはならない．

（文献2より改変）

その他の緊急対応策を把握する

災害時における支援活動は医療活動だけではありません．災害に見舞われた人々にとって必要となる支援ニーズは多岐にわたり，患者・避難者から医療以外の支援について相談を受けることも少なくありません．特に発災直後においては，どこでどのような支援が受けられるかについての情報が被災者に十分に共有されないため，多くの混乱を伴います．十分な生活支援が受けられないために健康状態が悪化する場合もあります．一方で，支援活動は指示命令系統に沿ってなされるべきであり，自己判断による担当外，あるいは自身の能力を超えた支援活動はかえって混乱を招くこともあります．

災害医療支援においては，多くの場合医療福祉関係の担当者が災害対策本部や保健医療支援活動系のミーティング等に出席し，被災状況や避難者・避難所の現状，支援体制について情報共有します．支援にあたっては，信頼できる情報を得る仕組みを作るとともに，支援ニーズのある被災者に対しては適切な情報を提供していくことが重要です．

自分自身のケアを行う

責任ある支援のためには，まず自分自身の心身の状態に責任を持たなければなりません．支援に携わっている間は緊張感が続き，比較的疲れは感じにくいのですが，その状態が継続すると心身ともに疲労が蓄積し，支援者としての役割を果たせなくなってしまう場合もあります．支援活動前のブリーフィング，支援中のデフュージング，支援後のデブリーフィングにおいて，ストレスマネジメントを行いましょう（**表3**）．また，必要な休息はしっかりととる，精神的なストレスはチームメンバー間で支えあう等の方法で，自己管理をすることが大切です．

C 医療支援におけるコミュニケーションの実際 [2,3]

支援前の準備段階

災害時には職種間，地域間の人的なつながりが情報共有や活動に大きく影響します．日頃から災

表3 ストレスマネジメントの機会

ブリーフィング 支援地に入る前の任務の説明および情報共有の場．この時点で現場での活動イメージを作るとともに，予想されるストレスに対する対処法を検討しておくとよい．
デフュージング 支援活動に携わった仲間とともに，一日の終わりに体験したことを共有する場．思い通りにならないことがあっても，自分や他者を非難せず，互いに認め合う姿勢で関わる．
デブリーフィング 支援活動の終了後に，支援チーム内で活動中に体験したことを共有する場．互いの感情や思いを共有しストレスに対して個々がどのように向き合えばよいかを考える場なので，活動の成否や非難をすべきではない．また，デブリーフィングに参加しない選択肢も与えられるべきである．

第 2 章 災害医療支援に関する基礎知識

害医療に関する教育研修を受ける，ネットワークで繋がる，等も有効でしょう．

支援に入ることが決まったら，居住地および現地のコンタクト先を確認するとともに，可能な限り複数の情報共有手段を確保します．電話やインターネットは現地の状況によっては繋がりにくいことも予測されるため，コンタクトが取れなくなった場合の対応として，コミュニケーションの手段やタイミング等の取り決めを事前にしておきます．また，既に活動に入っているチームとコンタクトが取れるのであれば，可能な限り現地の情報を収集しておきます．特に，指揮命令系統，具体的な支援活動，現地の様子等を把握し，準備や調査しておくべきものがあらかじめ分かると，現地でよりスムーズに活動を始めることができます．

現地到着時

現地に入ったら，現地の担当者にまず自分の氏名，派遣元を伝えた上で，自分の役割は何か，どのような指揮命令系統に入るのか，誰とどのように，どのタイミングでコンタクトを取るべきかを確認します（p.71）．多くの場合はあらかじめ指定された，公認支援機関・団体（薬剤師会，自治体医療対策本部等）です．

ほかの支援団体と連携する際には，相手の団体が公認された活動団体であり，災害支援活動全体の統率下にあるかどうかを判断することが必要です．指示系統の中で連携する場合もあれば，現地において必要性が生じる場合もあります．その際には，必ず指示系統における上位者に報告，必要に応じて相談をします．連携する団体とのミーティングには必ず出席するとともに連絡先を伝えます．また，自身が活動を終えて，後続の担当者に引き継ぐ際には，その旨を連携する団体の担当者にも必ず伝えるようにしましょう．

現地の医療関係者に可能な限り初期段階から支援に関わってもらうことで，支援活動終了後にスムーズに平時の体制に移行することが可能です．困難な場合には，可能な段階から支援活動に加わってもらうとよいでしょう．いずれにせよ，現地のコーディネータ，管理担当者の指示の下で行います．

医療支援活動におけるコミュニケーション

薬剤師としての支援活動は，あらかじめ業務が決まっている場合もあれば，現地に入って他職種と連携しながら薬事ニーズを把握し，自ら業務を作り出していく場合もあります．薬剤師として災害医療において避難者と関わる上で留意すべきことと避けるべき態度について**表4**に示します．

また，災害時には様々な流言が飛び交います．近年はSNSの発達により，これらが被災地のみならず，広く全国から発信，流布される傾向にあります．医療支援者としていたずらに被災者の不安を煽らないためにも，これらの流言に惑わされることなく，正確な情報の入手と発信を心がけるべきです．

特別の支援が必要な場合

高齢者や子ども，障がいのある方は，特別な支援を必要とする可能性が高くなります．これらの被災者に対しては，ニーズに応じた配慮が必要となる場合があります．**表5**にその具体例を挙げます．

表4　避難者と関わる上で留意すべきこと，避けるべき態度

ⓐ 避難者と関わる上で留意すべきこと
- 避難所巡回等では，まず現場責任者に自己紹介（氏名と所属，立場）および巡回目的を伝える．次に，どのような手助けができるかを見極めるために，簡潔で思いやりのある質問をする．
- 場の状況や対象となる人の様子をよく見て，避難者が負担にならないであろうという判断ができてから，介入する．
- 避難者が拒否することにも，逆に殺到する場合があることにも，準備をしておく．
- 穏やかに，忍耐強く，共感的に，思慮深く関わる．シンプルで分かりやすい言葉を使い，略語や専門用語を使わない．相手の話すスピードに合わせて話す．
- 避難者が話し始めたら，自分の話を止めて聴く．話を聴くときには，何を伝えたいのか，どう役に立てるのかに焦点をあてる．相手の心理状態によっては言葉遣いに抵抗を感じることもあるかもしれないが，相手が伝えたい本質を把握するよう努める．
- 避難者の話を聴く際は，否定することなく，ありのままを受けとめる．話の中に誤った内容と思われることがある場合でも，話し手にとってはそれが真実として受け止めることにより，今の状況が支えられている場合がある．誤った情報や認識が，相手にとって不安やストレスを与えている場合を除き，安易の相手の話を否定・修正すべきではない．また，身を守るためにとった行動のうち，よいところを認める．
- 避難者のニーズに直接役立つ情報を提供し，求めがあれば何度でも，対処方法を分かりやすく示す．誰にでも読みやすい資料を作成し活用することも有効である．
- 正確かつ避難者の背景（性別，年齢，社会的立場等）にふさわしい情報を提供する．
- 通訳を介してコミュニケーションを取るときには，通訳者ではなく本人を見て話す．外国人に限らず，方言が聞き取りづらいため現地の方を介して話す場合も同様である．
- 薬剤師の災害支援活動の目的は，あくまでも薬事ニーズを明確にし，必要な支援を提供することにある．情報を聞き出す場合であっても，トラウマ体験や失ったものの詳細を聞き出すことが目的ではないことを認識して活動する．
- アセスメントやケアの目的で身体接触する場合には，必ず本人の了解を得てから行う．

ⓑ 避難者と関わる上で避けるべき態度
- 避難者が体験したことや，現在体験していることを，思いこみで決めつけない．憶測しない．避難者全てがトラウマを受けると考えるべきではない．
- 避難者の反応を病理化しない．避難者が経験したことを考慮すれば，ほとんどの急性反応は了解可能で，予想範囲内である．対話では，対処機制に基づく反応を「症状」とは呼ばず，「診断」「病気」「病理」「障害」などの観点から話をしない．ただし，既に治療中の疾患についてはこの限りではない．
- 避難者を弱者とみなし，恩着せがましい態度をとらない．孤立無援や弱さ，失敗，障害に焦点をあてない．
- 全ての避難者が話をしたがっている，あるいは話をする必要があると考えない．無理に語らせようとしない．避難者の中には，様々な職種の度重なる訪問により，面談やヒアリングを苦痛に感じる人もいる．必要なときに声をかけられるという関係性が，人々に安心感を与え，自分で対処できるという感覚を高める．
- 避難者からの質問に対しては，憶測に基づく，あるいは不正確な情報を提供しない．避難者の質問に答えられないときには，応えられる人に繋ぐ．

表5　特別な支援が必要な場合の行動例

a 高齢者への対応
- 高齢者はもろさとともに，強さを持ち合わせている．人生の中で逆境を乗り切ってきた経験により多くの人が効果的な対処能力を身につけていることを認識し，敬意を持って対応する．
- 聴力に問題が見受けられる人に対しては，低いはっきりとした声で話しかける．
- みた目や年齢のみに基づいた決めつけをしない．混乱した高齢者は，記憶，思考，判断等に，不可逆の問題を抱えているようにみえることがある．環境の激変によって災害に関する失見当識が起こり，それが一時的な混乱を引き起こすことがある．また，視力や聴力の衰え，栄養不良や脱水状態，睡眠障害，持病あるいは服薬に起因する問題，社会的孤立，孤立無援や対応できないといった感覚等を引き起こすこともある．
- 精神的な疾患を抱えている高齢者は，不慣れな環境に対して，さらに混乱したり，困惑したりしやすい．そのような人を特定した場合は，精神保健相談，あるいは適切な機関への紹介が受けられるよう援助する．

b 子どもへの対応
- 子どもに直接関わる際には，必ず保護者（またはその代理）の了解を得る．
- 幼い子どもに対応するときには，椅子に座るか，子どもの視線の高さに合わせてしゃがむ．
- 学童期の子どもは，自分の感情や思いを言葉にすることが困難な場合があるので，必要に応じて言語化の手助けをする．「恐怖」「脅え」などの言葉は，かえって苦痛を増すので，使うのを避ける．
- 子どもの話を注意深く聞き，共感的な態度を示す．
- 災害時には，ストレスにより子どもの言葉が，発達的には退行しているようにみえることがあることを理解しておく．
- 言葉遣いを子どもの発達レベルに合わせる．抽象的な概念は伝わりにくいので，可能な限り，シンプルで直接的な表現を用いる．
- 思春期の子どもに対しては，大人同士として話しかける．このことにより，気持ちや心配や疑問に対して敬意を払っているということを伝えることができる．
- 保護者が子どもに対して十分な情緒的支えを提供できるよう，保護者の不安や困難を取り除くよう支える．

c 障がいのある人への対応
- 介護者が付き添っている場合には，介護者に了解を得て関わる．
- 援助を求められたときには，可能な限り静かな，刺激の少ない場所で対応するようにする．
- 直接のコミュニケーションが困難でない限り，介護者ではなく本人に向かって話しかける．
- コミュニケーション能力（聴力，記憶，発話）の障がいが見受けられる場合には，簡単な言葉で，ゆっくりと話しかける．
- みた目に明らかなものでなく，聞き慣れないものであったとしても「障がいをもっています」と主張する人の言葉を信じる．
- どう手助けしたらいいか分からないときには，「何かお手伝いできることはありますか」と聞いてみる．そして，その人が言うことを信じる．
- 可能であれば，自分のことは自分でできるように支援する．
- 視覚，聴覚が不自由な人に対しては，必要な情報にアクセスできるような手段（介護者等に伝達する，書面にして配付する等）を講じる．またはその必要性を介護者等に伝える．
- 医療・介護必需品（薬品類，酸素ボンベ，呼吸器装置，車椅子等），消耗品等を確保する，または確保できるような支援者に繋げる．

Summary

- 災害医療における被災者への関わりにおいては，Psychological First Aid（PFA）の概念が有用である．
- 災害を受けた人々は，個人差はあるものの，ストレスにより通常とは異なる言動をとることがある．
- 災害医療にあたっては，被災者の安全と尊厳・権利を尊重し，相手の文化をふまえて活動する．
- 被災者の心情に配慮しつつ，正確な情報を共有するように努める．
- 責任ある支援活動のためにも，自身の役割と限界を認識し適切にストレスをマネジメントする．

第3章 災害時の薬剤師業務の実践

1 平時の備え

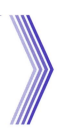

　災害は何時何処で，どういった種別の災害が発生するか分かりません．発災状況や場所によって支援側と受援側に分かれますが，どちらにせよ発災したときには迷うことなく迅速に対応し，医療継続できる備えをしておく必要があります．その際，自治体や組織のルールに基づき，地域特性に合った対策を準備することが原則です．また，患者個々においては自らの疾患を認識した上で，治療継続できるように個別の備えをしておく必要があります．医療関係者は，そのために繰り返しはたらきかけをすることが重要です．

災害時に備えておくべきこと

　薬剤師がすべき「平時の備え」は，一人でも可能なことや組織で取り組まなければならないこと等，環境により内容は異なります．

■個人として取り組むべきこと

　まず，災害医療に関心を持ち，研修や訓練に参加することで共通言語を知ることが重要です．発災して混乱した状況で飛び交う言葉は専門用語も多く，一つの言葉で多くの内容を理解することが，適切かつ迅速な行動に繋がります．薬剤師も医療チームの一員として，災害時の混乱した現場で薬事をマネジメントするために，CSCA（p.21）という災害対応の基本やロジスティックス（業務調整）の知識・技術（p.32）についても知っておく必要があります．そして何より，いざというときに助け合い，協働できる仲間を作っておくことが大切です．

■組織として取り組むべきこと

　病院・保険薬局・医薬品卸・行政等所属機関は多岐にわたりますが，いずれにせよ薬剤師として医療の一端を担っているので，その業務を継続させる義務があります．そのために，あらかじめ業務継続計画（BCP）を作成しておくことを推奨します．また本来はBCPの一部分である災害対応マニュアルを抜き出して充実させたものを別に準備したり，アクションカードも準備したりしておくと，混乱した中での活動が標準指針に沿ってスムーズに行えます．そして訓練を繰り返し行い，実際に活動できる体制を構築します．つまり，PDCAサイクル（Plan：計画，Do：実行，Check：点検，Act：改善の実施→p.23）の繰り返しにより，組織の災害対応力が向上します．さらに他の機関や組織と連携するため，協定を結ぶ等の準備も進めます．総合的な準備の確認には，チェック

リストを用いて評価するとよいでしょう．

業務継続計画（BCP）

発災時に，想定した被災状況であっても医療継続できるよう優先業務を選定し，限られた人的資源および物的資源であってもその業務を実行できる準備を目的としてあらかじめ作成するプランが「業務継続計画（business continuity plan；BCP）」です．BCPを作成しておくことにより発災後の業務維持または早期復旧が図られ，地域に対して医療貢献できます．

まずは平時の業務を整理し，継続すべき優先業務を明確にします．優先業務を実行するためには，関係機関と連携について協議しておく必要があります．そのときには，都道府県の地域防災計画等，ルールを遵守した上で調整しなければなりません．

以下に，BCPを作成するにあたっての主なポイントを示します．

- 災害時の被災状況を想定し，それを前提とする．
- 優先して継続すべき業務を絞り込む．
- 継続すべき業務について達成レベルの目標を決める．
- 中断した業務を再開する目標時期等を決める．
- 目標達成に必要な対策（業務資源の確保等）を事前に検討し，準備する．
- 現状と各目標の差を検証し，継続的に見直す．

初めてBCPを作成する場合は基本的な手順として，**表1**の8つのステップを順番に実施するとよいでしょう．

災害対応マニュアル

発災時における組織の指示系統や各役割を明確にし，活動すべき内容や手順を示したものが「災害対応マニュアル」です．つまり「発災後にどうするか？」が指示されています．その内容ついては組織の役割を理解した上で，支援時と受援時の両方を含めて作成します．

表1　BCP作成の手順

作成のためのステップ	内容
1. 基本方針の策定	災害時に何を優先するかを明確にし，業務継続の基本方針として定める．
2. 被害の想定	どのような規模の被害を前提に業務継続を検討するのかを明らかにする．
3. 業務の把握	日常的に行っている業務を整理するとともに，災害時に継続しなければならない優先業務を選定する．
4. 業務資源の把握	優先業務を実施するために必要な業務資源を把握する．
5. リスクの評価	業務資源の利用可能性について，現状の対策や被害想定を参考にして評価する．
6. 業務継続目標の設定	優先業務について，発災後の時間経過の中でどれぐらいの達成レベルを目指すのか目標を設定する．
7. 対策の検討	業務継続目標を実現するために必要となる事前対策を検討する．
8. BCP文書の作成	ステップ1～7までの検討結果，災害発生時の危機対応計画，教育訓練計画等を含めたBCP文書を作成する．

作成に当たっては，「地域防災計画」や「関係機関との協定書」等を参照すること．

（文献1より引用，一部改変）

発災後の混乱した状況では，どういう組織で活動するか，個人が組織の中で何をしたらよいか等をあらかじめ決めておいた方が，組織全体がスムーズに活動できます．それを明確に示している指針があれば迷わずに行動に移せ，組織の機能を活かすことができます．

アクションカード
災害対応マニュアルで示された「発災後にどうするか？」を，混乱の中で確実に実行するために，それぞれの役割ごとに行動を順序だてて簡潔にカードにまとめたものが「アクションカード」です．

各自の役割が分担されれば，その役割のアクションカードを携帯することで，何時でも適切に行動できるように導いてくれます．

訓練
目的としては，作成した災害対応マニュアルやアクションカードの検証と，組織間の連携状態や連絡手段の操作等を確認します．その方法には机上訓練や実働訓練がありますが，どちらも現実に起こりうる想定です．シミュレーションで行うと，実際のイメージをより理解しやすくなります．

関連機関・組織との協定書
災害時に機関や組織の間で連携をとるために，協議して取り決めた約束文書です．地域で防災計画を立てる上で，協定の締結が必要になります．BCPを作成する際は，協定書を確認し，整合性を持たせなければなりません．

備えのためのチェックリスト（表2）
備えておくべきことの確認にチェックリストを活用することで，対策の欠落を防止できます．各機関や組織の規模・役割に合ったチェックリストを作成しておくとよいでしょう．そして現状確認と課題抽出を行い，後に万全の備えができるよう検討が必要です．

災害時に備えた患者へのはたらきかけ

薬物療法をしている患者が災害時に最も困ることは，その治療に必要な医薬品が手元になくなることです．家屋が被害を受けて常用薬を持ち出せなかったり，病院や薬局が被害を受けて機能していなかったり，医薬品の流通が滞っていたりすることが原因です．そのため，患者は下記のような自己防衛策を取らなければなりません．

・常用薬は手元に適量が残っている状態を保つ．
・手元に常用薬がなくなっても，臨時の医療施設（救護所等）で同じ薬もしくは代替薬を受け取ることができるように，自身の病気が何であるかを把握し，常用薬について理解しておく．
・お薬手帳や薬剤情報提供書等をすぐに持ち出せるように準備しておく．
・患者の傍にいる家族等も，患者の病気と常用薬について知っておくように協力体制をとる．

医療従事者は，これらが叶うよう，幾度もはたらきかけすることが大切です．

■常用薬備蓄の確保
中断できない薬物療法を行っている患者は特に，自身で常用薬を備蓄しておく必要性があります．

表2　平時からの備えのためのチェックリストの例

種別	具体的な項目	課題
☐ 建物	☐ 耐震・耐火・耐水等の対策ができている． ☐ 避難路が確保できている． ☐ 避難訓練を実施した．	
☐ 設備	☐ 業務機器の転倒防止対策ができている． ☐ システム障害時や機器破損時の運用準備ができている． ☐ 機器の緊急修理対応についてメンテナンス会社と契約している．	
☐ 電気	☐ 非常電源を準備している（自家発電機等）． ☐ 停電時の照明器具等を準備している． ☐ 非常電源も停止するような完全停電時の対策ができている．	
☐ ガス	☐ ガス漏れ対策ができている． ☐ ガス停止時のガス器具代替品を準備している．	
☐ 水道	☐ 水漏れ対策ができている． ☐ 水道停止時の対策ができている（トイレ・調剤等）．	
☐ 通信	☐ 非常通信手段を確保している（災害時優先電話・衛星電話等）． ☐ 通信訓練を実施した． ☐ 関係機関の連絡先リストを作成している． ☐ 情報収集手段を準備している（テレビ・ラジオ・インターネット等）．	
☐ 燃料	☐ 発電機やボイラー用燃料を確保している． ☐ 暖房用燃料を確保している． ☐ 車両用燃料を確保している． ☐ 燃料販売店舗（ガソリンスタンド等）のリストを作成している．	
☐ 食料	☐ 職員の食料・飲用水を備蓄している． ☐ 備蓄がなくなった場合の調達方法を検討している．	
☐ 医薬品	☐ 非常用医薬品を備蓄している． ☐ 医薬品の供給方法について関係機関と協議している． ☐ 医薬品の運搬方法を決めている． ☐ 非常時の麻薬および向精神薬の管理方法を決めている． ☐ 停電時の冷所保管方法を決めている． ☐ 支援物資の管理方法を決めている．	
☐ 連携	☐ 業務関係機関との連携方法について協議している． ☐ 連携マニュアルを作成している． ☐ 連携必須機関と協定を締結している．	
☐ 連絡	☐ 家族を含む職員名簿を作成している． ☐ 緊急連絡網を作成している（電話連絡網・メーリングリスト等）． ☐ 緊急連絡および参集訓練を実施している（勤務時間内外）．	
☐ その他	☐ 支援や運搬に使用する車両の緊急車両登録をしている． ☐ BCPや対応マニュアルを作成している． ☐ 要支援者の対応について検討している． ☐ 職員家族の対応について検討している． ☐ 必要データのバックアップをしている． ☐ 盗難防止対策ができている．	

しかし，備蓄するにも「保険医療機関及び保険医療養担当規則」により，必要以上の医薬品を処方できないことになっています．そのため，適量が手元に残る状態を保つことを考慮した上で医師とも相談し，残薬調整をすることを推奨します．このような方法により確保すれば，平時は使用しつつ災害時は備蓄分として充当できます．そして，その具体的な量については，薬剤特性（週1回服用等）や地域特性（孤立地域等）を考慮して決めるのが適切です．

■ **お薬手帳の利用**

処方薬・アレルギー歴・副作用歴・既往症等の投薬に必要な情報が記載されているお薬手帳があれば，救護所や普段と違う医療施設でも薬を処方してもらうことができます．また，今では医師が処方できなくても薬剤師による投薬が可能な場合もあります．ただし，原則として医師の了承のもと問診やフィジカルアセスメントを行い，状態が安定していることを確認しなければなりません．そのため，平時から，お薬手帳や常用薬等の情報を保管する重要性を伝えて，個別に管理方法をアドバイスする等のはたらきかけが必要です．しかし，お薬手帳は紙製であるため，津波等被災状況によっては使用できない可能性があります．そこで推奨されているのが電子お薬手帳です．現在，様々な仕様の電子お薬手帳が開発されて検証実験が進んでいますが，問題点は使用できる年齢層に偏りがあることや各々が独自の方法を取っているため汎用性がないことです．本来はデータの保存先や仕様が統一され，誰でも簡単かつ共通に使用できるものがあれば理想的です．しかしそれが開発されるのを待つのではなく，現時点での利用可能な最新情報を紹介し，できるだけ多くの人に利用開始してもらうことを推奨します．

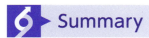

- 個人として，知識・技術の習得と仲間づくりをしておく．
- 組織として，医療業務を継続するための手順や連携を確立しておく．
- 患者自身の生活環境や薬剤必要性に応じて，常用薬を手元に備蓄しておくようはたらきかける．
- 常用薬の情報を保管する重要性を理解してもらい，お薬手帳を最適な方法で利用してもらうようはたらきかける．

2 災害時の対応の基本

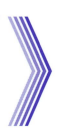

平時には災害発生時の対応策（BCP・災害対応マニュアル）を準備し，発災時には素早く初動を開始します．予想外の事態が発生した場合には変化に対応して行動します．

A 災害への備え

自らの薬局の所在地にどのような災害が発生し，被害の種類と，その被害規模を予測して，事業継続計画（BCP．p.67）・災害マニュアルを立案します．

災害が発生しても地域住民へ医薬品等の供給，医療情報の提供を継続することは平時と同様に医療機関・薬局の責務です．あらかじめ策定した事業継続計画（BCP）に基づき，被害状況の確認，職員，患者，施設の安全確認を行い，速やかに業務が再開できるよう行動を開始します．

■災害時の指示・連絡系統

発災時の活動開始の早さはそれ以降の活動の成否に大きく影響します．安全確認後，上位責任者に現況の報告とその後の行動の指示を仰ぎます．また，関連団体（薬剤師会，病院薬剤師会，自治体，保健所，災害拠点病院，近隣医療機関，近隣薬局）へ自施設の被害状況や業務可能な状況を連絡し，どの程度の患者受け入れが可能か，業務継続のための薬剤師の支援，医薬品の供給を要請します（図1）．これらはCSCAの1つ目のC（p.21）にあたります．

しかし，災害の規模が大きくなれば，通信・交通が遮断されて上位への報告や指示を仰ぐこともできないことがあります．その場合は，BCP・災害対策マニュアルに沿って，速やかに自主的な初期行動を起こすことが重要です．

B 自らの施設が被災した場合の対応

情熱と責任感だけで活動を開始してはいけません．被災直後はまずCSCAのS，安全の確認が最優先です．安全が確保された場合に業務を再開します．そして時間の経緯とともに状況の変化に応じ業務を継続するか，業務を一旦中断するかを判断します．

業務が再開できない場合や業務を中断せざるを得ない場合は支援を求めます．

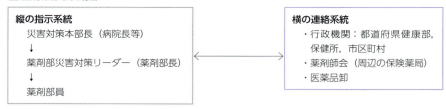
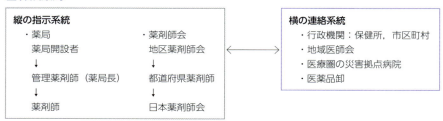

図1 医療機関，保険薬局での縦と横の指示系統

①安全の確認――自分の安全（Self），現場の安全（Seen），傷病者の安全（Survivor）――

施設内の患者の安全を確保して避難誘導します．

職場にいない職員と連絡を取り，安全の確認と道路・交通機関事情を勘案して出勤の可否を確認します．施設内にいる職員については帰宅時の道路・交通機関事情を確認し，帰宅するか施設内で宿泊するかについて検討します．

施設周辺の道路，河川の安全を確認します．

②設備の被害状況の確認

ライフライン（水道・電気・通信），医薬品，調剤器等の被害状況を確認します．調剤業務を継続するための環境として，まずは調剤室内の照度を確認します．調剤室内に照明が確保できない場合は，医療機関では施設内の別の場所，保険薬局では待合室等調剤室以外の明るい場所，あるいは薬局の外での調剤を検討します．

薬局の場合はレセプトコンピューター，電子薬歴等のIT機器用に平時から懐中電灯，無停電装置，非常電源装置あるいは自家発電装置を用意しておくとよいでしょう．

③医薬品の確保

被災した施設内にある医薬品の備蓄量と品質を確認します．被災により医薬品が破損・汚損していないか，不足する医薬品が医薬品卸から供給されるかを確認します．

また，停電し保冷庫の温度管理が不能となった場合は，インスリン等の冷所保存薬は保冷コンテナ等で保管します．

④業務再開の判断，中断の決断

発災直後は被災住民のため医療機関・薬局は業務を再開する必要があります．業務再開には①～③が確保されることが必要です．

被災地の状況は刻一刻と変化します．通常は被災後道路等のインフラストラクチャーは改善しますが，余震や豪雨，強風が続いた場合，現在の場所が発災時より危険な状況に悪化することもあります．また，被災した職員は家族の死傷，安否不明，自宅の復旧作業や災害対策業務の継続で疲弊します．

施設・薬局の安全確保ができない，インフラストラクチャー復旧の遅れ，被災した職員に休養させるために，①～③が確保できない場合，一旦業務を中断する決断も必要となり，体制を整えての業務再開を目指します．

⑤業務再開時・再開不能時・業務中断時の連絡

業務を再開することが決まったら薬剤師会，病院薬剤師会，自治体，保健所，災害拠点病院，近隣医療機関，近隣薬局の関連機関へ業務を再開したことを連絡します．

・**災害用処方箋の発行および応需可能等**：業務再開不能時・再開した業務を中断せざるを得ない場合には上記関連機関にその理由を含めて連絡します．そして，休止した業務の再開を図るために支援（人的，物的）を要請します．
・**支援薬剤師の派遣要請**
・**医薬品等の供給要請**

Summary

- 平時に地域で予測される災害を考慮して BCP・災害マニュアルを策定する．
- 災害発生時には BCP・災害マニュアルに従って素早く行動を開始する．
- 薬局業務の再開は 3 つの S の確保を最優先する．
- 再開した薬局業務は状況の変化を合わせて継続するか，一旦休止するかを判断する．

3 薬局運営に関わる薬剤師業務

A 調剤過誤を防ぐための医薬品の整理・配列

　普段から医薬品を適切に整理・配列しておくのは当然のことですが，それらに加えて平時から災害への備えを行い，平時から準備をしておくことが必要です．日頃から，取り出しやすく，誰にでも分かりやすい医薬品整備・配列方法を工夫し，間違いが起こりにくい体制を整備することが，災害時においても調剤過誤の防止に最も重要です．また，発災時に備え災害時行動マニュアルを作成し，シミュレーションを定期的に行っておくことも大切です（p.67）．

　発災時にはまず自分の安全を第一に確保し，次に調剤室内の安全，ライフライン（電気・水道・ガス等）の確認を行います．散乱物，落下物の整理は十分な照度のもとで行い安全かつ過誤が起こらないようにします．停電で照度が確保できない場合を想定し，平時から自家発電装置・携行照明の備蓄，動作・電池等の確認により備えることが必要です．十分な照度のもとで医薬品のラベル，棚のラベルを確実に確認して元の棚・引き出し等に戻します．また，平時と同じ医薬品が入手できないことを想定し，ラベリングの更新で類似薬との調剤過誤を防ぐ対策の準備も必要です．ラベル，筆記用具を準備しておき，医薬品の配置場所の変更が必要な場合は医薬品配置リストを訂正し，変更した置き場所が他の薬剤師にも明確になるような措置を講じます．普段，電子ファイルで管理している場合は，停電に備えリストを印刷して見やすいようにファイリングしておくことも必要です．随時更新し，常に最新の状態にしておきます．

　自薬局の業務継続が不能または一時閉鎖する場合は，災害時報告マニュアルに従って医療機関，行政，地域薬剤師会へ状況報告します．同時に薬局利用者へその状況を広く広報することが必要です．

　自施設外の救護所等で活動する場合は，医薬品を収納するスペースや，棚やケースの確保が困難な場合も想定されます．その中で調剤過誤を防ぎ，医薬品の品質を確保するため，順次追加される医薬品の貯法に応じた収納スペースを確保する，医薬品配置表は追加記入が容易に行える形式にする等の工夫が必要です．

　また代替薬での対応に備え，薬効順にするだけでなく，同薬効，代替可能薬が分かりやすい表示，配置にしておくことも必要です．

災害に備えた準備
- 転倒・落下を防ぐため薬品棚・機器・照明器具等を転倒・落下防止器具等で固定する．
- 電源喪失に備え自家発電装置の設置，携行照明および電池，バッテリーの備蓄，定期的な動作確

認を行う．
- 断水に備え，保存可能な水（ミネラルウォーター等）を備蓄する．賞味期限を定期的に確認し，期限が切れる前に新しいものと入れ替える．
- 災害時に使用する医療用医薬品，一般用医薬品，衛生材料を備蓄しておく．
- 医薬品棚，調剤室の被害により置き場所を移動させる場合に備え，新たな棚へ貼るためのラベル，リスト作成の準備を行う．
- 医薬品の転がり落ちを防ぐためロールスクリーンの設置等散乱を防ぐ対策を行う．
- 停電等により使用できぬ場合を想定し，無電源での作業環境（上皿天秤，手書き用薬袋，一包化用ビニールパック，ピンセット，マジック，薬包紙等の備品を常備）を整える．

災害が起こった場合の対応

- 自らの安全を確保した上で調剤室内の安全を確保する．
- 落下，散乱した医薬品を元の棚，置き場所に戻すときは，余震，新たな災害に備えヘルメットを着用する等の措置を講じる．
- 類似名称，規格違い等に注意して元の置き場所へ戻す．
- 置き場所を変える場合はラベルを新たに作成し貼付する．新たな置き場所リストを作成する．
- 落下による汚染がある場合は拭き取りを行う．必要があれば適切な消毒薬を使用する．
- 落下・落下物による破損がある場合は使用の可否を判断する．破棄する場合は廃棄方法を守る．
- 機器・器具が正常に使用できるかを確認する．使用不能な場合は精度，衛生面，作業効率をふまえた代替の作業環境にて業務を行う．

B 医薬品の仕分け・在庫管理

　必要とされる医薬品を供給できない事態は患者の治療に必要なタイミングを逸してしまう危険性があり，災害時においても在庫不足を理由に調剤を拒否することは許されません．日頃からある程度の備蓄量を確保する必要があります．災害時には医薬品流通の担い手である医薬品卸も被害を受け，医薬品倉庫の棚の転倒，医薬品の散乱，在庫・出庫管理のコンピューターの破損，システムダウン等による目視での集荷，積み込み，手書き伝票による配送等の混乱が想定されます．納品時の伝票，現品の照合は平時に増して確実に行う必要があります．また，災害時に設置される医療救護所への医薬品搬送等へのシフトで要員不足になる等，配送の混乱も想定されます．流通の稼働状況の情報を把握し，自薬局への配送を優先し貴重な配送資源を占有しないように，効率的な発注を行います．

　保管場所に法的な規制がある医薬品等の仕分けも必要です．停電その他に備え，冷暗所に保管が必要な医薬品用の保冷剤の確保，非常用自家発電装置を設置する等の措置が求められます．冷蔵庫，ストッカー等の内部の医薬品のリストを用意しておくと，必要なものをすぐ取り出すことができ内部温度を保持しておくことに役立ちます．限られた医薬品の中で治療を行わなければならない事態を想定し，医薬品の在庫を常時把握し，必要に応じて医薬品に関する情報を提供し，その中で最良

の処方・治療ができるよう代替薬提案等が行える知識，体制が求められます．

災害に備えた準備

- 冷暗所保管医薬品の品質劣化防止対策を講じる．停電に備え保存条件（温度，湿度，光等）を遵守できるよう，保冷剤，建物・構造被害による遮光確保のためのアルミ箔等を備蓄する．
- 冷蔵庫，ストッカー内のリストを作成する．
- 爆発性・引火性のある危険物質や混触発火を起こしやすい薬品類は転倒防止の対策が施された設備に他の薬品と区別して保管する．
- 欠品に備え，代替品を医師へ提案できる体制を整える．

災害が起こった場合の対応

- 医薬品流通ラインの安全性，確実性，かつ迅速性を確保するため，配送の回数を必要最低限に抑える発注を心掛ける．
- 手書き伝票による配送も想定されるため，現品と伝票の照合に特に注意する．
- 医療機関，地域薬剤師会と在庫リストを共有化し，地域の医療資源として自薬局内の医薬品を有効に活用できる体制を取る．
- 調剤した医薬品および補給した医薬品は集計して記録する．

薬歴の管理方法

　薬歴は記録された情報を患者の薬物療法や服薬指導に適切に活用することが目的です．個人情報をもとに患者ごとの薬物療法の経過を集積した記録であり，それに基づき重複投与，相互作用，副作用，アレルギー等をチェックし，適切な服薬指導を行い，相談に応じ，時には処方医に情報をフィードバックするために利用するものです．患者のQOLを向上させるという最終目標を目指し，患者の状態・情報を正確に把握・記録（真正性）し，さらに医薬品の適正使用への利用が果たされます．よって，紙媒体，電子媒体ともに地震，水害等の被害を最小限に抑えられる場所（保存性）への保管が必要です．紙媒体は震災による棚からの落下，散乱，水害による汚れからの見読性低下等を防ぐため，棚で保管する場合はロールスクリーン等の設置，引き出しには飛び出し防止のための鍵，留め金の設置が必要です．電子媒体の場合は停電時に備え，数十分の電源を確保するための無停電装置設置，または自家発電による電源の確保等の予防措置を講じておく必要があります．薬歴は患者の薬に関する情報を記載した記録なので個人情報の漏洩防止を考慮し，防犯体制の整備に加え不用意なネットへの接続を行なわぬ注意も必要です．

　発災時の患者には災害時特有の生活環境，例えば避難所の集団生活による睡眠障害やストレス，水が十分に確保できぬ状況（水の配給不足，支援物資内の炭酸飲料やお茶での服用）での服薬，食事の時間が不規則な上に栄養の偏り（過去の災害発災初期の支援物資にはおにぎり，パン等の炭水化物が多かった），災害時処方による平時と異なる成分，品目への変更等の可能性を踏まえた服薬指導が求められます．避難所の移転，統廃合等で居住場所が変更になり，携帯電話が繋がりにくい状況も想定されます．本人の連絡先だけでなく直接の看護，介護者の連絡先を聞いておくことも有

用です．行政，保健師，看護師，隣人等多職種が複数で関与する場合も想定されます．

　また，日常業務の中で高齢者，障がい者等の患者で災害時に弱者となる在宅患者や個別疾患患者を把握しておき，透析・在宅酸素等特別の治療を受けている患者，服薬継続が必要な患者（インスリン，心疾患治療薬，抗HIV薬，ステロイド薬等）を平時からリスト化して災害時の避難支援に備えることも必要です．これら様々な情報を常に整理，更新，管理できる体制が求められます．

災害に備えた準備
・地震による振動，落下，破損または水害等に備え，保管場所，設置場所を検討する．
・磁気媒体の場合は停電時に備え，無停電装置の設置による数十分の電源確保，または自家発電による電源の確保等の予防措置を講じる．

災害が起こった場合の対応
・災害時特有の生活環境をふまえた上で，聞き取り，指導，管理や，薬歴記入，入力を行う．

Summary

- 災害時には平時と違う環境での業務が求められる．その中で調剤過誤を防ぐためには日頃からの整理，災害への備えが必要である．
- 災害時にあっても薬局には，医薬品の有効性・安全性を担保し，法令を遵守し適正に供給する義務がある．
- 薬歴は紙媒体，電子媒体ともに真正性，見読性，保存性を確保し，災害時特有の情報を整理して記入，入力する．

4 ファーマシューティカルトリアージ

A 薬剤師の行うトリアージとは

　傷病者が複数発生し，対応する医療者が不足しているような場面では，「トリアージ」を行います．トリアージとは傷病者の重症度や治療の緊急度を短時間で判定するための手法です．対応する場所や対処する人数等に応じて，トリアージの手法を選択します．医師や救急隊が行うトリアージにはSTART変法（図1），PAT法（表1）等の様々な手法があり，また，現場→救護所→搬送前→病院等，場所が変わる度に繰り返し行うことによりトリアージの精度を上げていきます．日本におけるトリアージ区分は，区分Ⅰ（最優先治療群），区分Ⅱ（待機的治療群），区分Ⅲ（治療不要もしくは軽症群），区分0（治療対象外：救命困難群もしくは死亡）の4つのカテゴリーに分けられ（表2），一般的にはトリアージタグを用いて表示します．

　災害時には，繰り返し行うトリアージの中に，薬剤師による薬学的目線のトリアージを組み込むことで，救護所や病院等の負担を軽減するとともに，限られた薬を必要な患者の元へ届けることが可能となり，preventable death（避けられた死）の軽減に繋がると考えられます．薬学的目線のトリアージを「ファーマシューティカルトリアージ（薬事トリアージ）」と呼びます．ファーマシューティカルトリアージは「薬そのもののトリアージ」と「薬を必要としている患者を対象としたトリアージ」の2つに分けられます．対象者は，START変法やPAT法トリアージで区分Ⅲ（緑）の軽症群に分類された傷病者です．

B 薬を必要としている患者を対象としたトリアージ

　災害時には，救護所や病院に多数の傷病者が訪れます．傷病者の中には，医師の診察や処方を必要とする傷病者もいれば，常用薬を避難時に持ち出すことができず薬だけを必要としている患者や，体調不良があるもののOTC医薬品で対応可能な患者等もおり，様々なニーズが存在します．医師の処方が必要なのか，または薬剤師だけで対応可能なのか，薬に対するニーズのレベルを振り分けることも重要となり，この振り分けが薬事トリアージといえます（図2）．

　日本集団災害医学会監修のPhDLSプロバイダーコース（災害薬事研修コース）では，災害時に薬剤師が行うトリアージをファーマシューティカルトリアージとしてアルゴリズムを示しています（図3）．ファーマシューティカルトリアージには以下の4つのカテゴリーが設定されています[2]．

4 ファーマシューティカルトリアージ

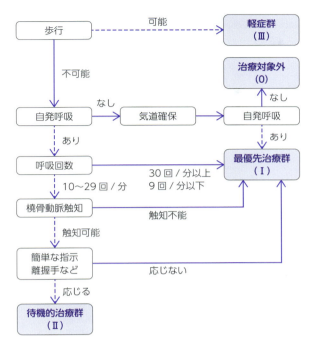

図1 トリアージSTART変法
Simple Triage and Rapid Treatment の名称が示す通り，呼吸，循環，意識の3つの簡便な生理学的評価を用い，30秒程度で迅速に評価する手法．

（文献1より転載）

表1 トリアージPAT法

第1段階： 生理学的評価	意識：Japan coma scale（JCS）2桁以上，Glasgow coma scale（GCS）8以下 呼吸：30回/分以上，9回/分以下 脈拍：120回/分以上，50回/分未満 血圧：収縮期血圧 90 mmHg 未満，200 mmHg 以上 SpO_2：90% 未満 その他：ショック症状，低体温（35℃以下）
第2段階： 解剖学的評価	（開放性）頭蓋骨骨折，頭蓋底骨折，顔面・気道熱傷，気胸・緊張性気胸・開放性気胸・血気胸，気管・気道損傷，心タンポナーデ，フレイルチェスト，腹腔内出血・腹部臓器損傷，骨盤骨折，両側大腿骨骨折，上位脊髄損傷，デグロービング症候群，重要臓器・大血管損傷に至る穿通外傷，専門医の治療を要する切断肢・重症熱傷
第3段階： 受傷機転による評価	体幹部の挟圧，1肢以上の挟圧（4時間以上），爆発，高所墜落，異常温度環境，有毒ガス発生，汚染（NBC）
第4段階： 災害時要援護者の扱い	小児，高齢者，妊婦，基礎疾患のある傷病者，旅行者，外国人等

生理学的解剖学的評価（physiological and anatomical triage; PAT）を用いるトリアージの手法．可能な限り迅速に行う（1〜2分を目標）．第1段階，第2段階のいずれかに当てはまる場合は最優先治療群とする．必要に応じて第3段階，第4段階の評価を行い，第3段階で重症の可能性があれば，一見軽症のようであっても待機治療群以上の分類を考慮する．
Japan coma scale（JCS）は表3参照．

（文献1より作成）

第 3 章 災害時の薬剤師業務の実践

表2　トリアージの区分・カテゴリー

色（区分）	カテゴリー
黒（区分 0）	治療対象外（救命困難群あるいは死亡）
赤（区分Ⅰ）	最優先治療群
黄（区分Ⅱ）	待機的治療群
緑（区分Ⅲ）	治療不要もしくは軽症群

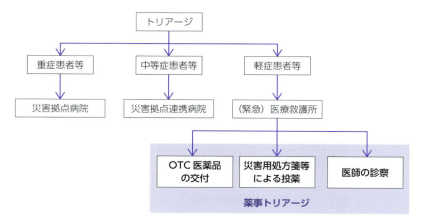

図2　薬事トリアージが行われるまで（イメージ）

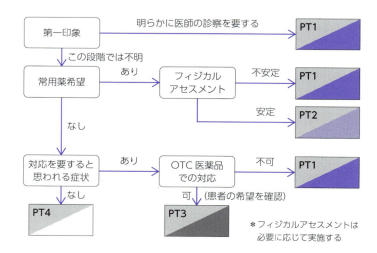

図3　ファーマシューティカルトリアージ

PT1：緑地に赤，PT2：緑地に黄，PT3：緑地に緑，PT4：緑地に白

（文献2より転載）

- PT1：医師の診察・処方を必要とする
- PT2：厚生労働省からの通知等によって，お薬手帳等の常用薬の情報を基に（医師の処方なしに）薬剤師が投薬可能とする
- PT3：OTC医薬品で対応可能とする
- PT4：情報提供のみ

　ファーマシューティカルトリアージでは，第一印象（明らかな異常はないか），患者情報収集（新たな外傷・症状はないか，既往歴，服薬歴の確認），フィジカルアセスメント（呼吸数，SpO_2，脈拍数，血圧，体温等の評価）や患者の希望を確認することにより，PT1〜PT4のどのカテゴリーに分類できるかを判定します．

 薬剤投与の判断，薬剤選択において考慮すべきポイント

　常用薬継続希望の場合，常用薬と同一成分・同一量の処方が可能であったとしても，避難所の生活環境は平時と大幅に異なるため，平時と同様に薬を調剤するのは大変危険です．例えば糖尿病患者の場合，普段の食事量・運動量と避難所での食事内容・行動範囲は明らかに異なるため，sick-dayの薬物療法に近い対応が求められます．便秘を訴える患者の場合，食事やトイレ環境を改善するだけで，緩下剤の処方は不要となる場合もあります．また，常用薬を同一成分・同量継続する場合でも，前回処方された薬と別のメーカーの薬を処方した場合，見た目や商品名が異なるため，患者は別の薬と判断して両方服用し，倍量服用に繋がることもあります．状況に応じて，継続服用が必要な薬なのか，一時的に休薬が可能な薬なのかを判断し，薬を渡す際には，患者に十分な説明が必要になります．次回処方では別の医療者が対応する場合に備えて，お薬手帳の再発行を行う等，医療者間で情報共有できる環境を整えておくことも，患者のリスクを減らすことに繋がります．

 患者情報の収集（問診）のポイント

　薬を希望される患者へ本当に必要な薬を渡すためには，患者からの情報収集は不可欠です．現在の病態を確認するだけでなく，既往歴，服薬歴（お薬手帳があれば，その内容・経過確認），副作用歴，アレルギー歴等の過去の情報についての問診も必要となります．自分のことであっても正確に記憶していないことも多いため，問診する際は，必要な答えを引き出すような工夫が必要となります．例えば，「普段何かお薬を飲んでいますか？」と聞いてしまうと，内服薬だけの回答が返ってくる可能性があります．インスリン注射や点眼薬，貼布剤等の使用歴を漏らさず得るためには，「病院を定期的に受診していますか？いつも，どのような薬を貰っていますか？」等，回答を限定しないような質問が有効です．

　平時と同じ薬が用意できず，代替薬で対応しなければいけない場面では，生活状況や，患者がその病気・症状をどのようにとらえているか等の情報を得ることで，より適切な薬を選択していくこ

とも可能となります．

また，常用薬のない場合も，災害時には心理的・社会的要因により体調を崩す場合がありますので，薬で対応可能な症状なのか，生活環境改善により消失する症状なのかを見極めることが大切です．

E　フィジカルアセスメントの基本

バイタルサインとは，意識，呼吸数，脈拍数，血圧，SpO_2（経皮的動脈血酸素飽和度），体温等，人間の生命活動に伴う反応です．こうした身体的（フィジカル）な生体情報を確認し，評価（アセスメント）するのが「フィジカルアセスメント」です．

薬剤師のフィジカルアセスメントは，薬剤の効果・副作用を評価するためのバイタルサイン等の確認という目的から始まりましたが，災害時においては，厚生労働省の通知等に基づき，医師の診察なしに薬剤師の判断で投薬が可能かどうかを判断する等，患者のトリアージ手段の一つとして利用されます．フィジカルアセスメントは，経験の少ないまま災害時すぐに実施できるものではないため，日常からの経験を積むことが必要となります．

「膝が痛む」「肩が痛む」等に対して，腫れ具合，熱感の様子等を見るのもフィジカルアセスメントです．血糖測定は，患者が自分の血糖測定器を用いて測定することは可能ですが，薬剤師に血糖測定は認められていないため注意が必要です．

ファーマシューティカルトリアージでは，必要に応じてフィジカルアセスメントを行うことを推奨しています．より正確な振り分けを行うことができ，PT1（医師の診察・処方を必要とする群）に分類された場合も，フィジカルアセスメントの結果を医師と情報共有することは診察時間の効率化に繋がり，より多くの患者対応が可能となるからです．

意識

「意識」についてはJCS（Japan coma scale）（表3）で評価します．JCSとは，日本で主に使用

表3　Japan coma scale

Ⅰ　覚醒している（1桁の点数で表現）
0 意識清明
1 見当識は保たれているが意識清明ではない
2 見当識障害がある
3 自分の名前・生年月日が言えない
Ⅱ　刺激に応じて一時的に覚醒する（2桁の点数で表現）
10 普通の呼びかけで開眼する
20 大声で呼びかけたり，強く揺する等で開眼する
30 痛み刺激を加えつつ，呼びかけを続けると辛うじて開眼する
Ⅲ　刺激しても覚醒しない（3桁の点数で表現）
100 痛みに対して払いのける等の動作をする
200 痛み刺激で手足を動かしたり，顔をしかめたりする
300 痛み刺激に対し全く反応しない

される意識障害の深度（意識レベル）分類で，覚醒度によって3段階に分けられ，さらに3段階に分類することから，3-3-9度方式とも呼ばれます．短時間で簡便に意識レベルの評価を行うことを目的とした評価方法で，間脳・中脳・延髄への侵襲の目安として判定しやすいため，緊急時に用いられます．

呼吸

呼吸回数が1分間に30回以上の頻呼吸もしくは9回以下の徐呼吸の場合は明らかな異常ですので，速やかに医師に診察してもらう必要があります．パルスオキシメーターでSpO_2を測定し90％以下の場合も，酸素不足や肺機能低下が疑われる状況のため，医師の指示のもと酸素投与を開始することが必要です．呼吸回数が1分間に10〜29回の正常範囲内であったとしても，努力様呼吸がみられる場合，チアノーゼが認められる場合や聴診により呼吸音の異常が認められる場合等も，薬剤師だけの対応は難しい状況ですので医師の診察を依頼しましょう．

循環

循環動態の評価では血圧計で血圧と脈拍を測定します．自覚症状の訴えがない場合であっても，避難生活によるストレスや非常食の継続によって高血圧になっている被災者もいるため注意が必要です．血圧コントロールの目標値は，年齢や既往歴によっても変わってくるため，普段の数値との比較で安定か不安定かの判断をします．血圧が不安定と考えられる場合には，医師による処方の再調整が必要です．

体温

「脚に力が入らない」というような，発熱とは無関係の主訴であっても，発熱が原因のこともあるので，体温も重要なバイタルサインの一つです．体温の測定部位（耳，口，腋窩，直腸等）によって，測定時間や体温の平均値は異なりますが，一般的に発熱とは37.5℃以上の場合を意味します．発熱の治療も医師による処方に基づき調剤していきます．

 ## 薬のトリアージ

通常診療では約18,000種類の薬から処方することが可能ですが，災害時は超急性期→急性期→亜急性期→慢性期とフェーズが変わるごとに，使える薬の種類が大幅に変化します．

災害時のための備蓄医薬品や救護班が持参する医薬品，被災地での医薬品の調達を検討する場合，保管するスペースや搬送時のバッグ・車両等の容量には限りがあるため，どの医薬品を選別するのかという薬のトリアージが必要と考えられます．選定の考え方としては，生命維持に関わる医薬品，平時から処方量の多い疾患（降圧薬等）の治療薬，同効薬の中では平時に処方量が多い医薬品の優先順位が高くなると考えられます．初動の医療班が携行できる薬は種類も量も限られるため，何を選択し準備するか薬のトリアージをする必要があります．後続の医療班も様々な情報を基に，何の薬を追加して持参するのか，繰り返し薬のトリアージをすることになります．命を助けるための薬から，いつもと同じ薬へと戻していくことを目標に，どの薬から優先的に準備・調達するのかという視点のトリアージを繰り返すのです．

常用薬の情報と，その時に準備できる薬を勘案して，代替薬の処方提案を行うことも薬事トリアージの一種と考えられます．また，処方日数を考慮することも重要です．発災直後は，多くの人が薬を求めて殺到するため，医薬品卸からの通常供給がない中では，平時のような長期処方はできません．しかし，1日分だけを処方すると，翌日は倍の患者対応に当たらなければならなくなります．患者数，対応する医療者数，現在の薬の在庫量，今後の薬の供給見込み等を加味した最大日数を常に考えておく必要があります．

現状の医薬品在庫量を把握するためには，備蓄医薬品や救護班携行医薬品を一覧表にまとめる作業も必要になります．また，他の医療班へ引き継ぐ際には，棚卸をして最新のデータへ更新する必要があります．医薬品在庫量が明らかになると，使用する医薬品の優先順位を検討することが可能となりますので，使用頻度の高い疾患に対しては「約束処方」を決めておくと，専門外の医師が処方しやすくなる効果も得られます．

必要な医薬品を調達することも重要ですが，一方で，携行した医薬品の中で現地ではニーズがないと判断した薬は持ち帰ることも忘れてはいけません．いつか使うかもしれないと被災地に薬を残すと，薬の在庫管理は被災地の負担となりますし，期限切れで医薬品を廃棄する費用も被災地が負担することになります．必要な薬・不要な薬のトリアージも大切です．

今必要な薬を無駄なく患者に届けることが，災害時に求められる薬のトリアージになります．

Summary

- 災害時には多数傷病者に対応するため，通常のトリアージに加えて薬学的目線のトリアージを行うことは有効な手段と考えられる．
- ファーマシューティカルトリアージを行う際にはフィジカルアセスメントをすることも必要となるため，日常から経験を積んでおくことが欠かせない．
- 限られた医薬品を有効活用するために，準備する医薬品を選別することと，生命や予後に影響のある緊急度や優先度を判断して配薬していくことが必要となる．

5 調剤業務

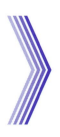

　大規模自然災害では，医療機関の機能が停止したり，道路が寸断して交通手段が失われたり，受診不可能な被災者が平時に服用している医薬品を失い緊急的に薬局に薬を求めたりすることが予測されます．災害時に医薬品を失った被災者への服薬支援は災害関連死を防ぐことに繋がります．

　発災直後，被災地内で備蓄されている医薬品は医療機関，保険薬局，医薬品卸にあるものがほとんどで，備蓄量が不明なだけでなく，不足した医薬品の補充が可能かどうかさえ不明の状態です．さらに，災害に伴い平時よりも医薬品の需要が増大します．

　このような状況下では，どの被災者にどの医薬品を何日分販売・授与するかが重要となります．被災者への医薬品供給にあたり，薬剤師会，自治体，医療機関，医薬品卸との連携が必要です．

　CSCAPPPでは災害時の医薬品の供給の原則としてファーマシューティカルトリアージ（薬事トリアージ）を示しています（p.21）．限られた薬剤を，生命や予後に関係のある患者に与えるために緊急度・優先度を判断することあるいはそのために選別すること，限られた薬剤資源を有効に活用するために，備蓄あるいは支援された薬剤を選別することが求められます．

災害時処方箋なしでの調剤

　薬剤師は薬剤師法第二十三条で処方箋によらない調剤を禁止されています．また，薬局開設者は医薬品医療機器等法第四十九条で処方箋なしで処方箋薬を販売することを禁じられています．しかし，過去の災害では処方箋なしでの調剤が認められた事例がありました．厚生労働省は，東日本大震災，熊本地震のときに，旧薬事法（現医薬品医療機器等法）第四十九条第一項の規定において，処方せんなしで被災地における処方せん医薬品を必要とする者への供給に対する「正当な理由」に該当すると医療機関，薬局へ事務通知を出しました．ただし，後日医療機関からの処方箋の交付等の条件がありますので注意が必要です．東日本大震災では，日本薬剤師会は災害時の処方箋の取り扱い，処方箋なしでの医薬品の交付の手続きについてフローチャートを作成し，会員へ通知しました（図1）．

　また，保険証をなくした場合でも医療機関を受診することが可能で，災害救助法の医療の一環で被災者の一部負担金が免除となる場合があります．調剤報酬の請求先は平時の保険請求と異なり国民健康保険団体連合会，社会保険基金等ではなく県市町村になります．

　以上の措置が適用されるかどうかは，災害の規模や医療機関・薬局等の被害状況により異なるため，行政機関，薬剤師会への確認が必要です．

第 3 章 災害時の薬剤師業務の実践

```
┌─────────────────────┐
│ 処方箋，あり？           │ はい  ・調剤可
│ (通常様式以外の医師の指示を │ →    ①保険者番号等の記載がない場合
│ 記したメモ等を含む)      │        → 勤務する事業所名（社保）または住所（国保，後期高齢者医療）
└─────────────────────┘          を確認し，調剤録に記載
         ↓ いいえ                ②保険医療機関の記載がない場合
                                  → 処方箋の交付を受けた場所を患者に確認（もし，救護所や避難所
                                    救護センター等で交付されたものであれば，費用はその設置主体
                                    である県市町へ請求する．保険調剤は不可であることに注意）

┌─────────────────────┐
│ 主治医の受診可？         │ はい  ・受診，処方箋の交付後に調剤
│                     │ →    ・被保険者証が提示できない場合は，氏名，生年月日，事業所（社保）
└─────────────────────┘        または住所（国保，後期高齢者医療）を申し立てることで受診可
         ↓ いいえ

┌─────────────────────┐
│ 主治医の事前確認可？      │ はい  ・調剤可  注）事後的に処方箋を交付．ただし，「事後的」の期限は
│ (電話，メモ等を含む)     │ →             具体的に設けられていない
└─────────────────────┘
         ↓ いいえ

┌─────────────────────┐
│ 主治医以外の医師の受診可？ │ はい  ・受診，処方箋の交付後に調剤
│                     │ →    ・被保険者証が提示できない場合は，氏名，生年月日，事業所（社保）
└─────────────────────┘        または住所（国保，後期高齢者医療）を申したてることで受診可
         ↓ いいえ

┌─────────────────────┐
│ 主治医以外の医師の事前確認可？│ はい  ・調剤可  注）事後的に処方箋を交付．ただし，「事後的」の期限は
│ (電話，メモ等を含む)     │ →             具体的に設けられていない
└─────────────────────┘
         ↓ いいえ

┌─────────────────────┐
│ 薬歴・お薬手帳・包装等により，│ はい  ・調剤可  注）事後的に処方箋を交付．ただし，「事後的」の期限は
│ 過去の処方内容の確認可？    │ →             具体的に設けられていない
│ (薬剤を滅失等した被災者で， │
│ 慢性疾患にかかるもの)     │
└─────────────────────┘                                                            保険適用（※）
         ↓ いいえ                                              ─────────────────
                                                                                   保険適用外
┌─────────────────────┐
│                     │      留意事項
│                     │       ①必要最小限の数量に限定
│                     │       ②販売記録の作成
│ 医薬品の販売・授与      │ →    ③薬歴管理，服薬指導の実施
│                     │       ④対面販売
│                     │       ⑤広告の禁止　等
│                     │
│                     │      注）麻薬・向精神薬の取り扱いについては関連通知をご確認ください
└─────────────────────┘
```

図1　被災者に関わる処方箋の取り扱いについて

(日本薬剤師会作成)

B 薬局以外の場所での調剤

　災害時に薬局が被災して薬局内で調剤ができない場合には，薬局以外の場所での調剤が可能です．薬剤師法第二十二条では薬局以外の場所での調剤は禁止されています．しかし，同条の但し書きと薬剤師法施行規則第十三条の三で災害等の特殊な事情で薬局での調剤ができない場合は薬局外での調剤が認められています（p.48）．

　薬局以外の場所で調剤するときは，照明，空気等環境や衛生面を確認し，余震や豪雨後の土砂崩れの危険性のあるところを事前に避けることが重要です（CSCA の Safety）．

　調剤業務についての厚生労働省や日本薬剤師会からの通知（**表1**）が出た場合は，内容を確認する必要があります．

表1　東日本大震災の被災地における調剤等に関する厚生労働省通知等

①薬剤師の派遣，お薬手帳配布の依頼
・被災地への薬剤師の派遣について（依頼）〔H23.3.25. 厚生労働省〕
・継続的な薬剤師の派遣とお薬手帳の配布（依頼）〔H 23.4.5. 厚生労働省〕

②保険調剤の取り扱い（被保険者証を提示や処方箋のない調剤）
・平成 23 年東北地方太平洋沖地震及び長野県北部の地震の被災に伴う保険診療関係等の取扱いについて〔H 23.3.15. 厚生労働省〕
・平成 23 年東北地方太平洋沖地震及び長野県北部の地震の被災に伴う保険診療関係等（処方せん）の取扱いについて〔H 23.3.23. 日本薬剤師会〕

③処方箋医薬品の販売または授与
・平成 23 年東北地方太平洋沖地震における処方箋医薬品の取扱いについて（医療機関及び薬局への周知依頼）〔H 23.3.12. 厚生労働省〕
・平成 23 年東北地方太平洋沖地震における処方せん医薬品の取扱いについて（医療機関及び薬局への周知依頼）〔H 23.3.14. 日本薬剤師会〕

④処方箋医薬品（医療用麻薬及び向精神薬）の取り扱い（処方箋なしでの医療用麻薬及び向精神薬の提供）
・平成 23 年東北地方太平洋沖地震における処方箋医薬品（医療用麻薬及び向精神薬）の取扱いについて（医療機関及び薬局への周知依頼）〔H 23.3.14. 厚生労働省〕

⑤医薬品生産設備の被災に伴う長期処方の自粛と分割調剤，適正使用の依頼
・平成 23 年東北地方太平洋沖地震及び長野県北部の地震の被災に伴う医薬品の長期処方の自粛及び分割調剤の考慮について〔H 23.3.17. 厚生労働省，その2　平 23.7.12. 厚生労働省〕

⑥ファクシミリなどで送付された処方箋による調剤の取り扱い（電話等による遠隔診療およびファクシミリにより送付された処方箋による調剤）
・情報通信機器を用いた診療（遠隔診療）等に係る取扱いについて〔H 23.3.23. 厚生労働省〕

⑦調剤報酬等の請求方法
・東北地方太平洋沖地震及び長野県北部の地震に関する診療報酬等の請求の取扱いについて〔H 23.3.29. 厚生労働省〕
・東北地方太平洋沖地震及び長野県北部の地震に関連する診療報酬の請求の取扱いについて〔H 23.4.1. 厚生労働省，その2　平 23.4.8. 厚生労働省〕

災害時の調剤

　薬局・薬剤師は，平時と同様に災害時においても地域住民への医薬品の供給，地域の医療情報提供に努めなければなりません．災害時に調剤業務を再開，継続するに際してはBCPのフェーズ（事前準備，災害発生時，業務再開時，業務継続）に従って対応します．

■調剤業務全般に関わる対応

・クリーンベンチが使用できない場合，注射剤の混合は極力避け，高カロリー輸液の既製の複数バッグ製剤に切り替えます．
・保冷庫が使えなくなる場合は保冷コンテナへ入れ替え，保冷剤を確保します．
・レセプトコンピューター，電子薬歴は停電と同時に患者情報が取り出せなくなる場合の対策として，無停電装置を用意したり，情報をクラウド上にバックアップします．自家発電装置は，燃料の確保を忘れずに，燃料は自動車等と共有できるものが望ましいでしょう．コンピューター，調剤機器等の電源を使用する場合はインバーターが必要です．
・災害時には医療保険の通常の処方箋と災害救助法に基づく災害用処方箋（図2）が混在します．取り扱いに注意しましょう．
・レセプトコンピューターと連動した薬袋プリンターが使えない場合，薬袋は手書きとなります．非常時用に手書きできる薬袋を常備します．災害用の薬袋も市販されており，繰り返し使用でき，同一処方の再利用や経時的な記載が可能でお薬手帳の代用としても使えます（図3）．
・災害時にはお薬手帳は診療上も重要なアイテムです．レセプトコンピューターと連動して印刷されたラベルを貼付できない場合も，手書きによりお薬手帳に記載することが重要です．

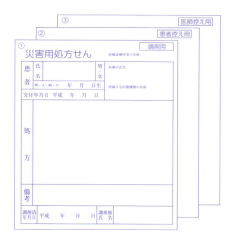

図2　災害用処方箋（見本）
2枚綴り，3枚綴りの場合もある

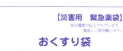
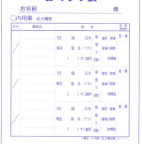

図3　災害用救急薬袋（見本）
日付欄が複数あり繰り返し使用できる

5 調剤業務

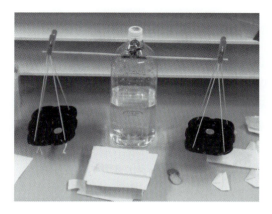

図4　手製天秤

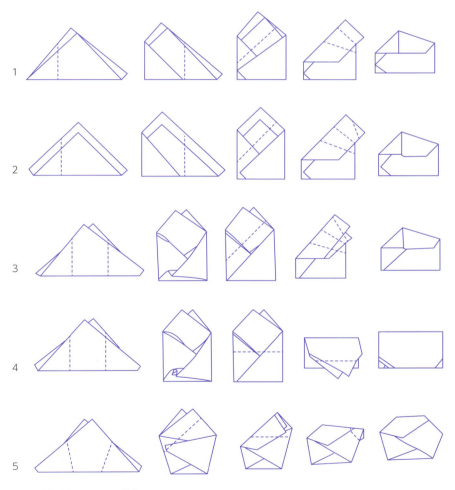

図5　薬包紙を用いた分包

■散剤調剤

- 災害時に調剤室の環境（衛生面，機器，照度等）が整わない場合には通常のように複数の散剤を秤量し混和，分包する散剤調剤に不適な場合があります．分包された製品を組み合わせる，錠剤等への剤形変更を考慮します．
- 現在は電力を必要とする調剤機器が増えたので，停電時の調剤では電気を使わない代替機器の準備が必要です．電子天秤の代わりに上皿天秤，分銅式天秤，電池式キッチンスケール，手製天秤（図4．錘として1円玉は1g）を用意します．
- 分包機が使用できないときには，散剤を薬包紙・チャック付きビニール袋に分包します．薬包紙での手包みは日頃から練習しておきましょう（図5）．通常でも，モルヒネ塩酸塩散のような散剤の麻薬は分包機の使用に不向きなので薬包紙での分包ができるようにしましょう．
- 散剤を薬包紙に分割，分包する場合は目測法によります．目測法による分割では分包機による分割よりも質量偏差が大きくなります．一回に分包する包数（調剤数）を少なくする等の工夫が必要です．

■水剤調剤

- 通常の水剤調剤では，メートルグラスを用いて秤量し，精製水で希釈し滅菌された容器で投薬します．災害時に秤量する器具，投薬用の容器が入手できない場合はOTC医薬品の小児用の水剤を使用します．剤形の変更を処方医に提案することも重要です．
- 水が不足する状況で調剤器具の洗浄を極力減らす工夫も必要です．
- 調剤には通常は精製水を用いますが，精製水がなく水道水を用いる場合，含有する塩素，鉄分と反応する薬品に注意しましょう．ミネラルウォーターを用いたときにはpHやCa，Mg等のミネラルとの反応に注意が必要です．

Summary

- 災害時には処方箋なしで調剤することが可能になる場合がある．災害救助法が適用される期間，地域に限定されるため，薬剤師会，保健所等へ確認する．
- 災害時に薬局内での調剤ができない場合には薬局外での調剤が可能である．薬局外で調剤する場合には照明，衛生環境，場所の安全を確保する．
- 災害時に停電した場合，レセプトコンピューター，電子薬歴，プリンターが使用できなくなる．平時から無停電装置，自家発電装置を準備しておく．
- 電子天秤，分包機が使用できない場合には薬包紙で手包みする．手技を平時に練習しておく．
- 散剤，水剤の調剤ではOTC医薬品を含む既製の製剤の活用を検討する．

6 災害時の薬事衛生管理

A 感染症予防のための衛生管理における薬剤師の役割

　本項では感染症の発生防止のための平時からの「予防」を中心とした内容を解説します．

　大規模災害が発災し，居住家屋が失われた場合，住民は長期にわたり避難所での不自由な生活を余儀なくされます．避難所での生活は十分な居住スペースを確保することが困難であることが多く，また，環境の変化により住民の体力低下したり，上下水道等のライフラインの復旧に時間を要することから，感染症の発生リスクが高まります．感染症の発生を防止することは，その後の災害復旧にも影響を及ぼす重要な事柄です．災害後に自宅で生活を継続する場合でも，ライフラインが確保されていないことから，避難所生活に準じた衛生管理が必要となります．

　また，避難所として使用される施設として地域にある学校等が学区ごとに指定されていることが多いので，それらの施設において衛生管理を行う場合には，可能な限り学校の保健師や学校薬剤師（後述）と連携して効率的な衛生管理を行うことが期待されます．

　このように災害時においては，医療チームの一員として薬剤師は医療救護活動が求められる一方で，同時に地域での衛生管理や防疫対策等，薬剤師として医療分野にとどまらない専門知識を活用した様々な公衆衛生活動が求められます（表1）．

　発症する感染症は，被災者の環境の変化に関連し変化します（図1）．発災直後は，外傷が原因となる感染症が主ですが，その後は避難所の密集した住環境等が影響する呼吸器や皮膚の感染症等が発症します．全ての期間において調理等に起因する食中毒やトイレの環境悪化に伴う消化器感染症に留意しなければいけません．

表1　薬剤師が行うべき公衆衛生活動（避難所における衛生管理および防疫対策への協力）

- 保健所，保健師，看護師と連携し，薬剤師会として衛生管理を行う．
- 感染症対策：梅雨シーズンおよび夏期におけるノロウイルス，サルモネラ菌，病原性大腸菌等の感染対策として，また，冬期におけるインフルエンザ対策として，仮設トイレやドアの把手等の消毒を行う．また，含嗽薬や手指消毒薬の配置や補充を行うとともに，「手洗いやうがいの励行」「手指消毒」「塩素系漂白剤での靴裏の消毒」等の呼びかけを行う．
- 害虫駆除：夏場に大量発生するハエや蚊等の害虫対策として，被害の大きい地区の避難所に殺虫剤および簡易噴霧器を配布するとともに，仮設トイレやゴミ置場等で殺虫剤の散布方法の説明を行う．

（文献1より引用）

第 3 章 災害時の薬剤師業務の実践

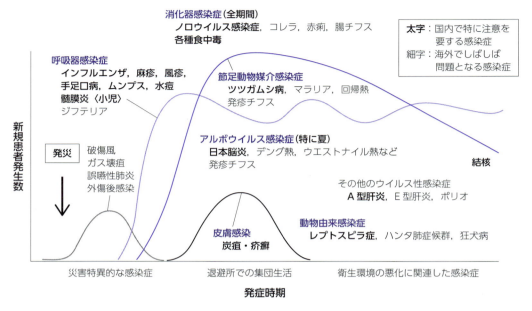

図1 災害後に問題となる感染症と発症時期

(文献2より引用)

 避難所アセスメント

　避難所での活動を効率的に行うには，活動を開始する前に避難所の状況を的確に把握することが理想的です．特に大規模災害では，自治体が開設する避難所の他に私設の避難所が多数開設されることから，自治体の救援が届きにくい状況も生じますので，避難所ごとの衛生環境の確認は必須となります．衛生環境の確認を迅速かつ正確に行うために避難所アセスメントシート[3]を活用して，活動を行う様々な職種との情報共有を図るべきです（**表2**）．アセスメントシートを利用する際には，必要な救援を適切に行うために常に最新のアセスメント内容を入手することを心がけるようにします．災害はいつどこでどのような形で起こるか予測がつきません．迅速かつ効率的な活動を開始するために，アセスメントシートの活用トレーニングを平時から行っておくことが重要です．

　薬剤師が避難所アセスメントを行う際の項目として，日本集団災害医学会が開催している災害薬事研修：PhDLS（Pharmacy Disaster Life Support）では情報収集する項目の頭文字をとった「PHARMACIST」（**表3**）と「いざ くすりや」（**表4**）を提唱しています．覚えやすいので活動の際には活用し，事前に各地で開催されるこの研修会で活用法等を積極的に学んでおくことも重要です．

 薬剤師が行うべき感染予防対策の指導

　一般的な避難所における薬剤師が感染予防のために指導を行う際のポイントを示します[2]．

92

表2　避難所アセスメントシートのアセスメント内容例

<table>
<tr><td rowspan="3">避難所情報</td><td>

1）避難所の概況
- 避難所名，所在地，連絡先
- スペース密度の評価，1人当たり専有面積
- 交通機関（避難所と外との交通手段）
- <u>昼夜別避難者数</u>
- 施設の広さ

2）組織や活動
- 指揮・命令系統等
- 支援者の状況（自主組織，外部支援，ボランティア）
- 医療の提供状況（救護所，巡回診療，<u>地域の医師との連携</u>）
- 避難者への情報伝達手段（黒板・掲示板・マイク・チラシ配布等）

3）環境的側面
- <u>ライフライン</u>（電気，ガス，<u>水道</u>，飲料水，連絡手段）
- <u>設備状況</u>（洗濯機，冷蔵庫，冷暖房，照明，調理設備，トイレ，風呂，喫煙所）
- <u>生活環境の衛生面</u>（清掃状況，床の清掃の有無，ゴミ収集場所の有無，喚起・温度・湿度等空調管理，粉塵，生活騒音，寝具等）
- 食事の供給状況（食事内容，炊き出しの有無，残品処理）

</td></tr>
<tr><td>避難者の状況</td><td>

- 配慮を要する人の人数（高齢者，妊婦，産婦，乳児，幼児・児童，障害者，難病患者，在宅酸素療養者，人工透析者，アレルギー疾患児・者）
- <u>服薬者数</u>（高血圧治療薬，糖尿病治療薬，向精神薬）
- <u>有症状者数</u>〔感染症症状（下痢，嘔吐，発熱，咳），その他（便秘，食欲不振，頭痛，不眠，不安）〕
- 防疫的側面（食中毒様症状，風邪様症状，感染症症状等）

</td></tr>
</table>

<u>下線</u>は特に薬剤師が活用すべき項目（発災後初期）

（文献3より作成）

表3　薬剤師が行う情報収集―PHARMACIST―

Place & **P**opulation	場所，人数，密度
Hazard	危険，障害
Access	経路
Refugee	避難者の性別，年齢，災害弱者
Medicine	薬事ニーズ（在庫管理，ハイリスク薬剤）
Atmosphere	環境整備
Communication	通信ツール，関連部署
Infection	感染管理
Support	他団体，他の医療チーム等
Transport	輸送（医薬品，患者等）

（文献4より引用）

表4　薬剤師が行う避難所アセスメント―いざ　くすりや―

い	医療班の介入の有無
ざ	避難所における薬剤在庫の有無
く す	すぐいるクスリの需要の有無
り	薬剤の流通状況
や	病の構造

（文献4より引用）

居住空間の清掃

- 感染症防止のため可能な限り消毒薬や塩素系漂白剤を利用する．
- 調理場とトイレは毎日清掃するようにする．
- 居住空間は週に1回以上清掃する．
- 寝具は使用者が変わるごとに洗浄または清掃する．
- 適切な消毒方法を選択し，その使用法等を指導する（**表5**）．
- 水害時の消毒に関しては，消毒対象が屋内外等広範囲になるため，それぞれ適切な消毒薬を選択し，正しく使用する（**表6**）．

表5 消毒対象と消毒方法

消毒するもの	使用薬剤等	めやす量
手指	逆性石鹸液 （塩化ベンザルコニウム液　10％）	石鹸で手洗い後，100倍〜200倍液（O157：100倍液）に浸して洗浄する
	速乾性擦式手指消毒剤 消毒用エタノール（70％）	原液3ccを手のひらにとり，乾燥するまで（約1分間）手に擦込んで使う
食器・器具・ふきん・まな板・おもちゃ等	次亜塩素酸ナトリウム （台所用塩素系漂白剤等）	250倍液（O157：100倍液）に30分間浸し，水洗いする
	熱湯消毒	80℃，5分間以上（ただし，ふきんは100℃で5分間以上煮沸）
トイレの取っ手ドアのノブ	消毒用エタノール（70％）	濃度はそのまま使用し薬液を含ませた紙タオル等で拭くか噴霧する
	逆性石鹸液 （塩化ベンザルコニウム液　10％）	200〜500倍液（O157：50倍液）を含ませた紙タオル等で拭く
衣類	次亜塩素酸ナトリウム （台所用塩素系漂白剤等）	200倍液（ノロウイルス：50倍液，O157：100倍液）に30分間（ノロウイルスは10分間）つけた後，洗濯する
	熱湯消毒	熱水洗濯機（80℃ 10分間，ノロウイルスは85℃ 1分以上）で処理し洗浄後乾燥させる
風呂場	逆性石鹸液 （塩化ベンザルコニウム液　10％）	200〜500倍液（O157：100倍液）を含ませた紙タオル等で拭く
	熱湯消毒	熱湯で洗い流す

ノロウイルスやO157を対象とする場合はカッコ内の濃度とする〔大阪府作成リーフレットから引用「ノロウイルスの感染を広げないために！！」「腸管出血性大腸菌（O157等）感染症にご注意！」（2017年12月時点）〕
消毒液の作り方は表9，10参照

洗濯

・糞便で汚れた衣服を扱う際は使い捨て手袋等を装着する．糞便が容易に除去できない場合は，廃棄することを優先する．
・糞便による汚れが軽微で，容易に取り除ける場合は洗濯用洗剤を用いて，洗濯を行う．その際には家庭用漂白剤を利用する．

■居住を想定していない避難所での配慮事項

　災害が発生し，住民が一時的に生活する場所として提供される避難所は本来「住むこと」を目的としていない学校や地域の集会所等があります．これらの施設は災害後多くの避難者で混雑し，居住スペースが十分でなく，トイレや洗面所，調理場，ごみ集積場等の衛生設備が不十分な施設も多く存在することが予想されます．

　居住を想定していない避難所においてはトイレや調理設備等の環境が十分でないことが多いので，可能な限り短期間の使用にすべきです．しかし短期間であっても，感染症の発生，拡大防止の観点

表6 水害時の消毒法の手引き

消毒対象	消毒液	調製方法	使用方法
屋外 (し尿槽や下水があふれた場所，動物の死骸や腐敗物が漂着した場所，氾濫した汚水が付着した壁面，乾燥しにくい床下)	クレゾール石鹸	クレゾール石鹸液 30 mL に水を加えて 1 L とする．液が濁って沈殿物が生じた場合には上澄み液を使用する．	家屋のまわりは，じょうろや噴霧器などで濡れる程度に散布する．壁面は，泥等の汚れを水で落としてから，消毒液を浸した布等でよく拭く．または噴霧器で噴霧する場合は，濡れる程度に噴霧する．
	オルソ剤	オルソ剤 20 mL に水を加えて 1 L とする．	
屋内 (汚水に浸かった壁面や床，家財道具)	逆性石鹸	塩化ベンザルコニウムまたは塩化ベンゼトニウムとして 0.1％の濃度になるように希釈する（10％製品の場合，本剤 10 mL に水を加えて 1 L とする）．いろいろな濃度のものが市販されているので，希釈倍率に注意．	泥等の汚れを洗い流すか，雑巾等で水拭きしてから，希釈液に浸した布等でよく拭く．または噴霧器で噴霧する場合は，濡れる程度に噴霧する．その後は風通しをよくしそのまま乾燥させる．
手指 (後片付け等で，汚染された箇所や土に触れた手指)	逆性石鹸		汚れを石鹸で洗った後，流水で石鹸を落とし，洗面器等に入れた消毒液に手首まで浸し，30 秒以上もみ洗いをする．その後，乾いたタオル等でよく拭き取る．石鹸が残っていると殺菌力が低下するので，よく洗い流すこと．
食器類	次亜塩素酸ナトリウム	次亜鉛酸ナトリウムの濃度が 0.02％になるように希釈する（10％製品の場合には，本剤 2 mL に水を加えて 1 L とする）．	食器を水洗いした後，消毒液に 5 分以上浸し，その上で自然乾燥させる．
井戸水	次亜塩素酸ナトリウム	残留塩素として 1～2 ppm の濃度になるよう調製する（10％製品を使用する場合は，水 1 L につき 1 滴を加える）．	汚染された井戸水は水質検査で飲用可能になるまで飲まない方がよいが，やむを得ず使用する場合は，煮沸してから用いる．また，消毒液を使用する場合は，汲み取った水に 1～2 ppm 濃度になるよう調製した消毒液を入れ，30 分以上放置してから飲用する．

注意事項：取り扱いする際には長袖，長ズボンを着用し，メガネ，マスク，ゴム手袋等を使用し皮膚や目にかからないよう注意すること．皮膚についた場合には大量の水と石鹸でよく洗い流す．目に入った場合は，水で 15 分以上洗い流し，医師の診療を受けること．使用する直前に希釈し，希釈する濃度を守ること．他の消毒薬や洗剤などと混合しないこと．他の容器に移して保管しないこと．浄化微生物に影響を及ぼすので，浄化槽には散布しないこと．

(文献6より作成)

から，避難者による意識の共有が必要です．具体的には避難者の中からトイレごとの担当者を決め，時間ごとの清掃・消毒，消耗品（手指消毒薬，トイレットペーパー等）の補充，汚れた場合の消毒方法等を適切に行うよう指導します．

避難所等においてはトイレの環境が劣悪であることが多いため，トイレの使用を避けて飲水を控える傾向があります．脱水予防のためカフェインやアルコールを含まない飲料の積極的な摂取や便秘予防のため適切な運動等を勧めることも重要です．

■手指衛生

手指衛生は感染を防止するために重要で，特に流水と石鹸を用いた手洗いは最も重要です．しかし，発災後時間が経過していない場合，水道設備が復旧していないことが多く，清潔な水の確保が

第 3 章 災害時の薬剤師業務の実践

表7　手指衛生のためにいつ，手洗い／アルコール消毒するべきか

- 食事前
- 未調理の食材に触れた後．特に生肉・鶏肉・魚
  ※ただし，食品を取り扱う者は，取扱い前に石鹸と水で手を洗う．また，トイレや休憩から戻ったときにも手を洗う．食品取扱者は，擦式消毒用アルコール製剤を石鹸と水による手洗いの代用とはしないとされている．
- トイレに行った後
- オムツを代えた後や，トイレの後の子どものおしりを拭いた後
- 病人の世話の前後
- 創傷の手当の前後
- 鼻をかんだ後，咳やくしゃみをした後
- 動物や動物ごみ（糞や抜け毛等）を取り扱った後
- ごみを取り扱った後

（文献7より引用）

表8　災害時の滅菌の主な代替方法

高水準消毒薬への長時間浸漬	2〜3% w/v%のグルタラールや1,000 ppmの次亜塩素酸ナトリウムの1〜8時間浸漬（ただし，すすぎが必須）
圧力釜を使用して十分に煮沸（煮沸消毒：結核，ウイルス，真菌，芽胞には無効）	
直接火炎にかざして焼灼，冷却してから使用（火炎滅菌）	
アルコール焼灼（火炎滅菌）	金属トレイの中に滅菌する器材とアルコールを入れて点火し，アルコールが燃え尽きてから取り出し使用
水の消毒	点滴フィルターを通す（ウイルスやマイコプラズマには無効）
	煮沸あるいは多孔質中空膜などを利用して濾過

（文献2より引用）

困難となります．仮に清潔な水の確保ができたとしても，水道設備の復旧までは給水車による給水やペットボトル等による水の配給が中心となるため，その量は限られ十分とはいえません．そのように流水が得られない場合は，アルコール含有手指消毒薬を使用します．具体的に手洗いや手指のアルコール消毒をいつ行うべきか，**表7**に示します．

消毒・滅菌に用いられる薬剤の代替法

　災害時には，様々なインフラが使用できない状況下で滅菌・消毒の代用の必要が生じます．平時には当たり前に行える事柄が，災害時には様々な障害により困難になるという意識を常に持ち，災害時に備え平時から必要と思われる薬剤や物品の備蓄に努めたり，滅菌・消毒に用いられる薬剤の代替方法（**表8，9**）等についての情報を収集したりしておくべきです．
　消毒に関しては，消毒対象とそれに合った消毒薬を正しい濃度で使用しなければ消毒効果の低下を招き，さらには感染症の蔓延にも繋がります．消毒方法や消毒液の作製法，家庭用塩素系漂白剤

表9 逆性石鹸の希釈方法

1) 50倍液の場合
   ① 水道水 1,000 mL（500 mL ペットボトル 2本分）
   ＋
   ② 薬剤 20 mL（逆性石鹸の場合，薬剤キャップ 1杯約 5 mL として約 4杯）
2) 100倍液の場合
   ① 水道水 1,000 mL（500 mL ペットボトル 2本分）
   ＋
   ② 薬剤 10 mL（逆性石鹸の場合，薬剤キャップ 1杯約 5 mL として約 2杯，家庭用塩素系漂白剤の場合薬剤キャップ 1杯約 25 mL として約 1/2杯弱）

※おむつ交換時と便の処理を行うときは，使い捨てビニール手袋を使用する．
※次亜塩素酸ナトリウムは，金属腐食性があるので，消毒後，水拭きする．

(文献5より作成)

表10 家庭用塩素系漂白剤の希釈方法（塩素濃度約5％の場合）

希釈倍率（濃度）	消毒するもの	希釈液の作り方・消毒方法
10倍 (約5,000 ppm)	嘔吐物・便等	① 水道水 500 mL（500 mL ペットボトル 1本分） ＋ ② 家庭用塩素系漂白剤 50 mL（キャップ約 2杯*）
50倍 (約1,000 ppm)	便や嘔吐で汚れた衣類・リネン類 風呂場・洗い場	① 水道水 2,500 mL（500 mL ペットボトル 5本分） ＋ ② 家庭用塩素系漂白剤 50 mL（キャップ約 2杯*） 消毒方法：50倍液で洗い，30分放置し，水で洗い流す．または，熱湯で洗い流す．
250倍 (約200 ppm)	トイレの取っ手・トイレの床・便座・トイレドアのノブ・蛇口等	① 水道水 2,500 mL（500 mL ペットボトル 5本分） ＋ ② 家庭用塩素系漂白剤 10 mL（キャップ約 1/2杯弱*） 消毒方法：250倍液に浸したペーパータオル・布等で拭き，消毒後，水拭きする．

＊：家庭用塩素系漂白剤のキャップ1杯が約25 mLの場合

(文献5より作成)

を消毒薬として用いる場合の簡便な方法についても平時から習得しておく必要があります（**表10**）．家庭用塩素系漂白剤には洗濯用と台所用があり，台所用には界面活性剤が含有されていることがあります．界面活性剤の含有されている商品は，食品（野菜・果物）そのものの除菌には使用できないので，使用の際には成分の確認を行う等注意が必要です．

食品衛生

　大規模災害が発生した場合，電気・ガス・水道等のライフラインが破壊され，食品の衛生的な保管や食品の加熱や洗浄ができにくくなり，食中毒が発生しやすくなります．避難所等では多くの避

表11　微生物の分裂速度及び発症菌数の目安

細菌名	1回の分裂に要する時間	発症菌数
腸炎ビブリオ	8分	10,000個
病原大腸菌	17分	10〜100個
セレウス菌	17分	100,000個
サルモネラ	21分	100〜1,000個
黄色ブドウ球菌	27分	100,000個
ボツリヌス菌	35分	3〜100個
ウェルシュ菌	早い	100,000個
ノロウイルス	—	10〜100個

(文献8より引用)

表12　腸炎ビブリオ菌の理論上の分裂速度

```
    1個 → 8分 =     2個 (  8分)
    2個 → 8分 =     4個 ( 16分)
    4個 → 8分 =     8個 ( 24分)
    8個 → 8分 =    16個 ( 32分)
   16個 → 8分 =    32個 ( 40分)
   32個 → 8分 =    64個 ( 48分)
   64個 → 8分 =   128個 ( 56分)
  128個 → 8分 =   256個 ( 64分)
  256個 → 8分 =   512個 ( 72分)
  512個 → 8分 = 1,024個 ( 80分)
1,024個 → 8分 = 2,048個 ( 88分)
2,048個 → 8分 = 4,096個 ( 96分)
4,096個 → 8分 = 8,192個 (104分)
8,192個 → 8分 =16,384個 (112分)
```

(文献8より引用)

難者が同じ支援食糧を食することから，万一食中毒が発生した場合は多くの患者の発生とその対応に苦慮することとなります．災害時の食中毒はその後の復旧にも多大な影響を及ぼすことが考えられるため，食中毒を防止するための知識の普及と必要な物資の備蓄を平時から行うことが重要です．

災害時食中毒予防の原則は，①細菌の付着を防止する，②細菌の増殖を防止する，③細菌を殺菌するの3点です．

食品への細菌の付着を防止するために，付着の可能性を否定できない行為の前後には，手指衛生が有効です（**表7**）．また，使い捨て手袋や食品用ラップを活用することも重要です．

細菌の増殖を防止するためには，食品を常温で放置しないことが重要です．停電時には冷蔵庫が使用できないので，食品の温度管理が困難になります．そのため，調理から食事までの時間管理がポイントとなります．微生物によって起こる食中毒は，微生物が食中毒を起こす発症菌数まで増殖することによって発生します．常温における主な食中毒菌の分裂速度および発症菌数の目安を示します（**表11**）．例えば，腸炎ビブリオ菌の場合，1回の分裂に要する時間が8分程なので，理論上は1つの菌が発症に必要な菌数を超えるのは，わずか112分後という結果となります（**表12**）．病原大腸菌O157，カンピロバクターやサルモネラエンテリティディス等も食中毒の発症菌数が少なくても食中毒を発生させてしまうので，より一層の注意が必要です．

このことから調理段階から食事までの時間短縮が重要なことが示唆されますが，多くの食事の準備が必要な避難所等での食事の準備には時間を要します．そのため，前述の「細菌の付着を防止する」ことが重要といえます．

また，増殖を防止する一番の対策は，食品の加熱です．食品を加熱する際には食材の中心部まで十分に加熱することが重要です．

残った食品は，もったいないですが食中毒防止の観点から思い切って捨てるようにします．その際には，心情的な影響も考慮し，廃棄する食材が見えないようにする工夫も大切です．廃棄する際

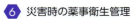

表13　カルボキシヘモグロビン濃度と症状

10%	厳しい労作時の疲労感
10〜20%	頭痛，疲労
20〜25%	組織への酸素運搬を有利にするための代謝性アシドーシス発現
20〜30%	激しい頭痛，衰弱，めまい，失神，嘔気・嘔吐
30〜40%	失神，呼吸促進，心拍数増加，嘔気・嘔吐，錯乱
40〜60%	昏睡，けいれん，呼吸抑制，心機能低下
70%〜	呼吸不全，致死

(日本中毒情報センター資料より改変)

には，周囲の衛生環境確保のため，避難所のルールに従い指定場所に廃棄するようにします．

F 一酸化炭素中毒予防のための衛生指導

　厳寒期に災害が発生した場合には暖房の使用も考慮されることから，狭い場所での暖房器具の使用による一酸化炭素中毒等の発生を事前に防ぐ対策も必要となります．

　血中のヘモグロビンは一酸化炭素と強く結合し，カルボキシヘモグロビンとなります．一酸化炭素は，酸素よりも高い親和性でヘモグロビンと結合するため，酸素を脳に運搬できなくなり，脳が障害され，死亡することや，回復しても麻痺が残る場合があります．

　車の排気ガスには一酸化炭素が含まれているので，古い車や排気管（マフラー）に穴が開いていると車内に一酸化炭素が逆流することがあります．また，積雪が排気管をふさぎ，一酸化炭素が逆流する場合もあります．一酸化炭素自体は無色無臭なので，多くは症状がでないと気づきません．

　予防方法としては，窓を開ける・車を密集させない・エアコンは内気循環を避け外気導入を行う等があります（外気導入を行っても車が密集していれば一酸化炭素中毒になったという症例もあります）．危険な兆候として，頭痛，頭重感，頭部圧迫感等の症状が現れると注意が必要です．身体の異常を感じたときには，既に身体が動かないことが多いので，発見されなければ，そのまま死亡する，すなわち，危険な兆候を感じたときは手遅れの可能性が高いといえます（**表13**）．

G 災害時の学校薬剤師の役割

　学校保健安全法，同施行規則では大学以外の学校には学校薬剤師の設置とその職務が定められています．薬剤師法第1条では「薬剤師は，調剤，医薬品の供給その他薬事衛生をつかさどることによって，公衆衛生の向上及び増進に寄与し，もつて国民の健康な生活を確保するものとする」となっています．薬剤師には調剤，医薬品の供給以外にも公衆衛生の向上という重要な任務があります．それは平時のみならず災害時も同様です．

　学校が避難所となった場合に備え平時から学校安全計画に参画し，学校の設備，災害マニュアルを熟知する必要があります．発災時には避難所を安全に保つため，衛生環境の維持，感染予防，救

護体制等について学校長に専門家として助言しなければなりません．避難所の水道が復旧したときには残量塩素濃度を測定し，色，臭気等から飲料に適するかどうかを判断します．また，避難所の室内の空気にも注意が必要です．二酸化炭素濃度を指標として換気を十分に行い，空気を媒介とする感染症を防ぐことが重要です．

■平時の備え

学校保健計画，学校安全計画に参画し，災害の種類に応じた避難計画を熟知しておきます．

また，水道，電気，ガス等のインフラ設備の設置状況と平時の状態を把握します．特に，水道の貯水槽（高架水槽）位置，貯水量，配管図を確認しておきます．水泳用プールの水は飲料に用いることはできませんが，清掃やトイレに用いることができます．

■発災時の対応

担当校が避難所になった場合，可能な限り早く担当校に連絡を取り，避難所の場所，避難所内の清潔，不潔の区域分けを助言します．特に津波や洪水では被災者が泥水で汚れた状態で避難してくることもあるため，清潔，不潔の区域分けはその後の感染症予防に重要です．自らが被災し，担当校に駆けつけることができない場合には，救護班，薬剤師班に学校の設備等の感染症予防の支援に必要な情報を提供することが重要です．

被災者が受傷し，救護を求めて保健室に多数押し寄せることもあります．保健室にある薬品，衛生材料には限りがあるため，トリアージを行う必要があります．医療班が来るまで養護教諭への支援が必要になります．

また，避難所が開設した後，空気の検査を行い空気感染による感染症の予防や呼吸器疾患増悪に対応する必要があります．検査項目は，気温，湿度，気流，二酸化炭素等通常の学校環境衛生です．断水後水道が開通したときは，残留塩素濃度，pHを検査キットで水質検査をします．また，災害時に検査機器が使用できないときは，色，臭気，味，濁り等人間の五感で確認することが重要です．

Summary

- 災害時には各種のインフラ障害のため，衛生管理が困難となり感染症発生のリスクが高まる．
- 発災後の感染症発生を抑えることは，迅速な復旧作業を開始するためにも重要な事項である．
- 薬剤師は公衆衛生に関する専門知識を活かし，災害時の感染症発生を未然に防止する活動を行うことが重要である．
- 災害時の感染症対策をスムーズに行うためには，地域の行政，医療，福祉に関わる職種との連携が必要である．
- 災害時においてスムーズな活動を行うために，平時から災害時の様々な状況を想定したトレーニングや講習会等に積極的に参加する．

Column ─居住区域の衛生管理─

　発災後,亜急性期(1〜2週間後)では感染症やエコノミークラス症候群,心的ストレス傷害などへの対策が必要です.感染症では,呼吸器感染症(肺炎球菌,マイコプラズマ肺炎,百日咳など),感染性胃腸炎や感染性下痢症の増加が懸念されるため,避難所での衛生管理や感染対策を検討する必要があります.避難所内での一人当たりに割り当てられる空間は極めて狭小であり,隣人との距離が接近している状況であるので接触感染,飛沫感染,経口感染を予防するために,居住区域の定期的な整頓と消毒を促すことも必要です.インフルエンザやムンプス,風疹などのウイルス感染や嘔吐・下痢が発生したら,直ちに隔離収容できる部屋を確保できるようにしましょう.

　熊本地震(2016年)や西日本豪雨災害(2018年)では,個人ごとや家族ごとに段ボールベッドが設営され,カーテンによって仕切ることができましたが(図1),個人や家族の密接度は極めて高いことがわかります.人口密度が高い避難所の環境チェックとして,学校薬剤師業務の一つである二酸化炭素濃度測定を活用することもできます.毎日午前と午後の2回は避難所内の二酸化炭素を測定し,CO_2濃度が1500 ppmを上回ることがあれば窓を開けて換気を促すとよいでしょう(図2).

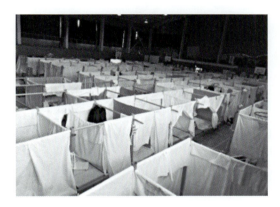

図1　ダンボールベッドを利用した避難所内の個人スペース
プライバシーは多少確保できる

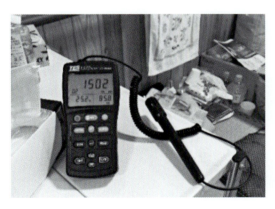

図2　避難居住空間のCO_2濃度測定
熊本地震(2016年)の避難所

Column ─ 避難所での食事配給 ─

　避難所内での集団食中毒は二次災害といえるでしょう．特に夏場に気温が高くなってくると，配給される食べ物が腐りやすく，食中毒が起こりやすくなります．避難生活で疲労が重なり抵抗力が弱い人は重症化することもあるので，対策が必要となります．

　配給する人や，食べる前には，手指の洗浄や消毒を励行するよう啓発しましょう．水道が使用できない場合には，消毒薬の設置やウェットティッシュ等を活用してもらいましょう．下痢，発熱，手指に傷がある方は，食品の調理や配給をさせないようにしましょう．また，食品が届いてから配給まで時間がかかる場合は，一時的に保冷するなどの対策が必要となります（図）．23℃に保っている乳児の哺乳瓶は，次亜塩素酸ナトリウムもしくは熱湯による消毒が必要です．食器の洗浄も同様ですが，水道水が復旧していなければ，使い捨ての食器を使用することを勧めましょう．

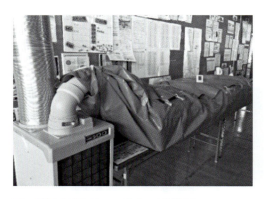

図　熊本地震（2016年）の避難所
被災者に配給するお弁当を業務用クーラーで冷却している様子

7 災害時における粉塵とアレルギー疾患への対策

被災地において，大気中には避難所を含む家屋の倒壊や津波による海底からの堆積物（ヘドロ）によって生じる粒子の大きな粉塵やアレルギー物質の原因となる花粉，真菌胞子が含まれており，咳症状等を誘発することがあります．

A 被災地における粉塵の実際と粉塵対策

東日本大震災の際，多くの被災者や支援者に咳症状が出ました．避難所や救護所で診察に当たった医師は，感染症を疑い抗菌薬を処方するケースが多かったのですが，改善傾向が認められないとのことで治療に苦慮していました．

当時，環境省が継続的に測定していた大気浮遊粒子物質である $10\mu m$ 以下の SPM 値（suspended particulate matter）は，大気汚染物質広域監視システムの結果によると基準値以下となっていましたが，風の影響によっては $10\mu m$ 以上の大きな粒子を含む粉塵が舞い上がり，鼻腔や咽頭・喉頭に付着して気道への刺激物質になっていたと考えられます（コラム p.105 参照）．また，粉塵の原因となっていた堆積物には，発がん物質でもあり気道上皮細胞への影響が指摘されている多環芳香族炭化水素類（PAHs）が含まれていましたが，大気単位あたりの粉塵量が多かったため，人が吸入する PAHs は極めて大量であり，呼吸器への強い影響が予測されました[1,2]．避難所等の生活空間でこのような化学的刺激物質やアレルギー誘発物質を吸い続けることによって，呼吸器系に基礎疾患のある患者の咳症状が悪化したり，健常人であっても何らかの有害事象が生じたりすることが推察できます．

粉塵への対策としては，眼科領域ではコンタクトレンズの代わりに眼鏡を着用すること，耳鼻咽喉科領域では機能性の優れたマスクを正しく着用すること，ウガイが重要です．皮膚科領域においても，体の清潔維持や手洗い等の基本的な衛生対策が求められます．東日本大震災以降，咳症状が多く発症した避難所等では，抗菌薬が処方されていた場合はいったん中止し，去痰薬と鎮咳薬が処方されました[3]．また，N95 マスクを配布して生活指導したところ，咳症状が減少しました．

今後起こりうる大規模災害において，粉塵等の大気浮遊物質に関しては，東日本大震災のような海底からの堆積物によるものと，土砂災害によるものとでは，人体に対する影響が異なってくるでしょう．薬剤師は災害の背景にある環境因子を常に考慮して，被災者や支援者の環境衛生に配慮すると共に，医療従事者だけではなく専門分野の研究者と連携することが必要です．

第3章 災害時の薬剤師業務の実践

 アレルギー・気管支喘息の管理

　被災者のなかには，気管支喘息やアレルギー疾患を有する方もいます．災害現場では，粉塵のほか，避難所生活で環境が変わったことによる影響や，火災が発生して煙を吸い込むことによってアレルギー症状が誘発されることも想定しなければなりません．このため，救護所では，外用・内服の抗アレルギー薬の準備が必要になります．また，アトピー性皮膚炎の被災者は，長期にわたって入浴できないため症状が悪化することもあります．皮膚を清潔に保つために，薬の提供以外にも衛生用品の配付等が必要となります[4]．

　避難所生活では食生活も平時とは異なり，タマゴ，ソバ，ミルク等を原因とする食物アレルギーの患者にとっては炊き出しや食事の配付に注意しなければなりません．アレルギーの原因となる食物を誤って食べない，食べさせないよう注意喚起すべきです（p.116）．

　最近，食物そのものによる経口感作から発症するクラス1食物アレルギーとは別に，花粉症に関連する口腔アレルギー症候群（oral allergy syndrome；OAS）が問題になっています．OASでは，ある種の果物を食べて約15分後，局所症状として，口唇の瘙痒感や口腔・咽頭粘膜に浮腫性の腫脹が現れます．花粉症に関連して発症する食物アレルギーのため花粉・食物アレルギー症候群（pollen- foodallergy syndrome；PFAS）と呼ばれており、経口感作で発症するクラス1食物アレルギーとは区別され，クラス2食物アレルギーと呼ばれています．クラス2食物アレルギーには，ゴム手袋との接触で発症するラテックス果実症候群（latex-fruit syndrome；LFS）も含まれていますが，まれに，気管支喘息や蕁麻疹等の皮膚症状やアナフィラキシーショック等の全身症状が現れることがあります．クラス2食物アレルギーは，鼻腔内に入った花粉抗原やゴム手袋の抗原と食物抗原との間で共通する抗原性物質が存在するために発症します．特に，カバノキ科の花粉症の患者は，バラ科（リンゴ，モモ，サクランボ，ナシ，イチゴ）の果物を食べて強いアレルギー症状が現れることがあるので注意が必要です．

　アレルギーの症状が現れた場合には，症状の程度に応じて対応が必要ですが，アナフィラキシーショックの発症を想定してエピペン®（アドレナリン）の準備をしておきましょう[4]．

 Summary

- 被災地における大気中には，粒子の大きな粉塵やアレルギー物質の原因となる花粉，真菌胞子が含まれており咳症状を誘発することがある．機能性の高いマスクを正しく着用することや，うがい，手洗い等の生活指導が必要である．
- 被災者には，アレルギー症状を有する患者がいる．避難所生活での環境の変化による影響や食物によってアレルギーを誘発する可能性があり，さらにアナフィラキシーショックの発症を想定してエピペン®（アドレナリン）の準備が必要である．

Column ─東日本大震災時の浮遊物質・堆積物調査─

　被災地では，咳を誘発する物質が大気中に浮遊している可能性が高かったことから，著者ら，岡山JMATチームは東日本大震災から3ヵ月後に被災地にて大気中の粉塵を含む浮遊物質，また粉塵の原因である堆積物の調査を行いました*．

被災地での大気中浮遊物質

　石巻市の避難所となっていた湊小学校の屋上に設置した捕集器の観察結果から，強い風が吹いた時に粉塵が舞い上がっていることがわかりました．現地調査時のSPM値が基準値以下であったことから，これらの粉塵粒子が10μmより大きいことがわかります．また，その中に真菌胞子や花粉等が含まれていることが顕微鏡で観察できました．

堆積物の細菌学的検索と考察

　津波による被災地15箇所で採取した堆積物の細菌学的検索では，下水等の混入にもかかわらず，大腸菌群数や緑膿菌数が少なかったことがわかりました．考えられる理由として，雨で陸地の海水濃度は低下したものの，津波後の海水による生菌数の抑制効果が考えられました[1]．

堆積物の化学的成分分析

　被災地の堆積物を検査した結果，調査した全ての粉塵から直鎖アルキルベンゼン（LABs．下水に含まれており，港湾の底泥に蓄積している）が検出されたことから，粉塵が港湾の汚泥であることが推察されました．また，堆積物には多環芳香族炭化水素類（PAHs）が含まれていましたが，PAHsとその酸化物は発がん性物質でもあり気道上皮細胞への影響が指摘されています．PAHsの含有率は首都高速道路の道路粉塵と同程度でしたが，大気単位あたりの粉塵量が多いと，ヒトが吸入するPAHsは極めて大量になります．

大気中浮遊物質が咳症状に及ぼす影響

　被災地で咳症状を有する受診患者に対して，内視鏡検査や血液検査を行いました．その結果，上気道の粘膜に強い炎症像を認めても，白血球の増加やCRPの上昇を呈する症例は少なく，感染症等の合併例も当初の予想より少ないということがわかりました．また，化学的刺激の関与がある患者や，アレルギー物質による影響のある患者が認められました（図）．これらの患者は粒子の大きな粉塵の化学成分による刺激や異物反応によるアレルギー反応が複合して発症していたことが疑われました[1]．

*：岡山JMAT対策チーム（2011年6月当時）
　江谷　勉（国立療養所長島愛生園），笠井紀夫（国立療養所邑久光明園），難波弘行（松山大学薬学部），高田秀重（東京農工大学農学部），鈴木　聡（愛媛大学沿岸環境科学研究センター），福島邦博・岡野光博（岡山大学医学部耳鼻咽喉科・頭頸部外科），佐橋紀男（東邦大学理学部）

▼p.106に続く

第 3 章 災害時の薬剤師業務の実践

▼ p.105の続き

健常人 — 左鼻腔 / 下咽頭・喉頭

症例1 刺激性炎症 — 上咽頭 / 咽頭・喉頭

症例2 刺激性，アレルギーの疑い — 左鼻腔 / 咽頭・喉頭

症例3 刺激性，アレルギー，感染症の疑い — 右鼻腔 / 咽頭・喉頭

症例4 感染症 — 左鼻腔 / 左鼻腔後方・上咽頭

※……下鼻甲介
★……鼻中隔

症例1：60歳代男性．WBC：6400/μL，CRP：0.03 mg/dL，IgE：16.5 IU/mL．上～下咽頭の粘膜に強い発赤とびらんを認める．炎症反応は乏しく，CRP，WBC共に正常．IgE値の上昇や発熱はなし．

症例2：70歳代女性．WBC：6000/μL，CRP：0.77 mg/dL，IgE：723 IU/mL．花粉症の既往があり，中～下咽頭粘膜に強い発赤とびらんを認める．IgE値が上昇しているが，WBCは正常で，CRPは少し上昇していたが発熱はなく，アレルギー症状と考えられる．

症例3：70歳代男性．WBC：5300/μL，CRP：0.13 mg/dL，IgE：1520 IU/mL．IgEは高値だが，アレルギー疾患の既往歴はなし．鼻腔～咽頭粘膜に強い発赤があり，鼻内に痂疲形成や痰の貯留も認められる．発熱はなく，WBCやCRPも正常．化学的刺激，アレルギー反応，衛生環境の悪さに起因する感染，いずれの要素も考えられる．

症例4：40歳代女性．WBC：10900/μL，CRP：3.63 mg/dL，IgE：25.4 IU/mL．21名の受診者の中で，唯一，明らかな細菌感染による急性鼻副鼻腔炎．膿性鼻汁，後鼻漏が認められ，37℃の発熱あり．被災前には病歴がなく，被災後は3回も急性鼻副鼻腔炎に罹患．

図　上気道内（鼻腔・咽喉頭）の内視鏡写真・血液検査（OLYMPUS MAF-GM）

（えたに耳鼻咽喉科クリニック　江谷　勉先生 提供）

文献
1) 江谷　勉ほか：津波後の粉塵による咳症状について岡山県医師会による宮城県石巻市での現地調査．日耳鼻会報，115（4）：430，2012.

8 モバイルファーマシーにおける薬剤師業務

A モバイルファーマシー開発の経緯

　モバイルファーマシーを開発した契機となったのは，東日本大震災での被災地における医療支援の際，薬局機能が壊滅的な状態にあり，支援薬剤師が簡易的に設営した薬局で苦悩したことが挙げられます．

　東日本大震災では，津波の被害により調剤に必要な備品が揃わないなか，調剤スペースの確保さえ難しい状況が続きました．徐々に復旧が進むにつれ，調剤スペースは確保できた後も，支援している薬剤師が勤務後の居場所や仮眠する場所まではありませんでした．日中調剤していた場所に段ボールを敷いて寝袋で仮眠し，支援者用のトイレがないため避難者の方々との共有を強いられました．

　そんな状況を経験した宮城県薬剤師会は，災害処方箋発行後，すぐに薬を調剤して患者に渡せるよう，調剤室ごと移動できる災害時医薬品供給車両として，モバイルファーマシーを考案しました．モバイルファーマシーは，車輌の中で快適に仮眠もできることから，支援薬剤師のストレス軽減にも有用です．このようにして2012年9月，宮城県薬剤師会が日本初（世界初）のモバイルファーマシーの運用を開始しました．

B モバイルファーマシーの仕様

　モバイルファーマシーとは，薬局機能を搭載した災害時医薬品供給車両で，キャンピングカーを改造したものです．運行時の乗車定員は3名，普通免許で運転できます．ポータブル発電機，ディープサイクルバッテリー，ソーラー発電機，水タンクなどを搭載し，自己完結型支援が可能となります．内装設備には分包機，冷蔵庫，調剤棚，分包機，水剤用シンクなどを備え全般的な調剤に対応しています（図 a）．

C モバイルファーマシーの導入・運用

　2018年11月現在，宮城県薬剤師会に続き，大分県薬剤師会，和歌山県薬剤師会，広島県薬剤師会，鳥取県薬剤師会，八千代市薬剤師会，岐阜薬科大学，三重県薬剤師会，静岡県薬剤師会，熊本

第 3 章 災害時の薬剤師業務の実践

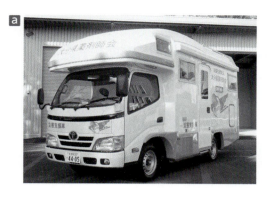
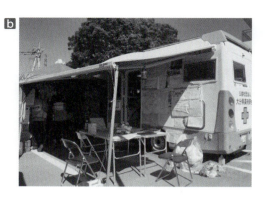
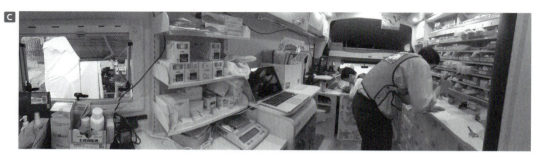

図　モバイルファーマシー

県薬剤師会がモバイルファーマシーを所有しています．兵庫県薬剤師会と大阪府薬剤師会は，有事に企業から貸与する形で所有しています．岡山県では総社市の個人薬局が所有する車両が，西日本豪雨災害の際に実働しました．導入を検討している自治体や大学，薬剤師会は今後も続く見込みです．

　大分県薬剤師会の場合は，モバイルファーマシーの購入にあたり，総事業費のうち約半分は「地域医療再生施設設備整備事業費補助金」として県より補助を受けました．また，広島県，鳥取県では地域医療介護総合確保基金事業からの補助を受け，車両には「在宅支援車」とも書かれています．このように所有団体それぞれで，導入の方法は異なっています．

　モバイルファーマシーは，災害時にいち早く被災地に駆けつけ，DMAT や自衛隊，JMAT 等と連携しながら活動を開始します（図b，c）．平時には，薬学部の学生の見学実習や地域の防災訓練をはじめ，様々な場面で啓発活動を行っています．また，モバイルファーマシーでの活動をシミュレーションし，災害時にスムーズな調剤ができるための訓練も行っています．

モバイルファーマシーの活動の実際

　出動のタイミングについて，まだ共通のルールはありませんが，CSCA に則って活動を開始します．以下に，熊本地震における活動を例として，災害フェーズごとに活動内容を紹介します．

8 モバイルファーマシーにおける薬剤師業務

超急性期

2016年4月15日の午後，大分県薬剤師会のモバイルファーマシーは，災害対策本部のある益城町役場に入りました．カウンターパートである熊本県薬剤師会の調整により，DMATのミーティングにも参加することができました．前震直後からDMATの災害時処方箋を応需し，避難者に医薬品を提供することが可能となりました．DMATの24時間体制に対応すべく，モバイルファーマシーにも2人の薬剤師が夜間対応体制をとりました．2016年4月16日深夜に本震を受けた後も，DMATと共に活動を継続しました．さらに，DMATからトリアージされる緑（軽処置群）の被災者の問診と調剤に対応し，ロジスティックス（p.32）としても担当しました．本震の午後，災害対策本部の移動とともに，モバイルファーマシーも移動し，避難所に設置された救護所からの成人の処方箋を応需すると同時に，陸上自衛隊の「FAST-Force」*との連携を行ない，小児の処方箋も応需することとなりました．

急性期

震災から3日目ほど経過した急性期に入ると，日本薬剤師会の要請で薬剤師が全国から派遣されてきました．

亜急性期

震災から5日ほど経過した亜急性期には，薬剤師の増員によって，モバイルファーマシーを拠点に薬剤師救護班として衛生管理業務まで可能となりました．

慢性期

医薬品の調達に医薬品卸の協力を得て，避難所支援業務にあたれる薬剤師が安定的に10人程度確保できていたので，モバイルファーマシー内での調剤と避難所での衛生活動，巡回診療への同行等，薬剤師の職能を十分に発揮する活動ができました．

撤退時期

撤収は地域の医療体制が復活の目処がたった2016年5月29日でした．避難所生活者にとって，モバイルファーマシーは避難所のすぐそばにあり安心感を提供できたかもしれませんが，復興推進のためにも，従来あった地元の医療に可能な限り早急に引き継がなければなりません．地元薬剤師会や自治体行政との打ち合わせによって撤退時期を入念に計画することも重要となります．

Summary

- モバイルファーマシー出動のタイミングは超急性期がよい．
- DMAT，自衛隊，JMATとの提携および医薬品卸による迅速な医薬品供給再開が支援の要となる．
- 災害支援薬剤師の継続的な派遣が，充実した支援体制による調剤業務，避難所支援業務の実行につながる．

---

*：FAST-Forceとは，「自然災害等の発生時の初動（First）において，迅速に被害収集，人命救助（Action）及び自治体等への支援を実施（Support）する部隊（Force）」から名付けられた災害発生時に被災地現場に駆けつける自衛隊の初動対処部隊に対する名称です．

第4章 災害時の薬学的管理の考え方

1 避難所での薬学的管理

 お薬手帳の活用

　2016年4月の調剤報酬改定により，現在では保険薬局でお薬手帳を提示すれば，窓口負担金が少なくなりましたが，平時のみでなく，災害時にもお薬手帳の薬物治療への活用が期待されています．
　避難所等へ避難されている糖尿病や高血圧等の慢性疾患の被災者から被災前に使用していた薬の聞き取りを行い，医薬品鑑別辞典等の薬剤判別のための資料（写真入り，病名別等）を参考に薬剤を特定し，お薬手帳に薬剤名等を記載する取り組みを積極的に行うことが有効です．これにより，医師は効率的な診察を行い，多くの患者を診察することが可能となります．また，医療チームの一員として派遣された薬剤師は，救護所で処方された薬剤名等をお薬手帳に記載して配付し，他の医療救護班や医療機関で診察を受ける際には，お薬手帳を提示するよう勧めるとよいでしょう．これにより，被災者は処方薬を自己管理し，間違うことなく服用でき，別の避難先で診療を受けた場合にも，継続した薬物療法を受けることが可能となります．東日本大震災ではこのようなお薬手帳の活用が医薬品の安全な使用に効果をあげました．こうした実績をふまえ，厚生労働省からも日本薬剤師会に対し，お薬手帳の配布について依頼がありました（表1）．

 医薬品の鑑定と持参薬の活用

■医薬品の鑑定
　定期薬の鑑定は，被災地で医師や薬剤師が困ることの一つです．お薬手帳や薬の持参がないときに「白い20と書いてある薬だ，薬剤師なのに分からないの？」といわれる等，色や特徴のヒントだけでは薬剤名が分からず困る事例があります．このような場合，画像データの使用が役に立ちます．

表1　日本薬剤師会会長に向けた厚生労働省医薬食品局長通達（薬食発0405第6号 抜粋）

今般の震災においては，慢性期医療に係るニーズが高く，避難所等の方々の服薬管理のためにお薬手帳の活用が効果的であることから，お薬手帳の配布やそれらを用いた服薬管理等にご支援をいただいているところでもあります． 　今回の震災の規模からも被災地への支援が長期化することも想定されることから，貴会におかれては，引き続き，避難所等の方々への薬物療法の適正化のため，薬剤師ボランティアを派遣するほか，お薬手帳の確保・配布についてご配慮をいただけますようお願い申し上げます．

東日本大震災のときには，システムヨシイにより 8 つの疾患領域の医薬品について，一般名，商品名，PTP シートの薬剤画像の一覧がデータ提供され，現場で活用されました．

また，ジェネリック医薬品を服用している患者では，先発品名が不明のため，医師の処方設計が困難な状況の場合があります．現在ではネット環境さえ整えば，先発品名が分からないジェネリック医薬品の鑑定も可能です．

これらのインターネット上の情報は有用ですが，ネット環境が必ず整っているとは限りません．そのため書籍やデータをダウンロードして持ち込むことも考えないといけません．

> 医薬品検索に役立つサイト・書籍
> ・システムヨシイ 災害支援情報（医薬品画像データと一般名，商品名一覧）
>   URL：http://www.j-hop.jp/modules/pico/index.php?content_id=10&page=print
> ・一般社団法人日本眼科用剤協会 医療用点眼剤写真一覧
>   URL：http://gankayozai.jp/list/index.html
> ・医薬情報研究所 編　医療用医薬品識別ハンドブック（株式会社じほう）

かかりつけ医からの定期薬の情報収集

多くの薬を服用する必要性がある避難者で，お薬手帳等から定期薬が特定できない場合には，かかりつけ医と連絡を取り，必要な薬を調べなければならないこともあります．かかりつけ医療機関の連絡先が分からない場合には，地域医師会と連携して連絡を取る必要が出てくることもあります．

災害時要配慮者への対応

■高齢者，腎・肝機能低下患者の用量設定

高齢者は成人と比べると腎臓や肝臓等の機能が低下しています．高齢者や排泄機能や代謝機能が低下していると考えられる患者は，薬の用量設計が重要となります．例えば，定期薬から腎機能低下等のリスクが予想される患者に腎排泄の薬が処方されていれば，その用量の適正化を考えることが重要です（高齢者とのコミュニケーションについては p.62）．

■妊婦

妊婦は胎児や母体に配慮が必要ですが，大災害時には非常に厳しい状態での生活を強いられることが多いです．妊娠初期は特に薬の影響を受けやすい時期があるため，催奇形性の可能性が高い薬等を投薬するときは，妊娠の有無は重要な確認事項となります．また，大きなストレスを感じながら生活する妊婦は，想定外の薬を親族や周囲から受け取り服用する可能性も多くあります．

また，妊婦はホルモンバランスや出産時の出血リスクへの対応等，様々な原因により血栓ができやすくなりエコノミークラス症候群（p.214）の危険性が高いので，血栓を形成しやすくなる薬剤や利尿効果により血栓症のリスクを高める薬剤の投薬時には注意が必要です．

薬剤師が妊婦と接触する機会があれば，定期薬のフォローはもちろんのこと，調子が悪いときに

第4章 災害時の薬学的管理の考え方

は自己判断で勝手に薬を入手し服用するのではなく（例えば不眠が続き精神的に疲弊している状態でOTC医薬品を飲む等），医師や薬剤師に相談するよう説明するとよいでしょう．

■乳幼児・小児

乳幼児や小児は成人と比べると腎臓や肝臓等の機能が未発達であり，薬の用量設計が重要です．避難所では小児用薬剤が少なく，あったとしても計量や分包の設備が整っていない場合があります．成人用の錠剤をスパーテル等の器具で粉砕して，薬包紙で包むこと（p.89）も十分起こりえますので，災害時に手技が使えるよう，平時から練習をしておくことも必要と考えられます．分包はジップ付き袋でも代用できますので，状況によっては持参を検討するとよいでしょう．

また，薬は子どもの手の届かないところに保管すべきですが，避難所での生活では子どもの手に触れる所で管理せざるを得ない可能性が高くなります．薬の管理は平時以上に注意を払うように指導すべきです（小児とのコミュニケーションについてはp.62）．

■透析患者

透析患者に関しては，ハイリスクの患者が多いため、正常に機能している病院への搬送が重要です．東日本大震災のような水不足や熊本地震においても搬送が重要となりました．

■障がい者

視覚障がい者への服薬支援

平時から触知型・点字シールや，文字の大きさや色など記載方法の工夫等の対応がありますが，被災地ではこのような支援グッズはなかなか手に入らないため準備しておくとよいでしょう．また，視力の状況を把握することも重要です．被災時に眼鏡を忘れたり損傷したりした場合や，コンタクトレンズ等が手に入らず健常者の視力が低下した場合にも注意する必要があります．

失明状態の患者の中には点字を理解できていない方（糖尿病による近年の失明患者等）もいるので，点字を使うときには，理解度を確認する必要があります．点眼等のある程度技術を伴う薬剤に関しては，個別対応が重要になってきます．

聴覚障がい者への服薬支援

主に筆談や補聴器等による支援があります．被災地でもある程度筆談で対応することは可能ですが，補聴器をなくしたり損傷したりする患者が出てくることも予想されます．また，補聴器を付けていても会話がうまく聞き取れていない事例もあり，注意が必要です．

読話も含めて視覚からの情報で，コミュニケーションにあまり問題がない場合には，細かな服薬指導情報は理解されないままやり過ごしてしまう可能性があります．問診票の記載など含め，コミュニケーションが一方的にならないようように気をつける必要があります．

補聴器を付けていてもうまく聞き取れていない事例もありますので注意が必要です．読話でのコミュニケーションのときには，口の動きを分かりやすく，スピードに気をつけて一定のリズムで話して伝えるよう心がけることも大事です．

その他の障がい者（構音障害や認知機能障害など）

健常者と比べて得られる情報が少なく，コミュニケーション能力も低くなっているため，災害時には想像を超える不安を抱えていることが考えられます．ゆっくりと時間をかけ，できるだけ落ち着いた空間で，理解度を図りながらコミュニケーションを図ることが大事だと思われます（障がいのある人とのコミュニケーションについては p.62）．

■外国人避難者

国際交流が進む中，日本の 2016 年総在留外国人数は 291 万人を超え，その内訳は半数弱が中国人，続いて韓国・朝鮮人，そしてブラジル人となっています．英語だけの対応は難しく，数ヵ国語での対応が必要となってきています．外国人観光客が被災によって帰国できなくなり，自国で処方されていた薬がなくなるという事態も考えられます．外国人への服薬支援のマニュアル本を揃えておくことや，平時に外国人を多く受け入れている医療機関と連携することが有用です．また，ホームページ等で公開されている外国語応対のためのツール集を活用するとよいでしょう．

> 石川県薬剤師会 外国語応対のためのツール集
> URL：http://www.ishikawakenyaku.com/yakuzaishi/contents/language/language_index.html

医薬品の使用に注意が必要な患者

被災時の状況にあった問診が必要となります．投薬時に問診する場合や，医療チームの問診の情報提供をもらう場合等，状況により様々です．平時のような問診が難しい場合には，薬に対する最低限必要な情報を患者家族やお薬手帳等あらゆるものから習得したり，医療チームと連携したりする必要があります．

特別な配慮を必要とする健康食品や嗜好品を摂取している患者

健康食品等を自宅から持ち出してきている場合があります．海外から輸入されたもの等情報が少なく飲み合わせを調べることが困難な場合には，医師と相談し，必要な医薬品を優先してもらう等の対応も必要だと考えられます．

災害時には喫煙量や飲酒量の変化にも注意が必要です．依存症患者は，嗜好品が手に入らない場合，離脱症状が出ることがあります．中断から 3 日程度までは離脱症状が非常に強く現れるので注意が必要です．離脱症状による不眠，イライラ，手の震え，便秘や下痢といった消化器症状等で受診し，薬が処方されることも想定されます．中断から 3 日程度の離脱症状の特徴をふまえた服薬指導が必要となります．また，喫煙や飲酒状態の変化が飲み合わせ等に影響することもあります．例えば，震災により喫煙を中止したり，喫煙を再開したりする場合に低用量ピルやインスリン，テオフィリンなど多くの薬に影響がでるものと考えられます．避難所では大きなストレスがかかることもあり，入手可能な場合には，中止していた嗜好品を再開したり，喫煙量・飲酒量が増えることもあります．

第 4 章 災害時の薬学的管理の考え方

アレルギー患者

食物アレルギーの聞き取りは災害時にも重要です．卵・牛乳・ゼラチン・牛・豚・鶏等が原料になっている薬品は，アレルギー患者が禁忌対象になっていますので注意が必要です（**表2**）．また，羊毛からとれるラノリンはウールオイルと呼ばれ，外用剤に添加剤として使われている場合があります．ウールが合わない患者はラノリン使用の外用剤に注意が必要です．

食事の変化による食品との相互作用

塩分摂取量の増加や食物繊維の不足により，高血圧症や便秘症悪化等に繋がる場合があります．

表2　食物アレルギー患者が注意を要する食物アレルゲンを含む医療用医薬品

【投与禁忌の医療用医薬品】

	含有成分	商品名	一般名
鶏卵	リゾチーム塩酸塩（内服薬は2016年3月に販売中止）	ムコゾーム®，リゾティア®，リフラップ®	消炎酵素点眼剤，皮膚潰瘍治療剤
牛乳	タンニン酸アルブミン	タンナルビンなど	止瀉剤，整腸薬
牛乳	乳酸菌製剤	エンテロノン®，コレポリー®R，ラックビー®R，耐性乳酸菌散10%「JG」	腸内細菌叢改善剤
牛乳	カゼイン	ミルマグ®錠350mg	制酸剤，緩下剤
牛乳	カゼイン	アミノレバン®EN，エネーボ®，エンシュア®・H，エンシュア・リキッド®，ラコール®NF	経腸または経口栄養剤
牛乳	乳糖（散剤の調合に用いられることもあるので注意）	フルタイド®ディスカス®，アドエア®ディスカス®，シムビコート®タービュヘイラー®，アズマネックス®ツイストヘラー®，レルベア®エリプタ®，ソル・メドロール®静注用製剤40mg	吸入薬，静注用製剤など
ゼラチン		エスクレ®坐剤	鎮静・催眠剤

【投与禁忌の一般用医薬品など】

	含有成分	商品名	一般名
鶏卵	リゾチーム塩酸塩	191品目（2014年9月現在）	かぜ薬，鎮咳去痰薬，鼻炎用内服薬，口腔咽頭薬（トローチ剤），痔核用薬，歯痛・歯槽膿漏薬，一般点眼薬，漢方製剤など
牛乳	タンニン酸アルブミン	グアベリン錠，ストーゼ止瀉薬，ビオフェルミン止瀉薬，ビストップ®，ベルランゼット®S，新タントーゼ®A，大正下痢止め	止瀉剤
牛乳	乳酸菌製剤	イストロン®整腸錠，ファスコン®整腸錠，ラクティブ®プラス，新アペテート®整腸薬，新笹岡整腸薬M	整腸薬
牛乳	添加物に乳成分	婦人華N，新プレコール®トローチ	口腔咽頭薬，婦人薬
牛乳	CPP-ACP（リカルデント®）	ジーシーMIペースト	口腔ケア用湿布薬
牛乳	CPP-ACP（リカルデント®）	リカルデント®ガム	特定保健用食品

（文献1より転載）

また，限られた食材に偏る食生活が続くと薬物との相互作用が心配される例もあります．例えば，バナナ等のアルカリ性食品とパーキンソン治療薬のレボドパとの組み合わせによる，吸収低下などに注意が必要です．グレープフルーツやオレンジ等の相互作用に関係がある薬剤も注意が必要となります．

禁忌疾患を持っている患者

災害時や避難生活中に新たな処方が出る場合があります．気管支喘息，前立腺肥大症や緑内障をはじめ，禁忌疾患を有する薬剤を投薬するときは，その禁忌疾患を本人や家族やお薬手帳などから情報収集して再確認しておく必要があります．

粉砕や簡易懸濁法，ゼリーやとろみ剤を使用している患者

ミキサー，乳鉢や分包に必要な資材の確保が困難であったり，超急性期では対応に時間がとられたり等，粉砕への対応が困難な場合には，OD錠や散剤などの代替処方を検討します．また，簡易懸濁法では，適温の水や容器の用意が難しいことと，経管栄養では衛生的な環境下での管理が必要とされることにより，安全な場所への移動を検討します．

ゼリーやとろみ剤も今まで使用していたものが手に入るとは限りません．患者によっては違うゼリーやとろみ剤で服用がうまくいかなくなったり，誤嚥のリスクが発生すること等も考えられます．また，嚥下機能低下患者は避難所の食事等がうまく食べられず，栄養面で体力が落ちている可能性があります．必要に応じて医療チームと連携して誤嚥性肺炎等のリスクを考えなければなりません．

分包患者

分包機がない場合や分包機があっても無電源状態の場合には，薬包紙やジップ付き袋を使い分包する場合が考えられます．避難所生活をしている患者であれば，毎日取りに来てもらうことも可能な場合があります．災害時は薬が充実していないために必然的に薬の量が減り，分包自体が不必要になることも考えられます．また，高齢者の避難者でも家族や近所の方等と一緒に避難している場合には，服薬支援をお願いして分包しない方法を検討してもよいでしょう．

保存方法に注意が必要な薬

インスリンや坐剤等冷所保存の薬剤，高温多湿・光に弱いもの

電気が通っていなかったり，避難所等冷蔵庫が自由に使えない場合，冷所保存の薬はできる限り代替薬を検討します．冷蔵庫等で保冷できない環境でどうしてもその薬が必要な場合には，使用時に救護所に取りに来てもらうよう依頼します．簡易的保冷バッグでの冷所保存の薬品管理は，テント等季節によっては日中高温になる場所では問題が発生することがあります．

インスリンは室温保存であれば大きな問題はありませんが，窓際等で季節によっては高温になったりや冷凍されたりする可能性があるため保管に注意するべきです．

空調設備のないテントでの生活等，生活環境が厳しい患者の場合，高温多湿や光に弱い薬剤は安定性の高い代替薬への変更を検討します．やむを得ず処方する場合にはできるだけ投与日数を少なくする等で対応します．

在宅療養を受けている患者への対応

■在宅患者のフォローポイントから考える災害対策

　災害時は，いつも以上に支援や工夫が必要になることを想定し，在宅患者の災害対策は平時に可能な限り検討します．

　高齢者の多くは生理機能が低下しており，同種同効薬だからといって代替薬が安心とは限りません．公共施設が救護所として主な医療拠点になっている間，処方日数は比較的短期間で処方され，応急処置で出される薬も少なくありません．服用後に適正な効果が出ているか，副作用が出ていないか，服用後の確認をすることが重要です．お薬手帳は薬歴機能だけでなく，多職種との連絡帳としても活用できます．お薬手帳常時携帯の啓発は外来に加えて，多職種への発信も積極的に行いましょう．

定期薬等の予備の用意

　在宅患者の薬は常に 14 日分程度の余裕があると安心です．患者・介護者・医療機関に確認を取り，受診スケジュールの調整をします．また，よく使う臨時薬（軽微なかぜ症候群や胃腸症状等）は OTC 医薬品で対応できるものがあるかを検討します．患者に合ったオーダーメイド救急箱の提案は薬剤師ならではの工夫です．

断水・停電対策

　災害時はライフラインが断たれてしまう可能性があります．断水・停電対策をしましょう．

①経口剤を服用している場合

　　通常から錠剤の選定はできる限り口腔内崩壊錠か湿性錠で選定する等検討が必要です．

②粉末状の製剤・溶解する必要がある薬を服用している場合

　　常備水を多めに確保することを提案します．

③外用剤の処置で洗浄が必要な場合

　　より多くの水が必要となります．状況に応じて生活用水（3L×人数分）に加え，＋αの常備水を用意することを本人・家族に相談しましょう．

　嚥下機能の低下や脱水を想定する場合：経口補水ゼリーは服薬支援にも，脱水対策にも活用できます．必要に応じてとろみ剤やゲル化剤の検討をするとよいでしょう．

食支援

　状態に応じた食の工夫をしていることがあります．災害時に備え，副作用発現や日常生活動作（ADL）低下予防の低栄養回避，疾患増悪予防の食支援の検討をしましょう．在宅患者は独歩で支援所に行けるとは限りません．災害時に配給される食事を受け取ることが難しい場合が考えられます．また，普通食以外の食形態の摂取がある場合も含め，栄養強化食品・疾患対応食品（透析患者用タンパク調整食品等）の常備を提案しています．

　災害時，避難所に用意される薬や食品等は徐々に増えていくとはいえ，供給体制が整うまでに時間を要します．

■褥瘡の予防管理

　体圧分散・ズレの予防・創に合わせた湿潤環境の適正化が重要です．災害時，避難所では外用剤・衛生材料ともに不足している中での褥瘡管理となり，身の回りにあるもので除圧する工夫が必要になります．毛布やクッション等で硬い床に直接触れるのを防ぎ，圧がかかりすぎるのを防ぎましょう．体位変換の重要性を促し，家族や周囲の人にも協力を仰ぎます．外用剤の処置が困難で，創傷被覆材や衛生材料，生活用品等で管理することもあります．避難所の医療者は数日おきに交代することを想定して，患者の生活スペースに創のサイズや創の性状，ケアの提案をメモに残す等，多職種の連絡帳を作り引き継ぐとよいでしょう．

　また，栄養補助食品の摂取で，急激な体重低下による褥瘡の発生や悪化の予防が期待できます．特にるい痩患者は褥瘡の発生・悪化リスクが高くなります．体重計がない場合でも紐等で下腿周囲長を確認し，31 cm以下の方には褥瘡の予防を積極的に提案しましょう．

　薬剤師は公衆衛生にも配慮する必要があります．褥瘡処置で出た廃棄物は医療廃棄物として，一般廃棄物と区別します．災害前から褥瘡治療を受けていたかどうか確認を行い，避難所で処置が必要な場合は周囲への配慮も含め1ヵ所で褥瘡患者の予防管理を行うとよいでしょう．

■在宅酸素療法（HOT）中の患者

　緊急時に備え，服用薬や酸素吸入量を書いた緊急カードを持っています．吸入剤の服用状況によっては，設定が変わる可能性もあると想定し酸素の残量を確認しましょう（コラム p.121 参照）．吸入剤の適正使用の確認だけでなく，呼吸器疾患以外でも，パルスオキシメーターの測定結果や全身状態の変化から薬学的判断を行います．

　人工呼吸器管理下の患者が避難所に来た場合，ギリギリまで自宅で待機して移動している可能性があります．服薬や酸素の供給状況もいつまで，どのように管理できていたかを確認して対応を検討しましょう．

Summary

- 災害時はお薬手帳の活用が医薬品の安全な使用に有効である．
- 医薬品の検索には画像データが有用である．
- 災害時要援護者や，災害時の嗜好品・食事の変化に影響を受ける患者，禁忌疾患をもつ患者，嚥下機能低下患者には配慮が必要である．
- 在宅療養を受ける患者の多くは，小さな変化で容易に体調変化を起こすため，注意点や毎回の訪問記録をお薬手帳に残すとよい．

Column ― 避難所の状況（薬学的管理が必要なポイント）―

大規模災害によって住居を失った被災者にとって，やむを得ず生活の拠点となる避難所の状況は阪神淡路大震災から20年以上の時が経ても劣悪な衛生環境やプライバシーが守れない不自由な状況は変わっていません．ここでは薬学的管理がポイントとなる避難所での問題点として，基礎疾患を有する避難者の状況を構造化した概要を紹介します．

災害医療に関する薬学的知見をもとに行われている学術研究は個人情報の問題等から非常に困難です．今回は質的研究[*1]の手法を用い，2016年の熊本地震後，長期に及び避難生活者の生活拠点となった避難所でのボランティアに携わりながら，食事，居住環境，医療状況に関する質問を行った後に言語データとし[*2]，避難所で発生する生物-心理-社会的な問題点を集約することで薬学的管理に関わる避難所生活の概念を構造化しました．

避難所生活の概念化

避難所ではコンビニエンスストアから弁当が支給されていましたが，食事状況に大きな問題があります．食事内容は「炭水化物偏重・無野菜・脂質や塩分過多食生活」と概念化できます．数ヵ月偏った食事を続けなければならないことは医療，避難者双方が感じる非常に大きな課題です．避難者は「食事支給の感謝」と「食事への不満」のジレンマを抱え続けなければなりません．例えば，おにぎりやパンを二個ずつ自由に選択することが可能にもかかわらず，避難者によっては「食品成分の気にかけ」や「体質に合わない食事内容」という理由であえてもらわない場合や，仮設住宅に引っ越して少しずつ居住者が減少してきている時期であっても遠慮して一つしか支給を受けない場合も存在し，食品の多くが廃棄されることがあります．さらに，野菜や果物等は衛生問題の懸念から公的な支給はしづらく，それらの補充は完全に避難者の自助や互助に委ねられているという状況もみられます．

このような状況から次第に心身の状態は不安定となり，基礎疾患を抱える避難者は持病の管理が困難となります．血圧の上昇（循環器系），血糖値の不安定化（代謝系），不眠，熟眠感不足，認知症増悪，倦怠感（精神神経系），便秘，下痢，食欲不振，体重減少，胃酸過多（消化器系）等の様々な体調悪化が起こります．加えて，避難所特有の環境に影響され，「薬の身体反応との不調和」の問題が出現し，避難者の不安を煽ります．糖尿病患者は，炭水化物に偏った食生活の中で血糖降下薬を服用しているため，震災以前と比較しても血糖値の上昇，降下に関する自身の感覚に違いが生じ，服用薬の調整困難感を覚え，低血糖症状が強く出られる方が存在します．また，下剤は，服用時に過度の下痢となり，便秘薬で調節し直す避難者も多数発生します．

これらの結果から，食事状況の公助についての早急な対策と対応が求められると考えられ，特に，供給量および供給内容に関してフィードバックするシステムや，野菜や果物等の衛生問題の管理をボランティアが担う等のシステムを構築する必要性があります．

平時の薬剤師業務において，薬は渡したら終わりではなく，その後のアセスメントが重要です．災害時には，支援者は数日間被災地に滞在するため，上記事象を考慮した上で患者情報の引継ぎを詳細に行い，薬学的なアセスメントを行う必要があります．救護班の撤退後も続く避難所生活においては，被災地域の薬局の薬剤師との情報共有も行う必要があるでしょう．

[*1]：社会学や文化人類学を中心とした領域で行われている研究の手法．データは質的研究の分析手法であるSCAT（Steps for coding and theorization）によって解析しています．
[*2]：聞き取りに当たり，倫理委員会の承認を得，避難者から同意を取得しています．

Column ―医療機器を使用している在宅患者の救急対応―

　在宅酸素療法（HOT）利用者の多くは，重症の呼吸器疾患や循環器疾患患者です．電気の供給があれば，酸素濃縮機で空気から高濃度の酸素を得ることができますが，電気の供給がない場合は携帯用酸素ボンベを利用することになります．

　携帯用酸素ボンベでは，限られた時間の酸素供給となるため，救援が来るまでの間の酸素の利用については個々の状態によってその利用の仕方は個別の対応を要します．

　平時であれば，酸素濃縮器で供給される流量と同じ流量，もしくはあらかじめ指示された流量で利用することが望ましいのですが，災害時はいつ電気の供給がなされるか，また酸素ボンベの供給がなされるか不明であるため，あらかじめ主治医と災害時の対応について相談しておくことが望ましいと考えられます．具体的には，現在の呼吸機能で望ましい酸素流量（平時）だけでなく，供給が不安定な場合に切替可能な，最低限の酸素流量についても指示を仰いでおき，その際にどの程度の時間，酸素の供給が可能なのかを把握しておくことが重要です．また，酸素流量を減量できない患者においては，非常用の酸素ボンベを多めに確保しておくことも必要かもしれません．さらに，災害時にどのような流れで酸素に関するサポートを受けられるかについては，主治医のいる医療機関の連絡先，酸素業者の連絡先，HOT患者が避難できる場所があるかどうかを確認しておくことが大切でしょう．地域の体制作りとしては，地域にHOT患者が避難できる体制を確保した場所をあらかじめ決めておき，準備を進めておくことが必要です．これには自治体，公共施設，病院，民間企業などの協力体制を要します．2011年の東日本大震災や2016年の熊本地震などでも，臨時のHOTステーションが設置され，HOT患者の災害支援にとって大きな力になりました．

　災害への備えとして，実際に停電した際に，据え置き型の濃縮器から酸素ボンベへ切り替える手順等を繰り返し訓練しておくこと，持ち出す物品として必要最小限にとどめながらも欠かせない常用薬や緊急連絡先をまとめたもの，健康保険証や身体障害者手帳，在宅酸素療養日誌などHOT患者が災害時に持ち出す必要のあるものを，一般的な災害時持ち出し用品（3日分程度の飲料水，食料品，日用品，現金や貴重品，衣類等）に加えてひとまとめにしておくとよいでしょう．これらを短時間で準備して持ち出す訓練はぜひやっておきたいことなので，医療機関や酸素業者から声をかけて定期的な訓練を企画する風土を育てていくことが望まれます．

　いつ発生するか分からない災害だからこそ，常に最善の備えをしておくことが最も大切なことと思います．

2 外傷治療薬，輸液製剤の薬学的管理

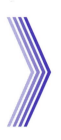

外傷とは，機械的な外力により身体に形態的，機能的な傷害が生じた状態を総称し，通常，力学的エネルギーによって生じる場合に限定されます[1]．本項では，知っておくべき災害時の外傷として，一般的な外傷と広範囲熱傷，クラッシュ症候群（圧挫症候群）の薬学的管理を紹介します．

A 重症外傷と出血性ショック

外傷では出血により循環血液量が減少し血液の組織灌流が悪化，加えて酸素運搬に関わるヘモグロビンも減少することでショックとなります．ショックとは，主要臓器への有効な血流が低下し，組織代謝に異常を来し細胞機能が保てなくなる状態で，細胞や組織が必要とする酸素の供給量と需要量のバランスが崩れることによって様々な臨床像を示す症候群です．ショックの遷延は重要臓器の機能破綻を導き，急速に死に至る場合も多いので一刻も早いショックからの離脱が必要です[2]．出血時に循環血液量と組織灌流を維持するためにはたらく生体の代償機転では，循環血液量の15%程度を補充するにとどまるといわれています．

表1 平時の診療における出血性ショックの重症度と輸液・輸血の目安（体重70kgを想定）

重症度	出血量(mL)	出血量（循環血液量に対し）	脈拍数	血圧	脈圧	意識	輸液・輸血の目安
Class Ⅰ	< 750	< 15%	< 100	不変	不変	軽度の不安	晶質液のみ
Class Ⅱ	750〜1,500	15〜30%	> 100	収縮期血圧不変 拡張期血圧↑	低下	不安	晶質液 500mL/時，必要に応じて輸血，膠質液
Class Ⅲ	1,500〜2,000	30〜40%	> 120	収縮期血圧↓ 拡張期血圧↓	低下	不安，不穏	晶質液 1,000mL/時＋膠質液 500mL/時＋輸血
Class Ⅳ	> 2,000	> 40%	> 140 または除脈	収縮期血圧↓ 拡張期血圧↓	低下	不穏，無気力	晶質液 2,000mL/時＋膠質液 1,000mL/時＋急速輸血

晶質液：電解質を中心とした輸液．日常診療で最も多く用いられる．
膠質液：コロイドを含む輸液．コロイド浸透圧とコロイド自体が分子量が大きいため毛細血管壁を通れないという特徴から，理論とは循環血液量を効率的に増やすとされ，重篤な患者の集中治療などで用いられる．

出血性ショックは Class Ⅰ～Ⅳに分類されます（**表1**）．初期に輸液のみで対応できるのは Class Ⅱまでとされ，Class Ⅲとなった場合のほとんどにおいて輸血が必要になります[3]．出血性ショックの治療の大原則は出血源を見つけ，一刻も早く出血を止めることです．活動性の出血が制御されなければ，大量の輸液と輸血により一時的に循環が維持できても，いずれは破綻を来して状態が悪化します．

循環のモニタリングとしては血圧，脈拍数，血清乳酸値，尿量等が指標となります．通常は収縮期血圧が 90 mmHg 以下になるとショック状態と判断していいのですが，高齢者ではより高い血圧でショックと判断する必要があり，判断基準は通常の収縮期血圧より 30 mmHg の血圧降下とされています[1]．

外傷により相当量の出血があっても，初期には血圧が低下しない（**表1**）ことと同様に，相当量の出血があっても脳血流は保たれるので意識は消失しません．ショックの初期症状としての不安，不穏，攻撃的な態度といった精神変調を軽視しないように注意することが大切です．無反応や昏睡は自己調節機能を越えた脳低灌流状態を意味し，心停止寸前の危険な状態を意味しています．

災害初期の外傷患者に使用する輸液等の使い分けと薬学的注意点

■輸液を必要とする患者の治療方針

平時の救急診療では，外傷患者に対して行う最初の輸液療法については，低容量（循環血液量減少）に対する治療であると同時に，治療方針を決定する羅針盤の役割があります[4]．その中には水分の補給，電解質の補正にくわえ薬剤の投与ルートの確保という意味も含まれます．

外傷治療，特に重症外傷の出血性ショックで用いられる主な輸液・輸血製剤を**表2**に示します．

ショックを呈する外傷患者では，外傷によるショックの最大の原因は出血であることをふまえ，他の原因が証明されるまではまずは低容量であると考えて初期輸液療法を開始します．この目的は，出血性ショックの場合，循環血液量の減少により前負荷が低下するため，輸液により心拍出量を維持・改善し，組織代謝異常となっている臓器灌流を回復して，臓器障害を最小限にとどめることです．

表2　出血性ショックで平時の診療に用いられる輸液・輸血製剤

晶質液	膠質液・輸血製剤
生理食塩液 乳酸リンゲル液 酢酸リンゲル液 重炭酸リンゲル液	アルブミン溶液 ヒドロキシエチルデンプン液 デキストラン液 赤血球濃厚液 新鮮凍結血漿 血小板濃厚液

（文献3より引用）

このことから，出血性ショックに用いられる輸液製剤は，血管内にとどまりやすい製剤（等張液，特に細胞外液補充液である乳酸リンゲル液や酢酸リンゲル液）が選択されます．出血性ショックの治療原則は止血で，輸液療法はそれまでの対症療法であるため，初期輸液療法を開始するのと同時に出血源の検索を行うことが重要です．

一方，過剰な輸液蘇生は，形成された血栓の破綻や，希釈性凝固障害を引き起こし，出血量と死亡率の増加に繋がります．したがって，最近の外傷診療では，確実な止血術までは組織灌流を保てる最小限の血圧を容認し，輸液量を最小限にするという考え方が主流となってきています．具体的な初期輸液療法における血圧の指標としては，収縮期血圧80～90mmHgとされます．ただし，頭部外傷を合併する出血性ショックでは，二次的脳損傷を防ぐといった観点から，脳灌流圧を維持するため平均動脈血を90mmHg以上に保つことが推奨されています．災害初期に発生する多数の外傷患者には，全員のバイタルサインを継続的に測定できる十分な生体監視モニタが準備できないおそれもあります．そのため，血圧の指標として橈骨動脈の触知で間接的にモニタリングすることも考慮します．

また，酸素運搬能（つまりヘモグロビン値）についても考慮する必要があり，輸液だけでなく血液製剤が適応となります．もちろん，災害初期に血液製剤の確保や投与に制限がある可能性は高いと予想されます．成人に室温程度の輸液1Lを投与すると体温がおよそ0.25℃低下するため，平時の救急診療等では，輸液は投与前に39℃に加温したものを使用します．災害初期でも，大量の補液を行う可能性がある場合は，可能な範囲で加温された輸液の確保を試みるべきです．

■輸液の選択と投与時の注意点

外傷や脱水等で循環血液量減少が疑われる患者には，まず細胞外液補充液として，乳酸リンゲル液もしくは酢酸リンゲル液等の等張電解質輸液を用います．大量の生理食塩液を用いると高クロール性のアシドーシスが生じるとされ，生理食塩液より乳酸リンゲル液の方が予後を改善すると報告されています．出血性ショックで使われる主な細胞外液補充液の組成を**表3**に示します．

静脈内投与した細胞外液補充液のうち，血管内にとどまるのは投与量の30％にすぎず，出血を補うには3倍量の細胞外液補充液投与が必要となります．投与量は病院前救護（プレホスピタル）

表3 出血性ショックで使われる主な細胞外液補充液の組成

製剤	Na⁺ (mEq/L)	K⁺ (mEq/L)	Ca²⁺ (mEq/L)	Mg²⁺ (mEq/L)	Cl⁻ (mEq/L)	乳酸イオン (mEq/L)	酢酸イオン (mEq/L)	重炭酸イオン (mEq/L)	浸透圧 (mOsm/L)
生理食塩水	154	0	0	0	154	0	0	0	308
リンゲル液	147	4	4.5	0	155.5	0	0	0	309
乳酸リンゲル液	130	4	3	0	109	28	0	0	273
酢酸リンゲル液	130	4	3	0	109	0	28	0	273
重炭酸リンゲル液	135	4	3	1	113	0	0	25	284

の投与を含めて成人1～2L，小児では20mL/kgを目安とします．なお，腎の閾値を超えた血糖値上昇は利尿を引き起こすので，糖を含む輸液は避けます．

　平時の外傷診療では細胞外液補充以外の輸液製剤として，高張ナトリウム液とアルブミン液が考慮されます．高張ナトリウム液も病院前および初期輸液に選択しうるとされていますが，等張細胞外液補充に勝るとの証明はありません．アルブミン液も同様で，死亡率の低下に繋がることは示されていません[5]．むしろ，頭部外傷では死亡率を増加させることが報告されています．

　循環動態が不安定で初期輸液療法に反応しない，あるいは循環血液量の30％以上が失われていると予想された場合には，輸血の準備を開始するとともに，手術等による緊急止血術を早急に開始します．総輸液量が3Lになる前に輸血を開始するべきであり，1分でも無駄にすることなく止血術を迅速に開始することを最優先として，過大な輸液負荷を行わないように注意します[6]．

　外傷患者では希釈によらない血液凝固障害が約25％に合併し，死亡率は非合併例の4倍になることが知られています．ショックを伴う重症外傷では輸液投与にかかわらず受傷早期から血液凝固異常が生じていることが知られています．これは輸液に伴う希釈性凝固異常や低体温等の二次的な原因だけではなく，外傷自体が凝固異常の原因と認識されています[7]．大量出血が予想される場合には，赤血球輸血（RBC）のみに頼らず，臨床的出血傾向や明らかな凝固系検査異常がなくとも，早期より新鮮凍結血漿（FFP）や血小板濃厚液（PC）の投与を開始するべきで，RBC：FFP：PC＝1：1：1の比率を目標に投与することが推奨されます[6]．

　輸液療法の開始にあたり，輸液製剤の種類と投与速度を決定するためには，患者の症状，身体所見，バイタルサイン等の全身状態に関する基本的情報に加え，血液検査データや尿量・尿所見，さらに各種画像所見等も併せて，総合的に病態を把握する必要があります．特に重要なポイントは，循環血液量の増減，心機能，腎機能，電解質バランス等であり，これらを把握するための指標として，血圧と脈圧，心拍数，尿量といった基本的パラメータに加え，臨床検査や画像検査，各種モニタの値等が多く用いられます．

　小児外傷患者に対しては，従来，初期輸液として1号液（生理含塩性5％ブドウ糖液で2/3～1/2程度に希釈したもので，カリウムを含んでいないため，病態不明であったり，腎機能障害の有無が不明な患者にもまず用いられる輸液製剤で，"開始液"と呼ばれることもあります）の投与が推奨されていましたが，最近では等張電解質輸液の投与が一般的となっています．これは，循環血漿量減少により抗利尿ホルモン（ADH）の分泌が増加し，低ナトリウム血症に陥りやすいためです．また，小児，特に乳児では低血糖に陥りやすいので，経口摂取が困難であれば，糖を含んだ維持輸液を投与します．脱水の補正と糖の補充は別に行う方がよいとされます．それは，糖を含む急速輸液は高血糖を生じ，浸透圧利尿により脱水を来すおそれがあるからです[1]．

補助的な止血療法[6]

　補助的な止血療法として，線溶系亢進を抑制するトラネキサム酸を受傷から3時間以内に投与することで生命予後を改善することが示されています．具体的には，大量出血を来した患者に対しトラネキサム酸1gを10分間で投与し，引き続き1gを8時間かけて投与します．血栓症の合併率の増加はもたらされないとされています．

■外傷患者における薬学的注意点

　外傷患者で脈拍数が正常であることは，必ずしも循環血液量が正常であることを意味しません．特に，高齢者，スポーツ選手，妊婦，β遮断薬やジゴキシン，カルシウム拮抗薬等の服用患者，低体温患者やペースメーカー装着患者等は，低容量でも頻脈を呈し難いとされています．ショックの患者では，脈拍数が正常の場合の方が，頻脈を呈している場合よりも死亡率が高いことが報告されています．

　出血性ショックでは，バソプレシンやカテコラミン，炭酸水素ナトリウムは使用しません．なぜなら，出血性ショックでは交感神経―副腎系が賦活され，カテコラミンは既に動員され，末梢血管は緊張状態にあります．原則として，出血性ショックにカテコラミンの使用は禁忌です．ただし，止血が完了し，循環血液量が補充された後に，目標血圧を維持するための血管収縮薬や心機能維持のための強心薬が使用される場合があります[4]．

　出血性ショックによる代謝性アシドーシスは，組織灌流圧低下による嫌気性代謝と乳酸産生が原因です．このような患者でみられる代謝性アシドーシスは，酸素供給による十分な酸素化の改善と輸液負荷により治療するべきです．炭酸水素ナトリウム（メイロン®）の投与は細胞内のアシドーシスを助長するおそれがあり，ルーチンに使用するべきではありません[4]．

外傷時の抗菌薬の予防投与

　外傷患者の感染症対策には，適切な全身管理と汚染創に対する徹底的な洗浄およびデブリードマン（壊死組織等の外科的な除去）等を可及的早期に実施することが基本です．一方で，外傷受傷後の適切な抗菌薬投与も重要です．

　抗菌薬の使用法は，感染に陥る前に使用する予防的投与と，発症した感染症に対する治療的投与があります．受傷直後の抗菌薬投与は予防的投与であり，標的とする菌は，主に環境や生体に常駐している菌です．受傷後数時間が経過し感染が成立した状態（創感染，腹膜炎，髄膜炎，骨髄炎等）に対する抗菌薬の使用が治療的投与であり，標的は，常在菌の場合もありますが，それまでに使用した抗菌薬に感受性のない耐性菌の場合もあります．

　予防的抗菌薬投与に関して，多発外傷患者や蘇生的開胸術施行例，体温管理療法を行っている頭部外傷例等に対しては，適切な予防的抗菌薬投与方法を論じる根拠は整っていないのが現状です．予防的投与の原則は，外傷の結果として細菌に曝露されてから可及的速やかに抗菌薬を投与することです．一般的に，いかなる外傷に対しても予防的抗菌薬の投与期間は受傷後72時間を限度とするのが妥当とされています．また，受傷後4時間以上経過してからの予防的抗菌薬投与では，その恩恵を享受できないため，タイミングを逸しないように投与することが重要です．手術を前提とした場合にも術前から抗菌薬を使用します．予防的投与は感染予防に繋がる反面，耐性菌が増殖しやすい環境を作るため，無用な長期投与は避けなければいけません．

　基本的にグラム陽性菌を標的とするβ-ラクタム系薬を用い，腸管損傷等を伴う場合にはEASTの予防的抗菌薬のガイドライン[8]に従います．使用量は，保険適応範囲で十分であり，出血性ショ

ックにより循環障害に陥っている場合には，組織への移行が悪いため極量（安全量の最大量．国際的にはそれ以上投与すると危険であるとされる量であり，薬物について極量は同一ではありません）を用います．

β–ラクタム系薬は，作用時間の長いものを除いては，8時間ごとの投与が推奨されます．一方，アミノグリコシド系薬やキノロン系薬を併用する場合には，それらの効果は投与回数より総投与量に依存することに留意します．

抗菌薬の静脈内投与時におけるアナフィラキシーショックは極めて低頻度（0.002％前後）ではありますが，事前に抗菌薬によるショックを含むアレルギー歴の問診を必ず行い，静脈内投与開始20〜30分間における患者の観察とショック発現に対応する準備が不可欠です．

頭部外傷に対する予防的抗菌薬投与[4]

閉鎖性頭部外傷の脳外科手術では，第一もしくは第二世代のセフェム系薬を麻酔導入時に投与し，手術時間が長時間にわたる場合には，術中3時間ごとに同量を追加するにとどめます．

副鼻腔や乳突洞等が解放された準無菌的な脳外科手術に際しては，上記の原則に追加して嫌気性菌に効果がある抗菌薬としてメトロニダゾールやクリンダマイシンを静脈内投与します．

穿通性頭部外傷については，予防的抗菌薬の投与により感染症が減少したという経緯から，閉鎖性頭部外傷と同様の抗菌薬をできる限り早期に開始することが勧められています．

頭蓋底骨折については，現時点ではルーチンな予防的投与は控え，感染徴候が出現したら，髄膜炎の治療ガイドラインに従って直ちに抗菌薬を使用します．たとえ髄液漏を合併していても，予防的抗菌薬投与により髄膜炎を予防する効果は証明されていません．

胸腔ドレナージを必要とする胸部外傷に対する抗菌薬投与[4]

ガイドライン[10]によると，胸腔ドレナージを必要とする胸部外傷への予防的抗菌薬の効果について十分なエビデンスがないとされたことをふまえ，ルーチンに予防的抗菌薬を投与するのではなく，個々の例で判断することが適切と考えらえています．

腹部外傷に対する予防的抗菌薬投与[4]

手術適応となった非穿通性腹部外傷に対しての原則は，①好気性菌ならびに嫌気性菌に有効な広域スペクトラムの抗菌薬を術前に1回投与する，②管腔臓器損傷がなければ，それ以上予防的に抗菌薬を使用する必要はない，③管腔臓器損傷があれば，24時間抗菌薬投与を続行する，とされています．

出血性ショックでは，体液の希釈効果，血管透過性の亢進，抗菌薬の薬物動態の変化等のために常用量の2〜3倍の投与量が必要とされます．このため，出血が制御されるまで，輸血10単位ごとに抗菌薬の反復投与が推奨されます．

抗菌薬の選択として，ガイドライン[9]では，軽症から中等症の腹腔内感染症に対して，第二，第三世代セフェム系薬単剤もしくはニューキノロン系薬にメトロニダゾールの併用を推奨しています．重症の場合はカルバペネム系薬，ピペラシリン・タゾバクタムの単剤，あるいは第四世代セフェム系薬またはニューキノロンとメトロニダゾールの併用が勧められています．

四肢外傷に対する予防的抗菌薬投与[4]

開放骨折でGustiloの分類（表4）TypeⅠもしくはTypeⅡの場合は，受傷後可及的早期に抗菌

表4 開放骨折分類（Gustilo-Anderson）と感染率

Type	解説	感染率
I	1 cm 以下の開放創や pin hole，創部汚染なし	0〜2%
II	開放創部が1 cm 以上．広範囲軟部組織損傷や引き抜かれた軟部組織損傷なし	2〜7%
III-A	開放創の大きさにかかわらず，広範囲軟部組織の裂傷やフラップ状の創．軟部組織で骨折部の被覆可能	7%
III-B	骨露出を伴う広範囲の軟部組織損傷を有する開放骨折．軟部組織で被覆不可	10〜50%
III-C	修復を必要とする動脈損傷を伴う	25〜50%

（文献10より改変）

薬投与を開始し，24時間使用します．抗菌薬は，ペニシリンまたは第一世代セフェム系薬を選択します．Type IIIの場合は，これらの抗菌薬にグラム陰性菌にも有効なアミノグリコシド系薬等を追加し，受傷後72時間まで使用します．非開放骨折では，原則として予防的投与は必要ではありませんが，緊急手術に際し，術前1回の予防的抗菌薬投与が推奨されています．

皮膚損傷に対する予防的抗菌薬投与[6]

創傷処置で最も重要な感染予防策は洗浄です．洗浄に生理食塩液を用いる必要はなく，水道水でよいとされています．抗菌薬含有軟膏は感染率を減らすという報告があります．異物除去が必要なことはいうまでもなく，必要に応じて外科的デブリードマンを行います．

動物の咬傷では *Pasteurella* 属，ヒトの咬傷ではブドウ球菌や連鎖球菌が起因菌となることが多く，さらに嫌気性菌もカバーする必要があるため，β－ラクタマーゼ阻害薬配合のβ－ラクタム系薬を受傷後3時間以内に静脈内投与します．投与期間は臨床経過によって判断する必要がありますが，感染症を発症した場合は，5〜10日程度必要になることが多いとされています．

足底の穿通創は緑膿菌による骨髄炎や蜂窩織炎の合併率が高いのですが，予防的抗菌薬投与の必要性は確立されていません．感染が疑われた場合は外科的か排膿に加えて，7〜14日間のフルオロキノロン単独あるいは抗緑膿菌セフェム系薬の併用が推奨されています．

D 破傷風予防のための（追加）免疫療法

破傷風は，偏性嫌気性桿菌である破傷風菌（*Clostridum tetani*）の産生する神経毒素が原因で，急性の強直性けいれんを主症状とする感染症です．約3割は軽微な創傷が原因と考えられており，どのような創傷が破傷風になり，どのような創傷が破傷風にならないかを明確に区別することは不可能です．また，約7割が何らかの創傷を有しますが，明らかな創がなくても発症する場合があります．

外傷初期診療における破傷風対策は，創傷の創洗浄や壊死組織・遺物の除去等の適切な処置と予防的（追加）免疫療法が2本柱です．

外傷後の破傷風トキソイドの接種は，詳しく接種歴を聴取し，接種を全く行っていない場合，もしくは最終接種から10年以上経過している場合には，創の如何によらず施行すべきです．ただし，破傷風トキソイドの追加接種によって血中抗体価の上昇が認められるには，少なくとも4日を要することから，急性期の予防としての効果はあまり期待できず，その後の予防目的として考えるべきです．一方で，予防接種による初期免疫が獲得されていれば，直ちに破傷風トキソイドの追加接種を行うことで抗体価の上昇による発症予防が期待できるといわれています．受動免疫として，破傷風人免疫グロブリン（tetanus immunoglobulin; TIG）は通常，発症患者に用いられます．しかし，破傷風トキソイドによる能動免疫が十分に機能するまでには時間を要するため，一時的に破傷風毒素に対する抵抗性を獲得させることには意義があるとされ，破傷風になる可能性の高い汚染創に用いることは推奨されています．

広範囲熱傷の治療

東京都が発表した「首都直下地震等による東京の被害想定」によると，東京湾北部地震では火災被害により5,000名近くの広範囲熱傷患者が見込まれており，その対応に追われることは容易に想像できます．今後，首都直下地震等の災害初期において，広範囲熱傷の治療は重要です．広範囲熱傷の治療は，輸液療法を中心とした全身管理と熱傷創に対しての局所療法を必要とします．

■広範囲熱傷の病態

皮膚の損傷と炎症反応が広範囲にわたると，受傷早期から全身の血管透過性が亢進します．多量の血漿タンパク成分が血管外へ漏出し，循環血液量減少性のショックが引き起こされます．

■初期輸液

成人では全身の15％以上，小児では全身の10％以上の熱傷を受傷した場合，速やかな輸液療法を行わなければ，循環血液量の減少が進行するとともに，各種重要臓器の微小循環障害も進行して多臓器不全に陥るおそれがあります．初期輸液には，乳酸リンゲル液を使用するのが標準的です[11]．

コロイド輸液 [4,11]

低タンパク血症が続くと，血清膠質浸透圧の低下によりさらに循環血液量が低下します．その膠質成分の補充としてコロイド製剤の投与が検討されることがあります．投与時期は，血管透過性亢進がピークを過ぎた受傷後24時間以降が原則であるとされています．

血液製剤の使用指針[5]によると，「重症熱傷症例では，急性期の輸液において，生命予後や多臓器障害等の合併症に対するアルブミン製剤を含むコロイド輸液の優越性は，細胞外液補充液と比較して，明らかではない．総輸液量の減少，一時的な膠質浸透圧の維持，腹腔内圧の上昇抑制を目的とする場合は等張アルブミン製剤の投与を推奨する」と記載されています．

高張乳酸食塩水 [4,11]

高張乳酸食塩水（hypertonic lactated Ringer's solution; HLS）は250 mEq/L のNaを含んだ高

張電解質液で，機能的 Na 喪失の補充，機能的細胞外液の増徴，浮腫の抑制等の作用が挙げられています．投与時には高ナトリウム血症，腎不全の合併に留意する必要があります．

ビタミン C（VC）[4,11]

ショック期の血管透過性亢進に活性酸素種（oxygen free radical）が関与しており，VC は free radical scavenger の機能を果たすため，VC の大量投与が広範囲熱傷に対する輸液の補助療法として有効であるという報告があります．

ハプトグロビン [11]

広範囲熱傷では血管透過性亢進のため，急激に血清浸透圧が変化し，赤血球が溶血します．この赤血球の溶血により血液内に大量の遊離ヘモグロビンが存在し，尿細管障害を来します．そのため，ヘモグロビン尿出現時には遊離ヘモグロビンを吸着するハプトグロビンを点滴静注することを考慮します．ハプトグロビンの投与により腎障害発生は減少する傾向が認められていますが，予後の改善については認められていません．

■初期局所療法

Ⅲ度熱傷創〔熱による皮膚の傷害の深さ（熱傷深度）が，皮膚全層を損傷した（皮下組織に達した）熱傷〕では，壊死組織を外科的に切除するまでの感染予防が中心となります．抗菌薬としては，スルファジアジン銀（SSD）クリームが頻用され，特に緑膿菌に対して有用性が高いとされています．外用剤としては，ブロメライン軟膏は壊死除去に有用とされています．同軟膏の副作用には，出血，疼痛，正常皮膚の発赤や皮膚炎等があります [4,11]．

■抗菌薬投与 [11]

広範囲熱傷では細胞性免疫の低下により易感染状態となり，種々の細菌が感染します．易感染状態では，局所感染が急速に全身感染へと進行するため，局所感染のコントロールが重要です．主な感染源は，創感染が最も多く，広範囲熱傷では敗血症が高頻度に発生します．その他にも，呼吸器感染，尿路感染，カテーテル感染等があります．

受傷後早期の熱傷創感染では，特に広範囲熱傷患者や易感染宿主において，黄色ブドウ球菌，A 群 β 溶血性連鎖球菌，肺炎球菌，クロストリジウム菌，大腸菌，セラチア属，緑膿菌等の高い病原性の毒素株を保持する菌が問題となってきます．

熱傷診療ガイドライン [12] では，予防的抗菌薬全身投与は一般的には不要であり推奨されていません（A）．また，汚染（あるいは感染が疑わしい）部位を有する熱傷症例の周術期（A），汚染創を有する 20 ～ 40 %熱傷面積〔（persent of）total body surface area：TBSA〕以上の熱傷（B）で，易感染宿主（糖尿病，肝硬変，免疫不全，ステロイド・免疫抑制薬・抗がん剤投与中，白血病等血液疾患，悪液質等）（C）や気道熱傷合併例（C）等に該当する場合等には，予防的抗菌薬全身投与を考慮してもよいとされています．

F クラッシュ症候群の治療

わが国では阪神・淡路大震災（1995年）で多くの人が知るところとなりました．その10年後に起こったJR福知山線脱線事故（2005年）では，車両内の乗客がこれを受傷し，再び人々の記憶を呼び起こしました[13]．

■病態生理（図1）[13]

骨格筋が長時間圧迫を受けると，虚血による細胞膜障害から細胞障害を来します．除圧により血流が再開すると筋損傷に起因して，水分や電解質，筋細胞内物質が筋細胞の内外への移動が起こります．障害された筋細胞からはカリウム，ミオグロビン，リン酸，尿酸，クレアチニンホスホキナーゼ（CPK）等が流出されます．クラッシュ症候群の病態は，横紋筋融解症と血管透過性の亢進による大量の体液シフトにより，高カリウム血症，循環血液量減少性ショック，腎障害（急性腎不全），コンパートメント症候群等の多彩な病態を惹起します．

■クラッシュ症候群の治療薬と薬剤使用のタイミング[13]

救出現場では，救出活動中の筋肉の圧迫が解除される前後からカリウムを含まない生理食塩液を1～1.5L/hrの速度で輸液開始する必要があります．

また，救出後，高カリウム血症による心室細動等の致死性不整脈に対する迅速な対応と循環血液量減少性ショックに加え，瓦礫除去の除圧によって起こる再灌流障害，急性腎不全の回避のために

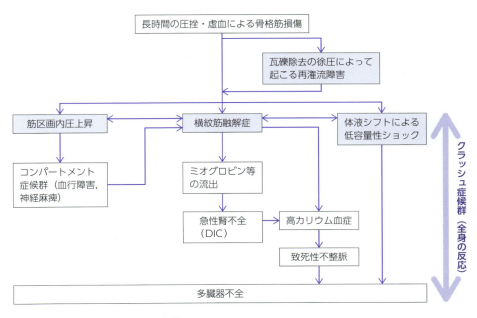

図1　クラッシュ症候群の病態

（文献13より引用）

第 4 章 災害時の薬学的管理の考え方

引き続き十分な輸液を投与し続けることが重要です．高カリウム血症に対しては，大量輸液を行いながらフロセミドや炭酸水素ナトリウム，グルコン酸カルシウムの静注やグルコース・インスリン療法，カリウム交換樹脂の経口または注腸等の治療法があります．最も有効かつ確実な治療法は血液透析です．

尿量が 20 mL/ 時以上確保できたらマンニトール投与を考慮します．マンニトールは心拍出量を増加させ，腎血流量を増加し浸透圧利尿をかけるとともに受傷部位の減圧も期待できます．また，尿細管からミオグロビンの排泄を促進することから急性腎不全の予防に効果があるとされています．

急性腎不全回避のためには，早期から十分な輸液を行うとともに，炭酸水素ナトリウムを投与して尿の pH を 6.5 以上に維持します（尿のアルカリ化）．

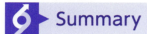

- 外傷時の輸液の主な目的は，水分の補給と薬剤投与ルートの確保である．
- 外傷への輸液は，糖を含まない細胞外液補充液を選択する．災害初期には容易ではないが，あらかじめ 39 ℃に加温してあることが理想である．
- 多くの外傷に対する予防的抗菌薬の投与のタイミングは，受傷後 4 時間以内に開始して受傷後 72 時間を限度とするのが妥当とされている．
- 外傷治療の補助的な止血療法として，トラネキサム酸を受傷から 3 時間以内に投与することで生命予後を改善することが示されている．
- 災害時の外傷として，広範囲熱傷とクラッシュ症候群についての理解が重要である．

3 循環器疾患患者の薬学的管理

 災害時循環器疾患増悪の機序

　災害発生時には急性ストレス，また時間経過に伴って慢性ストレスに晒されることになります．循環器系はストレスの影響を受けやすい臓器系であり，短期的にも長期的にも基礎疾患の増悪や新規循環器疾患発症のリスクが高まります．循環器疾患は急性期の対応が不可欠であり，薬剤師が災害支援を行う上で，疾患がどのような因子で増悪するのかを知ることで，よりよいケア，また薬学的アプローチを行うことができます．

　災害時循環器疾患増悪の機序について，図1[1)]に示します．大規模災害が発生した際，被災者には急激なストレス（外傷，身体の酷使，心理的負担など）が生じます．この急性ストレスは視床下部—下垂体—副腎皮質系を介した経路により副腎皮質ホルモン（コルチゾール）の分泌を引き起こし，

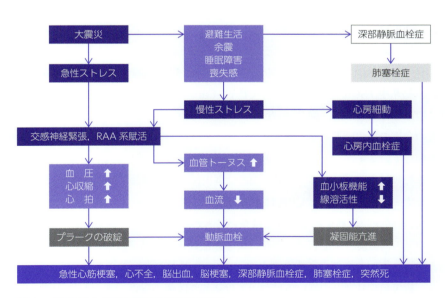

図1　災害時の循環器疾患増加の機序
震災は，急性・慢性ストレスを介し，交感神経を活性化し，さまざまな疾患を増加させる．
RAA：レニン：アンジオテンシン・アルドステロン
（日本循環病学会：循環器病ガイドラインシリーズ2014年版 災害時循環器疾患の予防・管理に関するガイドライン．http://www.jpnsh.jp/Disaster/guidelineall.pdf.（2018年4月閲覧））

133

末梢交感神経を介した経路では炎症，安静時心拍数，基礎エネルギー代謝などへの影響，レニン・アンジオテンシン・アルドステロン系の賦活などを引き起こします．

その後，急性ストレスは避難生活の長期化，余震，睡眠障害，喪失感など慢性ストレス（主として精神的なストレス）へと変化していきます．身体では慢性的なコルチゾール分泌過剰により中心性肥満，耐糖能低下，脂質異常症，体液量増加による高血圧などが起こり，交感神経の緊張は血圧，心収縮，心拍数を増大させます．また，避難所生活では保存食摂取による塩分摂取量の増加により血圧を上昇させ，さらにトイレを避けるためなどの水分摂取不足が脱水を引き起こし，その結果循環器疾患のリスクが高まります．また，精神的ストレスは過食，飲酒，喫煙，活動量の低下などを引き起こし，生活習慣をも悪化させます．これが長期的に持続することで，動脈硬化が促進され，さらに循環器疾患のリスクが増大していきます．

これらの作用により，血管壁における収縮力（血管トーヌス）の上昇，血流の悪化を引き起こします．また，ストレスにより血小板機能の増強，線溶系の機能低下によって凝固能が亢進し，プラークの形成，破綻が起こり，動脈血栓のリスクが増加します．不安定プラークの破綻，血栓の形成は急性心筋梗塞や不安定性狭心症などの急性冠症候群を引き起こし，急性・慢性ストレスの曝露によって心不全，避難所生活や車中泊などの長時間座位などで肺塞栓・深部静脈血栓症を引き起こします．

 東日本大震災時の循環器疾患発症

2011年3月11日に発生した東日本大震災において，宮城県の救急搬送の記録を基に震災が発生した2011年の2〜6月までと，2008〜2010年の2〜6月までの過去3年間で，心血管疾患（CVD；Cardio Vascular Disease）の発生頻度が震災によって増加するか比較した研究があります[2]．これによると，心不全（HF；Heart Failure），急性冠症候群（ACS；Acute Coronary Syndrome），脳卒中（Stroke），心肺停止（CPA；Cardiopulmonary Arrest）は震災の起きた2011年に有意に増加していました．図2[2]の青矢印（➡）は震災の発生時期を，白矢印（⇨）は本震後に起きた最大の余震の発生時期を示します．全てのCVDにおいて，震災直後は過去3年間と比較して有意に増加していますが，その後の経過は各々異なります．ACSとCPAは震災直後に急激な増加を示し，その後減少しています．一方，HFは震災後6週間継続して過去3年間より有意に増加を示しています．また，脳卒中とCPAは余震の際に二度目のピークを示しています．

CVDは災害後同一の経過を辿るわけではないことがわかります．前項で示したストレスが，凝固能の亢進や災害高血圧，生活習慣の悪化による動脈硬化など循環器系に悪影響を及ぼし，最大の余震という強いストレス負荷がかかることで，CVDを惹起したと考えられます．循環器疾患を有する患者や，新規発症リスクの高い方については適切な医療の提供，また予防の実践が必要になります．

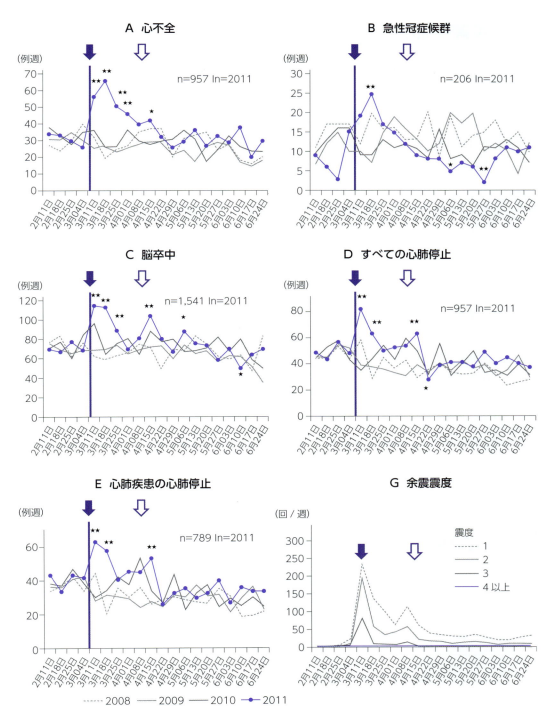

図2 東日本大震災における心血管イベントの発生推移

(文献2より引用,一部改変)

第 4 章 災害時の薬学的管理の考え方

C 災害高血圧

　災害高血圧とは，災害後の血圧が 140/90mmHg 以上となった状態のことと定義されています[3]．災害高血圧は被災直後から発生し，生活環境と生活習慣が回復・安定するまで持続します．通常一過性であり，被災中に開始した血圧降下薬が一定期間経過後に過降圧を起こすこともあるため，開始理由を患者と共有し中止時期について定期的に検討しなければなりません．

　災害による直接のストレスや大きな環境変化により，生活のサーカディアンリズムが崩れ（昼前の活動度の低下と睡眠障害），交感神経が亢進し，糖質コルチコイドが増加します．交感神経の亢進は末梢血管の抵抗を増加し，心拍出量を増大させ直接の血圧上昇を招くのみでなく，糖質コルチコイドに依存した尿細管のナトリウム排泄を抑制し食塩感受性を増大させます．通常の食塩摂取量でも血圧上昇をきたす状況の中，災害時には保存食などで食塩摂取量が増加するため，災害高血圧が発生します．また，薬剤の紛失や供給不良など，服薬の中断も血圧コントロール悪化の要因となります．

　東日本大震災で，高血圧治療を受けている患者 142 名を対象に震災前後の家庭血圧の推移をみた報告があります（図3）[4]．これによれば，全患者の平均血圧は地震直後に収縮期圧，拡張期圧ともに有意に上昇し，2 週間後も有意差をもって高血圧が持続，4 週目に消失しています．心拍数は地震直後に有意に上昇し，2 週間後に元に戻っていました．この 142 名中の血圧変動の大きかった 10 名の平均血圧上昇値のグラフを示します．健康日本 21 の報告資料によれば，収縮期血圧 10mmHg の上昇によって，男性では脳卒中のリスクが 20 %，虚血性心疾患のリスクが 15 % 上昇すること，女性では脳卒中リスクが 15 % 上昇することが知られており[5]，この急激な収縮期血圧の上昇が前項で示した東日本大震災における震災直後の心血管イベントの増加に影響を与えた要因の一つだと考えられます．

D DCAP リスクスコア・予防スコア

　大規模災害の後，循環器疾患の増悪や新規発症が増加することは前述の通り明確です．そのため，亜急性期から慢性期にかけての循環器疾患の発症を予防すること，早期発見して治療を行うことは非常に重要です．災害時に循環器疾患を引き起こす機序は「血圧の上昇」と「血液凝固能の亢進」です．

　イベントの発症は特に高齢者や心血管リスクが高い患者に生じること，被害状況の大きさに比例すること，強い精神的ストレスが影響することがわかっています．東日本大震災の際には DCAP （Disaster Cardiovascular Prevention）リスクスコア，予防スコア（表1,2）[6]が作成され，活用されました．

　リスク項目として，①年齢（Age）が 75 歳以上，②家族（伴侶，両親，または子ども）（Family）の死亡・入院，③家屋（House）の全壊，④地域社会（Community）が全滅，⑤高血圧（Hypertension：

136

3 循環器疾患患者の薬学的管理

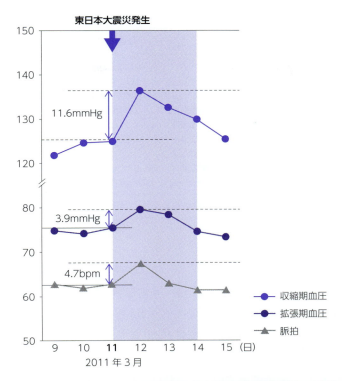

図3　2011年3月11日東日本大震災前後の家庭血圧値の比較
(文献4より引用)

表1　DCAPリスクスコア（AFHCHDC7）

		✓
1. 年齢（A）	・75歳以上	☐
2. 家族（F）	・死亡・入院（伴侶，両親，または子ども）	☐
3. 家屋（H）	・全壊	☐
4. 地域社会（C）	・全滅	☐
5. 高血圧（H）	・あり（治療中，または血圧＞160mmHg）	☐
6. 糖尿病（D）	・あり	☐
7. 循環器疾患の既往（C）	・あり（心筋梗塞，狭心症，脳卒中，心不全）	☐

上記7項目をそれぞれ1点とし，合計7点とする．　　　　　　　　　　　　　　合計　　点
4点以上を高リスク群とする．
4点以上は，とくに予防スコアが6点以上になるように努力する．

(文献6より引用)

第4章 災害時の薬学的管理の考え方

表2 DCAP予防スコア (SEDWITMP8)

		できているものに✓
1. 睡眠の改善 (S)	・夜間は避難所の電気を消し, 6時間以上の睡眠をとりましょう.	□
2. 運動の維持 (E)	・身体活動は積極的に (1日に20分以上は歩きましょう).	□
3. 良質な食事 (D)	・食塩摂取を控え, カリウムの多い食事を心がけましょう. (緑色野菜・果物・海藻類を, 1日3種類以上とれれば理想的)	□
4. 体重の維持 (W)	・震災前の体重からの増減を, ±2kg未満に保ちましょう.	□
5. 感染症予防 (I)	・マスク着用, 手洗いを励行しましょう.	□
6. 血栓予防 (T)	・水分を十分に摂取しましょう.	□
7. 薬の継続 (M)	・降圧薬, 循環器疾患の薬は, できるだけ継続しましょう.	□
8. 血圧管理 (P)	・血圧を測定し, 140mmHg以上なら医師の診察を受けましょう.	□

＊チェック項目が, 1つでも多くなるように, 心がけましょう.

(文献6より引用)

治療中, または収縮期血圧が160mmHg以上), ⑥糖尿病 (Diabetes) の罹患, ⑦循環器疾患 (Cardiovascular disease) の既往の7項目について各々1点とし, 合計7点中4点以上を高リスク群としました. 高リスク群では予防スコア6点以上を目標とします.

予防項目として, ①睡眠の改善 (Sleep), ②運動の維持 (Exercise), ③良質な食事 (Diet), ④体重の維持 (Weight), ⑤感染症予防 (Infection), ⑥血栓予防 (Thrombosis), ⑦薬の継続 (Medication), ⑧血圧管理 (Pressure) の8項目を挙げ, 改善できている場合を各々1点とし, 合計8点中で避難所単位, 個人単位で6点以上を目指すこととしました.

実際に避難所アセスメントなどを行う際に, このスコアをすべて満たすことは現場においては難しいと思われますが, こういった指標の有用性を理解し, 理想に近づけていくことで, 医療支援として被災者の循環器疾患予防に関与していくことができます.

 定期薬休薬の影響, 手に入らない場合の対応, 災害時注意すべきこと

前項まで, 疾患の増悪機序や予防の方法など, 非薬物療法について述べてきましたが, 循環器疾患に罹患している患者の治療は長期的, 継続的な服薬が必要であり, この中断は疾患の増悪, さらには致命的にもなり得ます.「B. 東日本大震災時の循環器疾患発症 (p.134)」についても, 津波などの被害により服薬が中断された例が多く含まれているものと考えられます.

循環器疾患の治療では多剤併用となりやすく, お薬手帳などの定期内服薬の情報がない場合であれば, 服薬している薬剤名, 規格, 用法・用量などを正確に把握することは困難です. その場合でも丁寧な聞き取りによって疾患名, どのような薬剤が処方されていたかの把握, また緊急時においてもその薬剤が必要であるか, 代替薬の処方が必要か, などの検討が必要となります. 循環器疾患を罹患している方の情報整理のためには**表3**[7]のチェックリストが有用です.

3 循環器疾患患者の薬学的管理

表3 災害時循環器疾患病歴チェックリスト（医療者による確認）

診療録番号： 患者氏名：	確認日　　年　　月　　日 時刻　　　　　　　AM　PM	確認者氏名
病名　高血圧・虚血性心疾患（狭心症・心筋梗塞）・心房細動不整脈・心不全・糖尿病・高脂血症・心臓・大血管手術の既往・脳血管障害 そのほか：		問題点：
人工弁手術既往　無・有→手術日（　　年　月　日） 人工弁の種類　機械弁・生体弁・不明 ワルファリン内服　有・無 あり→ワルファリン最終内服日（　　月　　日） 　　→最終 PT-INR（　　月　　日：PT-INR　　　）	緊急性が高い場合チェックして下さい． □機械弁 　機械弁だと PT-INR を 2-3 に調節する必要があります．それ以下だと血栓性合併症，それ以上だと出血の可能性が高くなります．
冠動脈ステント治療　無・有→施行日（　　年　　月　　日） 治療を行った医療機関名（　　　　　　　　　　　　　） 薬剤溶出性ステント　有・無・不明 抗血小板薬：アスピリン・プラビックス・パナルジン・その他 抗血小板薬を中止している場合 最終内服日（　　月　　日），中止後本日で　　　日目	緊急性が高い場合チェックして下さい． □薬剤溶出性ステント アスピリンは一生，2 目は最低 1 年の服用が勧められています．1 週間以上中止すると血栓による急性冠症候群の発生率が高くなります． 通常のステントは 3 か月でもほぼ大丈夫です．
高血圧：　無・有→服薬　なし・1 剤・2 剤・3 剤以上 普段の血圧（　　／　　mmHg） 普段の血圧コントロール　安定・不安定 災害後内服薬を　飲んでいた・飲んでいない 災害後内服薬が　変わった・変わっていない	緊急性が高い場合チェックして下さい． □ 3 種類以上の降圧薬の服用 難治性高血圧になります．可能なかぎり 140/90mmHg 未満を目標にして下さい．
心不全：　無・有→最近 1 年以内の心不全入院の　有・無 心不全の原因　心筋症・虚血性・高血圧性・その他 心不全治療実施医療機関名（　　　　　　　　　　　　） 心不全治療内容　利尿薬・β遮断薬・ACE/ARB 詳細：	緊急性が高い場合チェックして下さい． □心不全の入院歴 心不全で入院したことがある場合は，服薬中止で心不全が悪化する可能性が高くなります．利尿薬・β遮断薬・ACE/ARB は継続が必要です．休薬していた場合の再開は専門医に相談下さい．
ペースメーカ・植込型除細動器　無・有→施行日（　　年　　月　　日） 機種：AAI・VVI・VDD・DDD・CRT-D・ICD 診断：SSS・房室ブロック・VT・VF，そのほか 緊急ペースメーカチェックの必要性　有・無 メーカー名および機種	緊急性が高い場合チェックして下さい． □ ICD ないし CRT-D ICD ないし CRT-D が植込まれている方は高リスクです．また，抗不整脈薬，β遮断薬の中止はリスクを伴います．
抗凝固薬の服用（心房細動，肺塞栓・深部静脈血栓症） ワルファリン内服では最終内服日（　　月　　日） →最終 PT-INR（　　月　　日：PT-INR　　　　） そのほかの抗凝固薬　薬品名と服薬量	緊急性が高い場合チェックして下さい． □脳梗塞（塞栓）の既往 □肺塞栓症の既往 脳梗塞や肺塞栓の既往がある場合はハイリスクです．服薬の継続が必要です．

（東京医科大学第二内科（循環器内科）教授　山科　章先生　提供）
※2011年当時に使用されている薬剤を記載した

（文献7より転載）

第4章 災害時の薬学的管理の考え方

F 代替薬選択のポイント

■降圧薬

　前述のとおり，災害時には塩分過剰摂取による体液貯留や浮腫が生じる一方で不十分な飲水過多による脱水も起きやすくなりますのでレニン・アンジオテンシン系（RAS）阻害薬は効果が出にくい可能性や場合によっては過剰降圧を引き起こす可能性のいずれも高くなります．Ca拮抗薬（Calcium channel blocker：CCB）であれば安定した降圧が期待でき，副作用も惹起しにくく電解質代謝への悪影響も少ないことから，食事内容や飲水状況が変化する災害環境でも使いやすいと考えられます．特にジヒドロピリジン系降圧薬は長時間作用型で安定した降圧効果を示しますので災害時において降圧薬治療を行う際，安全性と有効性の観点からジヒドロピリジン系Ca拮抗薬を優先して使用するのが望ましいという考えもあります．さらに，水なしでも服薬が可能な口腔内崩壊錠も存在するため，災害医療現場における有用性は高いでしょう．わが国で最も多く処方される降圧薬はCa拮抗薬で，次にアンジオテンシン変換酵素阻害薬（Angiotensin converting enzyme inhibitor：ACE阻害薬）やアンジオテンシンⅡ受容体拮抗薬（Angiotensin Ⅱ receptor blocker：ARB）ですが，日本高血圧学会が提唱するガイドラインのなかで降圧薬はカルシウム拮抗薬，ARB，ACE阻害薬，利尿薬，アドレナリンβ受容体遮断薬（αβ遮断薬含む）の5種類について選択基準が記載されています．被災者のなかにはもともと高血圧治療を続けていて薬だけほしいという患者もいます．さらに被災によって高血圧症を発症してしまった避難者も多数いました．被災地支援のために来た処方医は高血圧専門医とは限りませんし，被災地で薬物治療を行う際に推奨すべき医薬品についてガイドラインに従って薬剤選択をしていては，その都度時間がかかりすぎます．このような状況で，薬剤師は限られた短時間の間に推奨できる薬剤を提案しなければなりません．
　著者らが日本高血圧学会の治療薬ガイドラインから高血圧専門医の監修を受けて薬剤選択のためのアルゴリズムを作成していますので参考にしてください（図4,5,6，表4）[6]．
　患者背景における血圧管理目標値とそれに伴う適切な降圧薬選択を明示するために，大きく2段階に大別して図式化しています．仮に，受診時の高血圧管理を想定し，高血圧におけるリスク層ごとに生活指導，経過観察および降圧薬治療の適応となるカテゴリを流れ図で示しています（図4）[6]．次に，目標血圧に達しない場合，あるいは即時薬物療法適応になる場合，その第一選択薬（初期治療薬）の決定に関するアルゴリズムを別途示しています（図5,6，表4）[6]．このアルゴリズムは研修医の教育や，保険薬局で日常の服薬指導の際に活用しているものですので，災害時の代替薬選択を行う際には特に有用です．

■抗凝固薬

　人工弁（機械弁）置換患者においては，ワルファリンが絶対適応であり，代替薬はありません．また，服薬は必ず継続しなければなりません．
　心房細動の患者に心原性脳梗塞予防の目的で抗凝固療法がおこなわれている場合，服薬継続が必要です．その患者の臨床背景を把握するため，問診で，心不全の既往（C；Congestive Heart

3 循環器疾患患者の薬学的管理

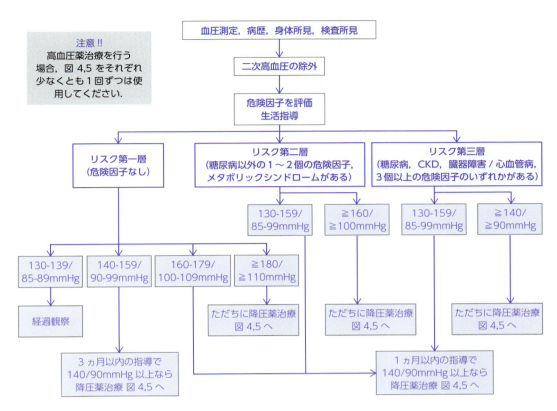

*eGFR（推算糸球体濾過量）は日本人のための推算式，
eGFR=194×Cr-1.094×年齢-0.287（女性は ×0.739）より得る

生活習慣の修正項目
1. 減塩 6g/日未満→野菜・果物の積極的摂取
2. 食塩以外の栄養素 コレステロールや飽和脂肪酸の摂取を控える，魚（魚油）の積極的摂取
3. 減量 BMI（体重（kg）÷［身長（m）×身長（m）］が 25 未満
4. 運動 心血管病のない高血圧患者が対象で，中程度の強度の有酸素運動を中心に定期的に（毎日 30 分以上を目標に）行う．
5. 節酒 エタノールで男性 20〜30mL/日以下，女性 10〜20mL/日以下
6. 禁煙

高血圧管理計画のためのリスク層別化に用いる予後影響因子

A. 心血管病の危険因子	B. 臓器障害／心血管病	
・高齢（65 歳以上） ・喫煙 ・収縮期血圧，拡張期血圧レベル ・脂質異常症： 　低 HDL コレステロール血症（< 40mg/dL） 　高 LDL コレステロール血症（≧ 140mg/dL） 　高トリグリセライド血症（≧ 150mg/dL） ・肥満（BMI ≧ 25）（特に腹部肥満） ・メタボリックシンドローム ・若年（50 歳未満）発症の心血管病の家族歴 ・糖尿病 　空腹時血糖≧ 126mg/dL あるいは負荷後血糖 2 時間値≧ 200mg/dL	脳	脳出血・脳梗塞，無症候性脳血管障害，一過性脳虚血発作
	心臓	左室肥大（心電図，心エコー），狭心症・心筋梗塞・冠動脈再建，心不全
	腎臓	蛋白尿（尿微量アルブミン排泄を含む），低い eGFR（< 60mL/分 /1.73m^2）慢性腎臓病（CKD）・確立された腎疾患（糖尿病性腎症・腎不全など）
	血管	動脈硬化性プラーク，頸動脈内膜・中膜壁厚＞ 1.0mm 大血管疾患，閉塞性動脈疾患（低い足関節上腕血圧比：ABI < 0.9）
	眼底	高血圧性網膜症

図4 初診時の高血圧管理

（文献6より転載）

第4章 災害時の薬学的管理の考え方

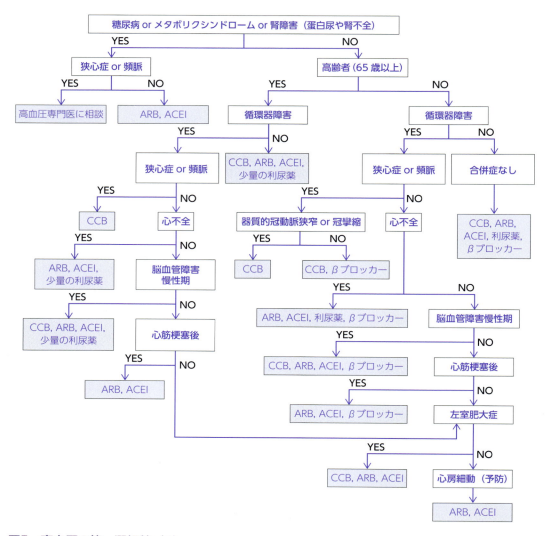

図5 高血圧の第一選択薬（A）
CCB：Ca拮抗薬
ARB：アンジオテンシンⅡ受容体拮抗薬
ACEI：アンジオテンシン変換酵素阻害薬
βブロッカー：β遮断薬

（文献6より転載）

Failure），高血圧（H；Hypertension），75歳以上（A：Age），糖尿病（D：Diabetes），虚血性脳卒中（S2；Stroke）を聞き出します．そのスコアを合計し（脳卒中のみ2点，その他はそれぞれ1点），3点以上ならば，ワルファリンは必須です．2点であっても服薬の継続は必要ですが，数日間の抗凝固療法の中断は可能です．CHADS2スコアにおいて，各スコアでの年間の脳梗塞発生率は，0点で1.9 %，1点で2.8 %，2点で4 %，3点で5.9 %，4点で8.5 %，5点で12.5 %，6点で18.2 %です（**図7**）[8]．抗凝固療法を行うことで，そのリスクを低減させることができます．災害時という非日常においては，血圧の上昇や食生活の変化，脱水，ストレスなどで血液凝固能の亢進が起こることは前述の通りです．脳梗塞予防のためにも心房細動を有する患者は抗凝固療法を継続しなけれ

3 循環器疾患患者の薬学的管理

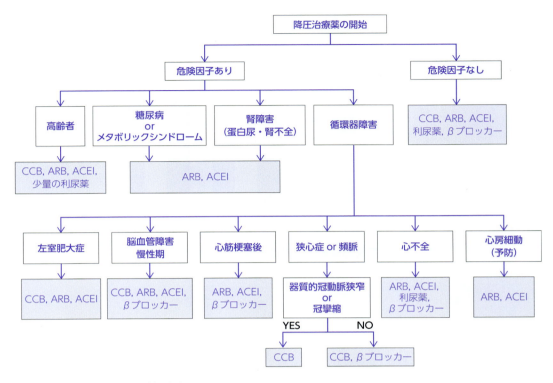

図6 高血圧の第一選択薬（B）
CCB：Ca拮抗薬
ARB：アンジオテンシンⅡ受容体拮抗薬
ACEI：アンジオテンシン変換酵素阻害薬
βブロッカー：β遮断薬

（文献6より転載）

表4 降圧薬の禁忌，慎重投与

降圧薬	禁忌	慎重使用例
Ca拮抗薬	・徐脈（非DHP系）	・心不全
ARB	・妊娠 ・高カリウム血症	・腎動脈狭窄症
ACE阻害薬	・妊娠 ・血管神経性浮腫 ・高カリウム血症	・腎動脈狭窄症
利尿薬 （サイアザイド系）	・痛風 ・低カリウム血症	・妊娠 ・耐糖能異常
β遮断薬	・喘息 ・高度徐脈	・耐糖能異常 ・閉塞性肺疾患 ・末梢動脈疾患

（文献6より転載）

第4章 災害時の薬学的管理の考え方

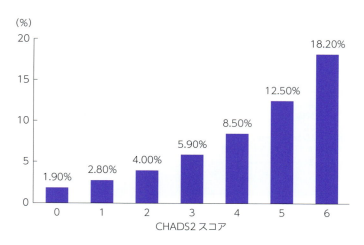

図7　非弁膜症性心房細動における脳梗塞の年間発症率
(文献9より作成)

ばなりません.
　ワルファリン服用患者では食生活の変化，特に生鮮食品の摂取量低下によるビタミン K 摂取量の低下から，ワルファリンの薬効増強の可能性も考えられます．PT-INR を可及的速やかに測定し，投与量の評価をしなくてはなりません．
　DOAC（Direct Oral Anticoagulant）も非弁膜症性心房細動においては選択肢の一つとなり，こちらについては心房細動治療ガイドラインにおいて CHADS2 スコア 1 点以上で推奨とされています．災害時には脱水や飲水量の低下が起こりやすく，腎排泄であるダビガトランは薬効の増強に注意が必要です．代替薬としては，腎外クリアランスの大きく薬物相互作用が比較的少ないエドキサバンが推奨されます．

■抗血小板薬

　ステント治療を行った患者では，抗血小板薬を服用しなければなりません．
　冠動脈に薬剤溶出性ステント（DES；Drug-Eluting Stent）を留置した症例に対しては，術後 1 年以内では抗血小板薬の 2 剤併用（うち 1 剤は低用量アスピリン）が必要です．それ以上経過していればアスピリンのみで良いとされています．
　通常のステント（BMS；Bare Metal Stent）を留置した症例では，最初の 1 ヵ月を抗血小板薬の 2 剤併用（うち 1 剤は低用量アスピリン），それ以上経過した方はアスピリンのみでよいとされています．
　アスピリンの薬効消失は約 7 〜 10 日程度といわれており，服薬中断がただちに血栓症発現に繋がるとは言えませんが，速やかに薬剤投与を再開しなければなりません．短期的には低用量アスピリンのみの服用でも問題ないと思われますが，代替薬として選択する場合にはアスピリンアレルギーの有無を確認しなければなりません．

■抗不整脈薬

心房細動に対する治療薬は心拍数を調整すること（レートコントロール）を目的とした薬剤と，洞調律を維持すること（リズムコントロール）を目的とした薬剤があります．

レートコントロールのための薬剤は，中断により頻脈になります．ジゴキシン，ベラパミルは中断で頻脈をきたしますが，2～3日であれば，患者は無症状で耐えられます．その間に，速やかに薬剤を供給すべきです．レートコントロールのための薬剤であれば，以前と同じものである必要はありません．ジゴキシンは避難所生活などを考慮すると腎機能障害によるジゴキシン中毒の可能性があり，代替薬として選択するには困難な部分があります．ベラパミルなどが使いやすいと考えます．

心房細動に対するリズムコントロールのための薬剤は，中断すると心房細動を起こす可能性が高くなります．しかし，内服を継続していても心房細動を起こす可能性はあります．リズムコントロールの薬剤は治療域が狭く，副作用の発現リスクが高いため，代替薬を選択するよりは中断する方が無難です．

アミオダロンを内服している患者は，それを内服している重大な理由が必ずあるはずです．半減期が長いため，中断してもすぐに症状が悪化することはありませんが，3～4日すると不整脈発作を起こす可能性があるため，速やかに循環器内科専門医に紹介すべきです．

■β遮断薬

β遮断薬突然の中止は，血圧の上昇や頻脈を引き起こし，心イベントを増加させる可能性があります．心不全に対するβ遮断薬の処方に関しては，用量が多すぎるとかえって心不全を悪化させることもあります．

よって，β遮断薬については丁寧な問診による処方目的の明確化が必要です．中断せざるを得ない場合には，その後の経過を注意深く見守る必要があります．

■利尿薬

処方目的によって対応が異なります．高血圧に対する処方であれば，避難所生活などによる飲水量低下も考慮し，血圧を見ながら一時中止することも可能です．

心不全の患者では，利尿薬を継続的に内服しないとうっ血症状が出現する患者がいます．一度うっ血症状が出ると，以前と同じ要領の利尿薬を内服させても，うっ血症状は改善しないことが多いです．心不全患者で，利尿薬が手に入らない状況となれば，速やかに循環器内科医に連絡を取り，対応すべきです．

ループ利尿剤を服用している患者においては，食生活の変化，生鮮食品の摂取量低下によるカリウム摂取量の低下により起こりうる血清カリウム値の変動に注意が必要です．

■狭心症治療薬

狭心症治療薬は急に服用を中止した場合，発作再発の危険性が高いため服薬の継続が必要です．

代替薬を選択する場合には丁寧な問診，観察により労作性狭心症，不安定狭心症，あるいはその合併型かを推測し，適切な薬物療法を行うことが必要です．

Ca拮抗薬（ベラパミル，ジルチアゼム），長時間作用型亜硝酸薬（硝酸イソソルビド）が選択肢となります．

■ 脂質異常症治療薬

災害急性期での一時的な服薬中断では急な心血管イベントが発生することはありません．

G 災害時に押さえておくべき服薬指導のポイント

循環器疾患患者，また新規発症患者への服薬指導においては，被災者から平時に服用している薬剤を聞き取り，医薬品の名称，規格，用法・用量の特定を行うことがまず重要です．薬剤師は，薬剤の形状などを把握している専門家であり，聞き取りから得られる情報を医師に提供することは，処方，代替薬の決定に寄与し，心血管イベントの抑制にとって大きな力となります．

また，被災者が日常に戻るにあたり，薬剤の変更，追加などがあれば，それを患者に伝え，お薬手帳などで共有すべきです．災害高血圧は生活環境が落ち着けば徐々に安定化していくため，服薬を中止するタイミングを逃せば，薬剤による有害事象となりかねません．

災害現場での医療の需要と供給は，需要が上回ることがほとんどです．そのため，医療者が職能を発揮すること，また正しい知識を提供することが重要です．循環器疾患の予防には，薬剤師が避難所の巡回や服薬指導時など被災者と触れ合う際に，体内で起こりうることを理解し，予防の方策を啓発していくことも大事なことです．

 Summary

- 被災地で最も必要とされる降圧薬の処方は，代替処方を提案し，薬学的トリアージを実践できることが重要．
- 災害時の循環器疾患発症，増悪の機序を知ることは，適切な薬物治療に繋がる．
- 薬剤の需要と供給に合わせた管理や，薬物治療の中断を防ぐ啓発活動，避難所アセスメントなどを通じて，被災者の長期予後改善に寄与できる．

4 災害時の糖尿病治療

A 災害時の糖尿病患者への対応

　通常では糖尿病の薬物治療は，日本糖尿病学会が発行する「糖尿病治療ガイド」にしたがって，患者個々の病態に適した治療薬が選択されます[1]．平時の場合でも災害時でも，糖尿病の薬物治療の原則は，低血糖やその他有害事象を防止し，かつ良好な血糖コントロールを目指すことです．

　大規模災害時は薬を持って避難することができない場合が多く，被災患者は自分が服用している医薬品名も覚えていないことが少なくはないです．糖尿病患者にとって，薬以外に食事の影響が血糖コントロールに影響を与えることは言うまでもありません．被災直後の避難生活では食糧や水の配給が続きますが，質・量ともに不十分で，糖尿病（特に1型）の患者であれば，供給体制が整うまでは，理想的にはこまめな血糖測定とインスリンの調整が必要になります．したがって，被災初期の段階で避難者のスクリーニングを行う際に，糖尿病患者およびその治療内容の把握をしておくことが大切です．しかし，被災者は薬をもって避難することができない場合が多く，また，自分が服している医薬品名を覚えていないことも少なくないため（対応については p.151 参照），それらの情報も含めて避難所の管理者，あるいは保健師に集約しておくことが重要です．

　被災地では行政や自衛隊，各種ボランティア団体から食糧の配給や炊き出しを行いますが，そのほとんどがコンビニ弁当，おにぎり，調理パンや菓子パン，麺類，インスタント食品，お菓子などの炭水化物ばかりです．野菜や通常の糖尿病制限食を摂取することは，しばらくの間ほぼ不可能となります．発災直後は特にそれまで服用していたものと同じ経口血糖降下薬やインスリンは入手できないこともあり，血糖コントロールが安定せずに悪化する可能性が高いことが予想されます．定期的に血糖値測定ができればよいのですが，現実的に避難所などでは困難です．薬剤師が避難所を巡回する際に，糖尿病患者に対して，食生活の状況を照らし合わせて自己血糖測定を促し，薬物治療の評価を行うことが望ましいでしょう．避難所では提供される食事を気にせずにすべて摂取してしまうような糖尿病に対する意識が低い人を見極めて，医師の診察を定期的に受けるよう勧奨することも重要です．また，避難所での集団生活でインスリン注射をしている人のなかには使用済みの針を放置したり，通常のゴミに投入するケースも見受けられます．災害時衛生管理の観点からも，薬剤師が積極的に啓発活動を行う必要があります．以上のことを踏まえて災害発生からの糖尿病患者への対応を考慮すべきです．

薬物療法の原則

　災害時の糖尿病患者への対応として，低血糖やその他有害事象を防ぐため，個々の患者の全身機能や病態，それまで使用していた薬剤の特徴に十分配慮して元の薬物療法へ導きましょう（**表1**）．発災から3日目くらいまで食糧摂取ができなければ，それまで服用していた内服薬は飲ませず，できる限り医師の診察を受けるよう勧めます．発災後数日経過し食糧配給後は，できるだけ血糖値測定を行い従来の内服薬を開始できるよう支援します．

・SU薬を再開する場合は低血糖のリスクとなるので，できるだけ少量のSU薬を使用し，血糖値，HbA1c，腎機能を確認しながら適宜増減します．
・ビグアナイド薬（メトホルミンやメトホルミン配合剤）は，できるだけ定期的に血液検査を行い腎機能を評価することが大切です．腎障害のある場合eGFRが30 mL/分/1.73 m^{2}未満でメトホルミンは禁忌ですので慎重に投与します．
・グリニド薬は高齢者糖尿病でよくみられる食後過血糖の改善に適していますが，低血糖のリスクが高いので注意を要します．
・α-グルコシダーゼ阻害薬の消化器症状として放屁は避難所など集団生活の中で周囲の環境で気にされる患者もいるので，配慮を要します．
・チアゾリジン薬による心不全リスクや骨への影響を鑑み，避難所での高齢者の転倒に伴う骨折リスクを注意喚起します．
・SGLT2阻害薬は，尿路・性器感染症の発症リスクがありますが，被災後から入浴できない日が続くことで，さらにリスクが高まります．SGLT2阻害薬は，尿糖排泄促進による血糖改善および体重減少効果を有し，低血糖を来しにくいです．SGLT2阻害薬もeGFRが30 mL/分/1.73 m^{2}未満の場合には使用しないことが望ましいです．
・DPP-4阻害薬は単剤で使用する場合低血糖を起しにくいですが，SU薬と併用すると重症低血糖を惹起することがあるので注意が必要です．
・2型糖尿病患者でGLP-1受容体作動薬を使用する場合，嘔気・嘔吐などの消化器症状，体重減少に注意して使用しましょう．週1回皮下注射のGLP-1受容体作動薬は高齢者糖尿病の在宅医療にも有用です．

 低血糖対策

　避難所内では救護所の有無にもよりますが，特にない場合は高齢者糖尿病患者の低血糖とシックデイ対策を多職種で取り決めしておくといいでしょう．高齢者糖尿病では，インスリン自己注射やSU薬使用によって高血糖や低血糖，長期罹病患者における冠動脈疾患，脳卒中のほか，認知機能障害，うつ病，ADL低下，腎機能低下，肝疾患，食事摂取量低下，感染症，多剤併用などが低血糖の危険因子となることも共通認識としておくことが理想です．また，患者教育を特別に行うこと

表1　2型糖尿病治療薬の特徴

	分類	被災直後の食事摂取不十分な場合	一般名（主な商品名）	作用メカニズム	副作用・特徴
糖の吸収や排泄を調整する経口糖尿病薬	α-グルコシダーゼ阻害薬	服用すべきではない	・アカルボース（グルコバイ®） ・ボグリボース（ベイスン®） ・ミグリトール（セイブル®）	小腸からの糖の消化・吸収を遅らせることで食後高血糖を抑える.	・腹部膨満感，放屁の増加，下痢などを起こしやすい.
	SGLT2阻害薬	単剤使用であれば継続してよい	・イプラグリフロジン L-プロリン（スーグラ®） ・ルセオグリフロジン（ルセフィ®） ・ダパグリフロジンプロピレングリコール（フォシーガ®） ・トホグリフロジン（デベルザ®，アプルウェイ®） ・カナグリフロジン（カナグル®） ・エンパグリフロジン（ジャディアンス®）	SGLT2阻害薬は尿細管から血液中へのブドウ糖の再取込みを阻害することで，尿中に糖を出して血糖を下げる.	・低血糖，尿路感染，性器感染，脱水，頻尿，皮膚症状など. ・インスリン分泌と直接関係しないため，単独使用では低血糖リスクは低いが，インスリン製剤およびSU薬との併用で低血糖リスクは高い.
インスリンの効果を高める経口糖尿病薬	ビグアナイド薬	服用すべきではない	・メトホルミン（メトグルコ®，グリコラン®） ・ブホルミン（ジベトス®）	肝臓からの糖の放出を抑える，インスリンに対するからだの感受性を高めるなどの作用などで血糖値を下げる.	・食欲不振，吐き気，便秘，下痢などを起こしやすい. ・乳酸アシドーシスに注意. ・単独の使用では低血糖の可能性が少なく，体重増加しにくい.
	チアゾリジン薬	単剤使用であれば継続してよい	・ピオグリタゾン（アクトス®）	インスリンに対する感受性を高めることで血糖値を下げる.	・浮腫や急激な体重増加などを起こしやすい. ・骨粗鬆症リスク増大. ・単独の使用では低血糖リスクが少ない.
インスリンを分泌しやすくする経口糖尿病薬	スルホニル尿素薬	服用すべきではない	・グリベンクラミド（ダオニール®，オイグルコン®） ・グリクラジド（グリミクロン®） ・グリメピリド（アマリール®）	膵臓のβ細胞を刺激してインスリンの分泌を促進することで血糖値を下げる.	・低血糖，体重増加，心血管イベントなどを起こしやすい.
	速効型インスリン分泌促進薬	服用すべきではない	・ナテグリニド（ファスティック®，スターシス®） ・ミチグリニドカルシウム（グルファスト®） ・レパグリニド（シュアポスト®）	内服直後から効果発現し，短時間作用でインスリン分泌を促進することで血糖値を下げる.	・低血糖を起こしやすい. ・スルホニル尿素薬との併用はできない.
	DPP-4阻害薬	服用すべきではない	・シタグリプチンリン酸塩（ジャヌビア®，グラクティブ®） ・ビルダグリプチン（エクア®） ・アログリプチン安息香酸塩（ネシーナ®） ・リナグリプチン（トラゼンタ®） ・テネリグリプチン臭化水素酸塩（テネリア®） ・アナグリプチン（スイニー®） ・サキサグリプチン（オングリザ®） ・トレラグリプチンコハク酸塩（ザファテック®） ・オマリグリプチン（マリゼブ®）	血糖値を下げる作用はブドウ糖の濃度に依存するので，単独の使用では低血糖の可能性が少ない薬です．体重が増加しにくい薬です．	・腎機能・肝機能が低下していると使用しにくい. ・トレラグリプチンコハク酸塩（ザファテック®），オマリグリプチン（マリゼブ®）は週に1回の内服でよい. ・体重減少を起こしやすい. ・服用開始時に尿量が増加する.

を推奨します．発熱，下痢，嘔吐，食欲不振などのシックデイ対策については水分と食事（炭水化物）の摂取を補う．

D シックデイ対策

　糖尿病患者の場合，かぜによる発熱，食欲不振，嘔吐，下痢，外傷などで血糖コントロールが不良になることがあります．普段とは違う環境で体調が悪化するときをシックデイと呼びます．シックデイの場合はできるだけ受診し，経口血糖降下薬については原則，減量・中止を考慮しなければなりませんが，特にSU薬による低血糖，メトホルミンによる乳酸アシドーシス，SGLT2阻害薬による脱水に陥りやすいです．このようなケースでは，持効型インスリンや中間型インスリンは投与を行うことを原則としながら低血糖にも注意しましょう．このように被災地で薬物療法やインスリン自己注射による血糖管理している患者では，血糖測定の結果を参考に単位数を変更する方法をしっかり伝えましょう．SU薬や速効型インスリン分泌促進薬は，食事の量にあわせて投与量を加減します．そのほかの血糖降下薬は，普段どおりに食事ができれば服用を続けますが，発熱や下痢，吐き気などの症状があって食事を十分とれないようなときは服用を中止して，食べられるようになったら服用を再開します．食事摂取ができていないからといってインスリン注射は必要ないと思い込んではいけません．インスリン分泌がないと体内で糖分を利用できず，ケトーシスを誘発するリスクがあります．もともとシックデイには血糖値が高くなりやすいことから，インスリンを全く注射しないのは大変危険です．被災後には臨機応変に血糖コントロールするために，効果が早く現れて作用時間が短いインスリンでの調節が適しています．

E 服用していた血糖降下薬がわからない患者さんへの対応

　1型糖尿病患者さんの場合，お薬手帳もなくなり被災するまで服用していた内服薬の名前がわからない場合，同一成分薬剤を医師と薬剤師によって特定してできる限り同じ治療を継続してもらう

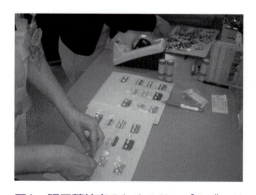

図1　服用薬特定のためのサンプルボード

4 災害時の糖尿病治療

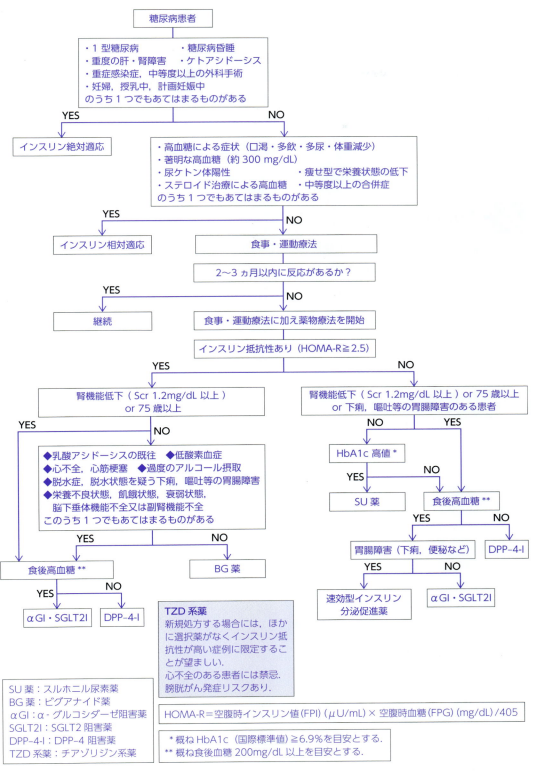

図2 経口糖尿病薬選択のアルゴリズム

(文献2より引用)

第 4 章 災害時の薬学的管理の考え方

ことが大切です．そのためには医薬品のパンフレットや血糖降下薬のサンプルボードを作成（p.150 図1）して従来の服用薬を特定します．それでもわからない場合は，図2[2]に示すような日本糖尿病学会が推奨する糖尿病治療ガイドラインに従った「糖尿病初期治療における経口血糖降下薬の処方選択基準に関するアルゴリズム」[2]を参考に，過去の病歴や現病を考慮して医師に処方を促してみるのもよいでしょう．本アルゴリズムは糖尿病専門医ではなくとも処方支援に役立ち，さらには平時に薬局薬剤師が患者さんとのコミュニケーションをとるためのツールとしても有効活用できます．

 Summary

- 災害時の糖尿病治療薬は平時と異なるので注意が必要．
- 避難所内での低血糖対策が重要．
- 災害時はストレスや体調が変化しやすいので，シックデイ対策が重要．

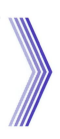

5 気管支喘息・COPD患者の薬学的管理

　災害時急性期より気管支喘息患者，慢性閉塞性肺疾患（choronic obstructive pulmonary disease；COPD）患者の症状悪化による入院の増加が報告されています．その要因として，定期薬の中断，感染症，ストレス等があるとされています．本項では，これらの疾患の悪化を防ぐために医療チームが取り組むべき薬学的管理に焦点を当てて解説します．

 定期薬の休薬の影響

　阪神・淡路大震災後の1週間において，喘息発作による入院が一過性に増加したことが報告されていますが[1,2]，吸入ステロイド（inhaled corticosteroid；ICS）使用者では入院者数が少ない傾向でした[2]．一方，激震地区において吸入ステロイド薬のみを使用している患者の入院率は高く，ピークフロー日誌をつけている患者で低かったことから，平時からの自己管理は被災時の悪化予防に有効であることが分かります[3]．一方，鳥取県西部地震において，成人の喘息悪化は1ヵ月以内に起こっていることが報告されています[4]．東日本大震災においても同様で，岩手県立大船渡病院では，治療中断により重症化して入院する喘息患者，COPD患者が急性期に増加したことが報告されています[5]．また，石巻赤十字病院においても喘息発作，COPD増悪による入院患者は急性期から高く，入院患者は21日目から30日目にピークに達しています[6]．ICSの中止や災害に対する不安を持つ被災者において，喘息の悪化率が高かったとも報告されています[7]．
　一般的に，気管支喘息悪化の危険因子としては，ノンアドヒアランス[8,9]が挙げられます．その他にも，呼吸器感染症[10-12]やストレス[13]によるものが報告されています．COPD患者においては，上記に加えて酸素吸入の中断も悪化要因となります[6]．吸入剤のノンアドヒアランスとCOPD患者の死亡率や症状悪化による入院との間に相関があることが報告されており[14]，災害時の薬剤中止によっても同様のことが懸念されます．

 定期薬がない場合の対応

■災害急性期の対応

　日本集団災害医学会が提案している「災害時超急性期における必須医薬品モデルリスト[15]」に掲載されている薬剤は，テオフィリン徐放錠，サルブタモール吸入剤（pMDI），ツロブテロール貼付

153

剤（0.5 mg，2 mg）およびステロイドの経口，注射のみです．喘息発作を起こしている患者，増悪しているCOPD患者についてはサルブタモール吸入剤およびステロイド経口投与あるいは注射で対応することになりますが，コントロールできない場合には救急搬送する必要があります．安定期にある患者に対しては，必要があれば定期薬が手に入るまでの間，テオフィリン徐放錠，ツロブテロール貼付剤で対応します．近年，気管支喘息，COPDに対する薬物療法の主体は吸入療法となっています．必須医薬品モデルリストは，あくまでも超急性期に対応するための薬剤であるので，亜急性期，慢性期に被災地外から入る医療チームは，呼吸器疾患患者がいることを想定し，以下に挙げる必要な薬剤を準備しておくべきです．

気管支喘息患者

気管支喘息における薬物療法の第一選択はICSです．気道の炎症を抑える意味からも，ICSの継続は非常に重要であり，吸入の中止は症状悪化の原因となり得ます[7]．喘息コントロールのためには，ICSの調達を第一優先で考えるべきでしょう．他の喘息治療薬の不足については，代替薬を提案することで対処できると考えられます．

COPD患者

COPD患者が使用する吸入剤は，単剤としては長時間作用性抗コリン薬（long actng muscarinic antagonist；LAMA）や長時間作用性β_2刺激薬（long acting β_2 agonist；LABA）です．また，配合剤としてLAMA/LABAやLABA/ICSを使用している患者もいます．吸入剤の中止は症状悪化の原因となりますので[7-9,14]，できる限り早く吸入剤を調達し，中止の期間を短くするようにしなければなりません．

代替薬選択のポイント

気管支喘息およびCOPDに適応のある吸入剤を**表1，2**に示します．

■デバイスの特徴と使用時の注意点

デバイスは，①加圧噴霧式定量吸入器（pressurized metered dose inhaler；pMDI），②ドライパウダー吸入器（dry powder inhaler；DPI），③ソフトミスト吸入器（soft mist inhaler；SMI），④ネブライザー（吸入液を使用）の大きく4つに分けることができます．

pMDI：ボンベを押すことによって一定量のエアゾールタイプの薬剤が噴霧されます．薬剤によって手技に大きな違いがないこと，吸入する力が弱い患者でも使用できることがメリットですが，効率よく吸入するためにはタイミングを合わせる必要があります．

DPI：自身の吸気の力を利用して吸入を行うため，タイミングを合わせる必要がない反面，吸入する力の弱い患者には使用できないことがあります．1秒量低値の気管支喘息，COPDの成人患者における検討では，タービュヘイラーで吸気流量不足になる患者が多くみられたとの報告があります[16]．また，デバイスの種類も多岐にわたり，器具によって使用方法が異なる点，薬剤と吸入器が一体化しているものと，吸入器を別途渡さなければならないものがある点に特に注意が必要です．

5 気管支喘息・COPD患者の薬学的管理

表1　気管支喘息・COPD治療に使用される吸入剤一覧（単剤）

分類	商品名	デバイス	一般名	規格	適応症 気管支喘息	適応症 COPD	一般的な使用回数
ICS	キュバール™	pMDI	ベクロメタゾン（プロピオン酸エステル）	50/100μg	○		2回/日
ICS	フルタイド®	DPI（ディスカス®）	フルチカゾン（プロピオン酸エステル）	50/100/200μg	○		2回/日
ICS	フルタイド®	DPI（ディスクヘラー®）	フルチカゾン（プロピオン酸エステル）	50/100/200μg	○		2回/日
ICS	フルタイド®	pMDI	フルチカゾン（プロピオン酸エステル）	50/100μg	○		2回/日
ICS	アニュイティ®	DPI（エリプタ®）	フルチカゾン（フランカルボン酸エステル）	100/200μg	○		1回/日
ICS	パルミコート®	DPI（タービュヘイラー®）	ブデソニド	100/200μg	○		2回/日
ICS	パルミコート®	吸入液	ブデソニド	0.25/0.5mg	○		1〜2回/日
ICS	オルベスコ®	pMDI	シクレソニド	50/100/200μg	○		1回/日*
ICS	アズマネックス®	DPI（ツイストヘラー®）	モメタゾン（フランカルボン酸エステル）	100/200μg	○		2回/日
SABA	サルタノール®	pMDI	サルブタモール（硫酸塩）	100μg	頓	頓	―
SABA	ベネトリン®	吸入液（0.5%）	サルブタモール（硫酸塩）	―	頓	頓	―
SABA	メプチン®	pMDI	プロカテロール（塩酸塩）	5/10μg	頓	頓	4回/日まで
SABA	メプチン®	DPI（スイングヘラー®）	プロカテロール（塩酸塩）	10μg	頓	頓	4回/日まで
SABA	メプチン®	吸入液（0.01%）	プロカテロール（塩酸塩）	0.3/0.5mL	頓	頓	―
SABA	ベロテック®	pMDI	フェノテロール（臭化水素酸塩）	100μg	頓	頓	4回/日まで
LABA	セレベント®	DPI（ディスカス®）	サルメテロール（キシナホ酸塩）	50μg	○	○	2回/日
LABA	セレベント®	DPI（ディスクヘラー®）	サルメテロール（キシナホ酸塩）	25/50μg	○	○	2回/日
LABA	オーキシス®	DPI（タービュヘイラー®）	ホルモテロール（フマル酸塩水和物）	9μg		○	2回/日
LABA	オンブレス®	DPI（ブリーズヘラー®）	インダカテロール（マレイン酸塩）	150μg		○	1回/日
SAMA	アトロベント®	pMDI	イプラトロピウム（臭化物水和物）	20μg	○	○	3〜4回/日
LAMA	スピリーバ®	DPI（ハンディヘラー®）	チオトロピウム（臭化物水和物）	18μg		○	1回/日
LAMA	スピリーバ®	SMI（レスピマット®）	チオトロピウム（臭化物水和物）	1.25/2.5μg	○	○ 2.5のみ	1回/日
LAMA	シーブリ®	DPI（ブリーズヘラー®）	グリコピロニウム（臭化物）	50μg		○	1回/日
LAMA	エンクラッセ®	DPI（エリプタ®）	ウメクリジニウム（臭化物）	62.5μg		○	1回/日
LAMA	エクリラ®	DPI（ジェヌエア®）	アクリジニウム（臭化物）	400μg		○	2回/日
ケミカルメディエーター遊離抑制薬	インタール®	pMDI	クロモグリク酸ナトリウム	1mg	○		4回/日
ケミカルメディエーター遊離抑制薬	インタール®	吸入液（1%）	クロモグリク酸ナトリウム	20mg	○		3〜4回/日

適応症については，定期的に使用するものに「○」，喘息発作時あるいは症状増悪時に頓用として用いるものに「頓」と記載した．
＊：高用量の場合，1日2回に分けて吸入する．

155

第4章 災害時の薬学的管理の考え方

表2 気管支喘息・COPD治療に使用される吸入剤一覧（配合剤）

	商品名	デバイス	一般名	規格（μg）			適応症 気管支喘息	適応症 COPD	一般的な使用回数
LABA／ICS	アドエア®	DPI（ディスカス®）	フルチカゾン（プロピオン酸エステル）	100	250	500	○	○ 250のみ	2回／日
			サルメテロール（キシナホ酸塩）	50					
		pMDI	フルチカゾン（プロピオン酸エステル）	50	125	250	○	○ 125のみ	
			サルメテロール（キシナホ酸塩）	25					
	シムビコート®	DPI（タービュヘイラー®）	ブデソニド	160			○ 頓用＊	○	2回／日
			ホルモテロール（フマル酸塩水和物）	4.5					
	フルティフォーム®	pMDI	フルチカゾン（プロピオン酸エステル）	50	125		○	―	2回／日
			ホルモテロール（フマル酸塩水和物）	5					
	レルベア®	DPI（エリプタ®）	フルチカゾン（フランカルボン酸エステル）	100	200		○ 100のみ	○	1回／日
			ビランテロール（トリフェニル酢酸塩）	25					
LAMA／LABA	スピオルト®	SMI（レスピマット®）	チオトロピウム（臭化物水和物）	2.5			―	○	1回／日
			オロダテロール（塩酸塩）	2.5					
	ウルティブロ®	DPI（ブリーズヘラー®）	グリコピロニウム（臭化物）	50			―	○	1回／日
			インダカテロール（マレイン酸塩）	110					
	アノーロ®	DPI（エリプタ®）	ウメクリジニウム（臭化物）	62.5			―	○	1回／日
			ビランテロール（トリフェニル酢酸塩）	25					

＊：維持療法と頓用吸入を合計で，通常8吸入まで．最大12吸入まで．

　SMI：噴霧ガスを使用せず，細かい霧となった薬剤をゆっくり噴霧・吸入するもので，チオトロピウム単剤，配合剤に採用されています．

　ネブライザー：吸入液を一定量機器にセットして，霧状になった薬剤を吸入するタイプです．使用する機器には，ジェット式，超音波式，メッシュ式があります．ジェット式と超音波式は電源を必要とするため，停電時には使用できませんが，メッシュ式は乾電池で作動するため，停電時にも使用できます．ただし，全ての機種において使用後に洗浄を必要とするため，断水時には使用が制限されるかもしれません．

■代替薬の薬効・デバイスの選択

　代替薬を提案する場合，できる限り同じ薬効，同じデバイスを選択します．もしも，調達できない場合には，同じ薬効のものを選ぶようにします．同じ薬効のものが長期間に渡って調達できない場合には，以下に述べるような選択肢が選べるかもしれません．

　ロイコトリエン受容体拮抗薬（leukotriene receptor antagonist；LTRA）とICSを併用している

喘息患者で，LTRA が調達できない場合には，患者の状態に応じて LABA への変更か ICS の増量で対処するのが妥当と考えられます．LTRA + ICS と LABA + ICS を比較したランダム化比較試験のシステマティック・レビューでは，LABA + ICS の効果が若干高く[17]，LTRA + ICS と ICS 単独を比較したランダム化比較試験のシステマティック・レビューでは，ICS の投与量が同じ場合には LTRA + ICS の効果が高く，ICS 増量と比較した場合には有害事象の頻度だけでなく，喘息悪化についても有意差がなかったと示されています[18]．災害時には喘息症状が悪化することが報告されていますので[4-7]，症状やピークフロー日誌を確認して必要であれば ICS の増量を考慮します．

安定期にある COPD 患者において，定期使用している LAMA/LABA がない場合には LAMA を中止するのではなく，LABA/ICS への変更を検討します．LAMA/LABA と LABA/ICS を比較検討したシステマティック・レビューでは，悪化，FEV_1 上昇，肺炎の発症，QOL のアウトカムにおいて LAMA/LABA の方が効果が高かったとされています[19]．薬剤が調達できた時点で，元の処方に戻すことが必要です．

■ 代替薬の用量換算

気管支喘息患者への ICS および LABA/ICS の用量換算表を**表 3，4**に示します．喘息予防・管理ガイドライン 2015 では，成人に対する添付文書中の最高用量を高用量と設定し，その半量を中用量，その半量を低用量と設定しています[20]．

災害時に押さえておくべき服薬指導のポイント

■ デバイスを変更した場合の指導

定期薬と異なったデバイスに変更する必要がある場合は，吸入指導をきちんと行って正しい手技を理解してもらう必要があります．携行する吸入剤の使用方法を印刷して持参するとよいでしょう．インターネット環境が整っていれば，YouTube® 等で各薬剤の使用方法の動画を閲覧してもらったり，メーカーが提供する使用方法をその場で印刷して渡したりすることも可能です．

特に，pMDI から DPI または DPI から pMDI に変更になった場合には，吸入速度の違いを説明する必要があります．DPI はデバイスによって，最低限必要な吸入速度が異なるので，注意が必要です（**表 5**）．ディスカス®，タービュヘイラー®，エリプタ®，ツイストヘラー®はメーカーがトレーナーを提供しており，吸入速度が低い患者については使用してみるとよいでしょう．pMDI に切り替わった小児，高齢者についてはスペーサーを使用する方がよいかもしれません．タイミングを合わせる練習をしなくてもよく，吸入効率の上昇も期待できます．現在，入手可能なスペーサーとしては，エアロチャンバー，オプティチャンバー，ボアテックスがあります（**図**）．有償ですが，全製品に対応可能なので携行医療品に pMDI がある場合には準備しておくとよいでしょう．

配合剤がなく，単剤 2 種類を吸入しなければならない場合には，アドヒアランスの低下に注意すべきです．特に異なったデバイスでないと調達できない場合には，患者の混乱を招く可能性があります．この場合，LABA をツロブテロール貼付剤に変更することを検討します．

第 4 章 災害時の薬学的管理の考え方

表3　気管支喘息患者における吸入ステロイド薬の投与量換算表

	デバイス	添加物	成人の投与量（小児の投与量）		
			低用量	中用量	高用量
キュバール™	pMDI	エタノール	100～200 (小～100)	400 (小～200)	800 (小～400)
フルタイド®	DPI	乳糖	100～200 (小～100)	400 (小～200)	800 (小～400)
	pMDI	—	100～200 (小～100)	400 (小～200)	800 (小～400)
アニュイティ®*	DPI	乳糖	100	200	200
パルミコート®	DPI	—	200～400 (小～200)	800 (小～400)	1,600 (小～800)
	吸入液	—	0.5mg (小0.25mg)	1mg (小～0.5mg)	2mg (小～1mg)
オルベスコ®	pMDI	エタノール	100～200 (小～100)	400 (小～200)	800 (小～400)
アズマネックス®	DPI	乳糖	100～200	400	800

パルミコート吸入液を除き，1日量をμg/日で記載した．
＊：アニュイティはガイドライン発行当時薬価収載されていない医薬品であるため記載がない．
本表の記載はFDAのサイト[21]を参考に記載した．

（文献20より作成）

表4　気管支喘息患者における長時間作用性β₂刺激薬/吸入ステロイド薬の投与量換算表

	デバイス	添加物	投与量		
			低用量	中用量	高用量
アドエア®*	DPI	乳糖	50μg/100μg 1吸入×2回	50μg/250μg 1吸入×2回	50μg/500μg 1吸入×2回
	pMDI	—	25μg/50μg 2吸入×2回	25μg/125μg 2吸入×2回	25μg/250μg 2吸入×2回
シムビコート®	DPI	乳糖	1吸入×2回	2吸入×2回	4吸入×2回
フルティフォーム®	pMDI	エタノール	5μg/50μg 2吸入×2回	5μg/125μg 2吸入×2回	5μg/125μg 4吸入×2回
レルベア®	DPI	乳糖	25μg/100μg 1吸入×1回	25μg/100μg 2吸入×1回 25μg/200μg 1吸入×1回	25μg/200μg 1吸入×1回

＊：小児への適応は，DPI（50μg/100μg），pMDI（25μg/50μg）のみ．

（文献20より作成）

158

表5 DPIの吸入に必要な最低吸気速度

デバイス	速度（L/分）
ディスカス®	30
ディスクヘラー®	30〜60
エリプタ®	30〜36
タービュヘイラー®	30
ツイストヘラー®	20〜30
スイングヘラー®	20
ブリーズヘラー®	20
ハンディヘラー®	20
ジェヌエア®	45

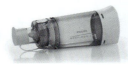

ⓐ エアロチャンバー
（トゥルーデルメディカル社）

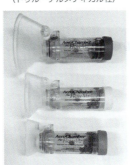

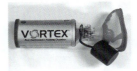

ⓑ オプティチャンバーダイアモンド
（フィリップス・レスピロニクス）

ⓒ ボアテックス
（パリ）

図　吸入補助具

■ICS含有薬剤吸入後のうがいの指導

　ICSを含有する薬剤を吸入後は，必ずうがいをしなければいけません．しかしながら，災害時にはうがいができない場合が多々あります．うがいができないから吸入しないという患者がいた場合には，吸入の必要性を説明し，うがいに代わる方法を提案します．例えば，吸入後に水分を摂取する，食事摂取前や歯磨き前に吸入することで，口腔内カンジダ症の予防ができると考えられます．

　災害現場では，様々な医療チームが短期間で交代するため，同じ医療従事者が継続的に関わることは多くありません．また，災害時には，症状悪化のリスクが高まり，薬剤を変更した場合も含め，喘息症状や呼吸困難の悪化，体調変化がないか継続的なアセスメントが必要になります．医療チームが変更になる場合には，患者情報の引き継ぎが重要となります．喘息患者がピークフロー日誌を記録していれば，これに書き込みます．ない場合には，お薬手帳に処方内容だけでなく，指導内容のポイントを記載し，吸入指導や医療支援の引き継ぎを患者自身が把握できるよう配慮すべきです．

6 Summary

- 生活環境の変化やストレス，定期薬の中断等により，喘息発作や呼吸不全増悪による入院の増加が報告されている．
- 気管支喘息患者では，吸入ステロイド薬の継続が最も重要である．
- COPD患者では，現在使用している吸入剤の継続が重要である．
- 現在使用している吸入剤が調達できない場合には，他の代替薬を使用するが，デバイスが変わる場合には吸入指導が必要である．
- 平時から自己管理ができるよう支援することは，災害時の悪化予防に必要と考えられる．

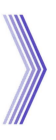

6 抗てんかん薬の薬学的管理

　定期薬の休薬の影響

　てんかんは人口の0.5〜1％が罹患している最も多い中枢疾患の一つです．脳内の電気信号が何らかの原因で一斉に過剰発生すると，脳は適切な情報の受け取りや命令ができなくなり，この状態をてんかん発作といいます．発作予防のためには，抗てんかん薬の継続服用が必須です．災害時には睡眠不足や疲労，薬の飲み忘れにより，てんかん発作が誘発される場合があります．

■発作時の対応

　全身性のけいれんが起きた場合でも，通常は1分〜数分で発作はおさまり，その後10〜20分で意識が回復します．発作中は周囲の安全と本人が呼吸しやすいような体位に留意し，発作後は嘔吐物が気管に詰まったりすることがないように，周囲の人が保護することが大切です．

　発作が長引くような場合（目安として10分以上の発作）は，てんかん重積状態として治療を開始しなければいけません．てんかん重積状態*には，けいれん性と非けいれん性がありますが，どちらの発作でも第一選択薬はジアゼパム注射剤です．通常成人には10mgを2分間以上かけて投与し，小児には0.3mg〜0.5mg/kg（最大20mgまで）を静注します．ジアゼパム注射剤投与後，もうろう状態が続く等追加投薬した方がよいと判断される場合には，第一選択薬としてフェノバルビタール点滴静注，第二選択薬としてミダゾラム静注を使用します．意識清明な場合はホスフェニトイン注を点滴静注します（図1）．

　＊けいれん性：手足を強く屈曲する，伸ばした格好で全身を固くする，手足をガクガクと一定のリズムで曲げ伸ばす等
　　非けいれん性：全身の筋肉の緊張が低下・消失して崩れるように倒れる，突然動作が止まる，呼びかけに反応しない等

　定期薬を継続できない場合の対応

　現在日本では20種類以上の抗てんかん薬が使われています．各種検査が可能な通常診療では，医師は発作のタイプを考慮し，また年齢・性別・体重・合併症や薬の相互作用，過去の副作用等からその人にあった抗てんかん薬を選択していますが，単剤ではなく数種類の組み合わせで治療を継続していることが多いため，抗てんかん薬を一部変更するだけでも発作を誘発する可能性があります．災害時であっても平時と同様の薬剤を継続することが最適ですが，被災地に薬剤を通常供給できないため切り替えざるを得ない，診療情報を確認できないため服用していた薬剤が分からないなど，

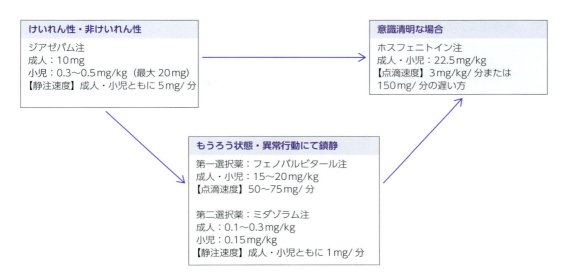

図1　てんかん発作時の治療

救護班が持参している薬を応急的に使わなければいけない場合もあります．

 代替薬選択のポイント

　定期薬を継続できない状況に対応するためには，初動の救護班は以下の条件を考慮して，持参する薬を選択する必要があります．
　①確かな効果があること
　②幅広い発作型への効果があり，悪化させる発作型がないこと
　③効果発現が早いこと
　④重篤な副作用が少ないこと
　⑤薬物相互作用がないこと
　⑥錠剤であること（注射剤もあること）
　災害時に持参する医薬品の候補は，**表1**の発作型分類表の第一選択薬・第二選択薬となり，実際に処方する際は副作用の有無や過去の治療歴等を可能な限り確認してから，その人に合う薬を決める必要があります．てんかん患者が持っている「緊急カード」の確認も有効です．また単剤でのコントロールが難しいと判断される場合は，異なる作用機序の薬を組み合わせることを検討します．
　確かな効果があり効果発現が早いこと，幅広い発作型への効果があり悪化させる発作型がないこと等の条件を考慮すると，代替薬のファーストチョイスとしてはバルプロ酸，レベチラセタムが挙げられます．ラモトリギンは初期投与量が併用薬により変わることと5週間以上かけて維持用量に漸増する必要があることから，災害時等緊急の発作予防には適さないと考えられます．以下にバルプロ酸とレベチラセタムの特徴と注意点を示します．

表1 発作型による抗てんかん薬の選択

発作型		第一選択薬	第二選択薬	
			従来薬	新規抗てんかん薬
部分発作		カルバマゼピン	フェニトイン，ゾニサミド，バルプロ酸ナトリウム，クロバザム[*1,2]，プリミドン[*2]，フェノバルビタール[*2]	ラモトリギン，レベチラセタム，トピラマート[*1]，ガバペンチン[*1,2]
全般発作	欠神発作	バルプロ酸ナトリウム	エトスクシミド	ラモトリギン
	ミオクロニー発作		クロナゼパム，クロバザム[*1,2]	レベチラセタム（適応外使用）
	強直間代発作		フェノバルビタール，クロバザム[*1]，フェニトイン	ラモトリギン，トピラマート（適応外使用），レベチラセタム[*1]
	症候性全般てんかん		クロナゼパム，ゾニサミド	

[*1] 他の抗てんかん薬と併用
[*2] 小児・思春期てんかんの薬物治療で使用を考慮する薬剤
カルバマゼピン，フェニトイン，ガバペンチンは欠神発作，ミオクロニー発作を悪化させる可能性がある

（文献1より作成）

バルプロ酸

通常成人には1日量400mgで開始し，200〜400mg/週で増量し，1,200mgまでを投与します．小児には10〜15mg/kgで開始し，5〜10mg/kg/週で漸増します．普通錠は3日程度，徐放性製剤は5日程度で定常状態に達します．

代謝酵素への影響は比較的少ないですが，ラモトリギンの血中濃度を上昇させること，カルバペネム系抗菌薬と併用禁忌であることから，定期薬の確認は必須です．重篤な副作用に致死的肝機能障害がありますが，発現は5％未満です．2歳未満・多剤併用・身体合併症がある人に処方する場合は注意が必要です．

レベチラセタム

通常成人には1日1,000mgを2回に分けて投与しますが，症状により1日3,000mgを超えない範囲で適宜増減します．小児には1日20mg/kgを2回に分けて投与しますが，症状により1日60mg/kgを超えない範囲で適宜増減します．体重50kgを超える小児は成人と同用量となります．

治療用量から開始することが可能であり，3日程度で定常状態に達しますが，添付文書では2週間間隔で増量するよう記載されているため，用量調整時は注意が必要となります．腎排泄型で，代謝酵素への影響も少ない薬剤です．初期の重篤な副作用はまれですが，汎血球減少などには留意し，採血検査等を早期に行うことが望ましいです．

災害時に押さえておくべき服薬指導のポイント

てんかん患者は自分の病名を正しく伝えたがらない場合があり，そのような精神面への配慮も必要になります．病状や定期薬，必要とされる支援等の情報を記載した情報カードを作成し本人へ所

6 抗てんかん薬の薬学的管理

持を促すとともに，避難所で安全に過ごせるよう医療者間で情報共有していくことも重要です．

代替薬の投与開始時は，血中濃度が頻回に測定できない状況を考慮し，薬疹等早期の対応が必要となる症状だけでなく，特徴的な中毒症状がある薬剤を選択した場合は，その具体的な症状について説明しておくとよいでしょう．（**表2**．例：カルバマゼピン・フェニトイン投与時は複視・眼振の眼症状，バルプロ酸投与時は一過性悪心，トピラマート・ゾニサミド投与時は発汗減少などが起きると熱中症などのリスクも高まること等）

抗てんかん薬は血中濃度が定常状態に到達するまで十分に効果を発揮しないこと，効果発現までの目安として半減期（**表3**）の5倍程度の期間がかかることを伝えておく必要があります．また，発作が起きた場合には必ず日時を記録するよう指導し，発作の日時が代替薬の血中濃度が定常状態

表2 抗てんかん薬の代表的な副作用

薬剤名	体質依存性副作用	用量依存性副作用	長期連用による副作用
カルバマゼピン	皮疹，肝障害，汎血球減少，血小板減少，SJS，TEN，DIHS	複視，眼振，めまい，運動失調，眠気，嘔気，低ナトリウム血症，心伝導系障害・心不全，認知機能障害	骨粗鬆症
クロバザム	まれ	眠気，失調，行動異常，流涎	
クロナゼパム	まれ	眠気，失調，行動異常，流涎	
エトスクシミド	皮疹，汎血球減少	眠気，行動異常	
ガバペンチン	まれ	めまい，運動失調，眠気，ミオクローヌス	体重増加
ラモトリギン	皮疹，肝障害，汎血球減少，血小板減少，SJS，TEN，DIHS	眠気，めまい，複視	
レベチラセタム	まれ	眠気，行動異常	
フェノバルビタール	皮疹，肝障害，汎血球減少，血小板減少，SJS，TEN，DIHS	めまい，運動失調，眠気，認知機能低下	骨粗鬆症
フェニトイン	皮疹，肝障害，汎血球減少，血小板減少，SJS，TEN，DIHS	複視，眼振，めまい，運動失調，眠気，末梢神経障害，心伝導系障害・心不全，固定姿勢保持困難	小脳萎縮，多毛，歯肉増殖，骨粗鬆症
プリミドン	皮疹，肝障害，汎血球減少，血小板減少，SJS，TEN，DIHS	めまい，運動失調，眠気	骨粗鬆症
バルプロ酸	膵炎，肝障害	血小板減少，振戦，低ナトリウム血症，アンモニアの増加，パーキンソン症候群	体重増加，脱毛，骨粗鬆症
トピラマート	まれ	食欲不振，精神症状，眠気，言語症状，代謝性アシドーシス，発汗減少	尿路結石，体重減少
ゾニサミド	まれ	食欲不振，精神症状，眠気，言語症状，代謝性アシドーシス，発汗減少，認知機能低下	尿路結石

SJS：スティーブンス・ジョンソン症候群，TEN：中毒性皮膚壊死症，DIHS：薬剤性過敏症症候群

（文献1より作成）

表3 代表的な抗てんかん薬（経口）の薬物動態

一般名（主な商品名）		成人		小児	
		$T_{1/2}$（時）	T_{max}（時）	$T_{1/2}$（時）	T_{max}（時）
カルバマゼピン（テグレトール®）		10～26 *1	4～8	8～20 *1	3～6
レベチラセタム（イーケプラ®）		6～8	0.5～2	5～7	3.3
フェニトイン（アレビアチン®）	血中濃度 5μg/mL 前後	7～42	－	2～16	－
	血中濃度 10μg/mL 以上	20～70	4～8	8～30	2～6
ゾニサミド（トレリーフ®）		50～70	2～5	16～36	1～3
バルプロ酸（デパケン®）		11～20	2～4	6～15	1～3
バルプロ酸徐放性製剤（デパケン®R）		12～26	7.5～16	6～12	－
フェノバルビタール		70～130	0.5～4	30～75	0.5～2
プリミドン		10～20	2～4	4.5～11	4～6
エトスクシミド（エピレオプチマル®）		40～60	1～7	30～40	1～4
クロナゼパム（ランドセン®）		17～56	1～4	22～33	1～3
クロバザム（マイスタン®）		17～49 *2	0.5～2	16	－
ガバペンチン（ガバペン®）		5～9	2～3	－	－
トピラマート（トピナ®）		20～30	1～4	13～20	1～3

＊1：カルバマゼピンの自己誘導が完了した時点
＊2：クロバザムの代謝物N－脱メチルクロバザムの半減期は36～46時間である

（文献2,3より作成）

に到達する前か後かで，使用した抗てんかん薬の有効性を評価することも重要です．

　本項で紹介した薬物療法はあくまでも災害時の応急的な対応であり，従来の治療を継続するためには，できる限り早く専門医のいる病院で診察を受け，最適な治療を継続しなければいけません．そのため，被災地近隣で専門医が対応可能な病院の場所や診察時間帯に関する最新の情報を収集し，患者に情報提供する必要があります．

6 Summary

- 災害時には被災後のストレスや抗てんかん薬の中断により，てんかん発作の誘発が起こりやすいため注意が必要である．
- 通常継続している抗てんかん薬が準備できない場合や分からない場合に，代替薬として投与しやすいのはバルプロ酸とレベチラセタムである．
- 被災地近隣で専門医が対応可能な病院に関する最新の情報を収集し，代替薬で対応した患者に情報提供する必要がある．

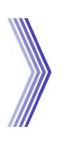

7 認知症患者の薬学的管理

　災害による避難所生活が始まると，認知症患者やその家族を取り巻く生活環境が一変します．認知症患者は生活環境が変化することで不安な気持ちが強くなり，徘徊や興奮，うつ等の周辺症状と呼ばれる認知症に伴う行動・心理症状（behavioral and psychological symptoms of dementia；BPSD）が現れやすくなります．また，介護を行う家族等も環境が一変するため，満足なケアを提供することができなくなりBPSDへの対応がより困難になります．

 定期薬の休薬の影響と再開方法

　被災者にとって定期薬の確保は大きな問題です．医薬品が供給再開されるまで数日間は定期薬を服用できない事態も十分考えられます．そのため最近では定期薬の自己備蓄を推奨する動きも出てきています．

ドネペジル
　高度アルツハイマー型認知症患者を対象に行われた国内臨床試験において，2～4週間の休薬では認知機能がプラセボと同レベルまで低下しなかったという報告があります．しかしながら休薬期間が長くなるほど認知症の進行を遅らせていた効果が消失して，認知機能が急激に低下する可能性が高まるため，早めの再開が望まれます．
　ドネペジル（5mg投与）の再開時には休薬期間が3週間以内であればドネペジルの血中濃度が0になっていないことが確認されており，5mgから投与を再開することが可能ですが，休薬期間が3週間を超えた場合や副作用が心配な場合には3mgからの投与が推奨されます[1]．

ガランタミン
　具体的な効果持続時間の検討はなされていませんが，単回投与時の半減期は4mg錠で8.0時間，8mg錠で9.4時間であり，投与48時間後には血中濃度がほぼ0になることから，特に早めの内服再開が望まれます[2]．
　ガランタミンの再開時には休薬期間が3日以内であれば休薬前の投与量で再開が可能ですが，休薬期間が4日以上である場合には副作用を回避するため1日8mg（1回4mgを1日2回）からの投与が推奨されます[3]．

リバスチグミン
　維持量18mg貼付中の患者では貼付剤除去後の半減期は3.3時間であり，除去後24時間程度で血中濃度はほぼ0となることから，特に早めの投与再開が望まれます．

165

リバスチグミンの再開時には休薬期間が4日以内であれば休薬前の投与量で再開が可能ですが，休薬期間が5日以上である場合には開始用量（4.5mgまたは9mg）から再開し，2週間以上かけて休薬前の用量まで増量することが推奨されます．

メマンチン

メマンチンの休薬に関しては，漸増中と維持療法中によって対応方法が異なります．

漸増中の場合は，休薬期間が1～2日であれば休薬前の投与量にて再開が可能ですが，休薬期間が3日以上になる場合は休薬前の投与量より1段階投与量を減らして再開する，または初期投与量である5mgから再開する必要があります．

維持療法中の場合は，2週間程度はメマンチンの血中濃度が0になっていないことが確認されており，維持量で再開してもよいと報告されています．しかし，休薬期間が2週間を超えた場合や副作用が心配な場合には5mgからの投与が推奨されます．

定期薬がない場合の他剤への切り替え方法

定期薬が災害により安定供給ができなくなってしまった場合，休薬か代替薬の使用を提案する必要があります．しかし，抗認知症薬を休薬すると認知機能の低下を遅らせていた効果が消失し，認知機能の低下に繋がるため，可能な限り休薬ではなく代替薬の提案を選択することが推奨されます．

抗認知症薬同士の変更は，休薬期間を設けず変更することが可能です．

他の抗認知症薬からドネペジルへ変更する場合

1日3mgから開始し，副作用に注意しながら維持量まで漸増する方法がとられます．また，寝たきり状態や言語による意思疎通が図れないような高度アルツハイマー型認知症の患者へは原則として使用を避ける必要があります．

他の抗認知症薬からガランタミンへ変更する場合

1日8mg（1回4mgを1日2回）から開始し，4週間ごとに維持量まで漸増する方法が取られます．

他の抗認知症薬からリバスチグミンへ変更する場合

①1日4.5mgから開始し，4週間ごとに4.5mgずつ増量し，1日18mgまで漸増する方法，②1日9mgから開始し，4週間後に1日18mgに増量する方法が取られます．

他の抗認知症薬からメマンチンを追加・併用する場合

メマンチンは作用機序の違いから他の抗認知症薬との併用が認められています．そのため，他の抗認知症薬からメマンチンを追加・併用する場合は，休薬期間を設けず当日より投与開始することが可能です．その際の投与量は1日5mgから開始し，1週間ごとに5mgずつ増量し，維持量まで漸増する方法が取られます．

避難生活における BPSD への対応

　BPSD の治療には薬剤を使う方法（薬物療法）と使わない方法（非薬物療法）がありますが，平時，災害時に関わらず BPSD への対応は非薬物療法が中心となります．特に，被災地においては医薬品を確保することが困難な場合も多く，満足な薬物療法を提供することができないこともあるため，家族やケア関係者とともに，非薬物療法を用います．また，患者本人への対応だけでなく，家族やケア関係者の介護疲労や他の避難者への影響も考える必要があります．

■興奮・攻撃性

　認知症が進行すると，感情のコントロールが利きにくくなり，生活環境の変化など様々な要因により不安を感じたり，急に体を触られる等して恐怖を感じたり，自尊心を傷つけられたときに興奮しやすく，暴言や暴力へ繋がることがあります．

　他人と常に接している避難所生活では不安や恐怖をいつも以上に感じるため，暴言や暴力に特に注意する必要があります．

非薬物療法

　何よりも患者に安心感を抱かせることが一番の対応となります．まずは，患者の言動を否定したり無理に説得したりせずに，話を傾聴し共感することで安心感を与え，患者が何に対して不満を抱いているのかを知る必要があります．これに加えて，室温・明るさの調整や騒音対策のほかに，体を動かすことのできるスペースを用意する，患者の好きなレクリエーションを提供する等少しでも落ち着ける環境を作ることで症状が軽減することがあります．

対応の注意点

　多くは環境変化による不安や不満が原因ですが，被災の影響で定期薬が飲めていない場合には認知機能低下が興奮・攻撃性に繋がっている可能性がありますので，早めの抗認知症薬再開等の対応が必要となります．

■せん妄

　せん妄とは高齢者や手術後の患者に多くみられ，意識障害があり，幻視や妄想，興奮，不穏等がみられる状態です．せん妄の特徴として，急に発症してしばらくすると治まる，日中より夕方や夜間に発症する等 1 日の中で症状が変動することが挙げられます．

　せん妄は認知症等他の疾患と間違われることも多く，判断にはせん妄スクリーニング・ツール（DST）やせん妄評価法（CAM）等様々な評価ツールを用います．しかし，認知症においても①加齢や疾患等の基礎要因，②ストレスや不安等の心理的要因，③災害等による生活環境の変化や新たな疾患への罹患，薬剤の追加・中止等の直接的要因，の 3 つの影響を受けてせん妄を発症することがあります．

　ただし，せん妄は原因を除去することができれば比較的回復が可能ですので，原因の特定が治療にとって最も重要となります．

非薬物療法

まずは家族やケア関係者等にせん妄を理解してもらい，自傷他害行為に注意しながら対応する必要があります．その上でせん妄の原因となっている疾患や要因を特定し，改善・除去していく必要があります．

対応の注意点

必ずバイタルサインや全身観察等を行い，せん妄を誘発する脱水や電解質異常，脳血管障害，血圧異常，血糖異常，疼痛，低栄養，排泄障害等の疾患が隠れていないか，定期薬に抗パーキンソン病薬や抗精神病薬，睡眠薬等せん妄を誘発する薬剤はないか，発症前に薬剤の追加・中止がなかったか等確認する必要があります．

■幻覚

被災者では，避難生活による精神的ストレスや身体的疲労，避難所内の環境等が幻覚を起こす原因となる場合があります．

非薬物療法

本人の幻覚の訴えに対し，否定せずに傾聴し共感することで安心感を与えることが，第一歩となります．本人の話の中に必ず幻覚の原因に繋がる事象や解決のヒントがあります．家族やケア関係者と協力して患者の尊厳を傷つけないように解決策を模索していくことが重要になります．

対応の注意点

他の避難者へ迷惑がかかっていない場合や本人が幻覚を受け入れて困っていない場合には薬物療法を急ぐ必要はありません．

また，脳血管障害等幻覚の原因となるような疾患が隠れていないか，視力低下や聴力低下等の影響はないか，抗パーキンソン病薬や抗コリン薬等の薬剤による影響はないか，被災によって長期間服用していた抗精神病薬や睡眠薬等の定期薬が急に休薬されていないか確認する必要があります．

■妄想

認知症における妄想には物盗られ妄想，誤認妄想，被害妄想等があります．

物盗られ妄想で盗んだとされる人は家族や介護スタッフ等接している時間の長い人が多いとされています．誤認妄想は家族が他人に置き換わったり，見えない物が見えたりと視覚的誤認が原因となることが多いです．幻覚や妄想への対応を誤ると周囲との関係，その後の避難所生活への影響も生じてしまいます．また，妄想への対応方法は，幻覚の項で述べた対応方法と同様です．

■徘徊

避難生活により生活環境が激変し，帰宅願望等が強くなり徘徊症状が現れることがあります．

認知症では周囲への配慮，注意力等も低下しているため，家族や周囲の避難者に負担がかかる場合もあります．もし避難所の外へ出てしまうと行方不明や事故の可能性，季節によっては脱水症になる等命に関わることもあるので注意が必要です．

非薬物療法

まずは徘徊には必ず理由があるということを理解しておく必要があります．理由の多くは自宅に帰りたい，畑が気になる等発災前の生活が大きく影響しています．

対応方法としては，避難スペースに使い慣れた小物を置く等可能な限り自宅に近い環境を作ることです．家族や親交のある人等と話しながら近くを散歩するのも効果的です．

さらに行方不明や事故等の危険を防止するためにも家族や周囲による見守りや名札等本人を特定できるものを持たせておく等の対応を取ることでより質の高いケアが可能となります．

対応の注意点

薬物が必要となり抗精神病薬を投与する際には低用量から開始し漸増していきますが，相互作用や転倒等の副作用に注意し，徘徊が落ち着いてきたら漸減・中止することも考慮しておく必要があります．

■睡眠障害

避難生活において睡眠障害を引き起こす原因として災害に対する恐怖，避難所の夜間騒音や照明，近しい人との離別，高齢者特有の要因による睡眠の質の低下等の要因があります．さらに認知症では日中活動量が減少し，サーカディアンリズムが乱れてしまうため睡眠障害や昼夜逆転が起こりやすくなります．

認知症患者の避難生活における睡眠障害に対しては，薬物療法に頼るのではなく，規則正しい生活リズムの再構築が重要となります．

非薬物療法

夜間の避難所環境による睡眠障害には，アイマスクや耳栓等の使用のほかに，騒音の原因となりやすい扉の開閉音に対しクッション材を貼る，直接照明が当たらないようにする等の対策を取ることで軽減されます．また，夜間眠れないときに過ごせるスペースを確保してストレスを軽減する，傾聴して不安や悲しみを共有する，日中に散歩等の活動を取り入れる等の対応方法があります．

対応の注意点

基本的には災害時には防御本能がはたらき，眠れないのは当たり前です．もし，睡眠障害が続き他のBPSDを誘発する，あるいは周囲の人に影響が出るようであれば薬物療法を考慮しますが，その際は作用時間（半減期）が短い薬剤を少量から開始します．

■うつ

認知症では神経変性や脳血管障害等器質的な原因でうつ症状が現れることがあります[4]．また，その他にもうつ症状を引き起こす原因には災害等生活環境の変化によるストレスや以前はできていたことができなくなり自信を喪失する，家族や身近な人との別れ等があります．

非薬物療法

薬物療法以外の対応方法として傾聴してニーズを引き出す，生活習慣を被災以前の状態に可能な限り近づけるという方法が効果的です．本人や家族からの聞取りで得た情報をケア関係者とともに検討し，一つでも実現させることで症状の改善に繋がることがあります．

対応の注意点

対応の注意点としては，本人に不安な感情を抱かせないように，非難や叱責，激励，無理強い等を行わないことです．そして，うつ症状が発災前から発症しているのか，発災後に発症したのかによって対応方法も変わることを理解しておく必要があります．発災前から続く場合には悪化していないか，うつ症状を呈しやすい薬剤の服用履歴はないか等確認する必要があります．発災後に発症した場合には上記に記した様な対応方法のほかに，災害による休薬の影響はないか等確認する必要があります．

■摂食障害

「拒食や食欲低下」では低栄養を引き起こすため，早急な対応を必要とします．「異食」では窒息や誤嚥，薬や洗剤等の異物による中毒等に注意が必要です．また，「過食」では糖尿病等の疾患に繋がることがあります．

非薬物療法

「拒食や食欲低下」に対しては，義歯が合わない，嚥下障害がある，消化管疾患がある等の拒食や食欲不振に繋がる原因がないか確認し，必要に応じて対応します．また，お菓子等の嗜好品や栄養補助食品をうまく活用する等の方法を取ることもあります．

「異食」に対しては，本人への聞き取りから空腹やストレスが背景にないか，認知機能の低下による食べ物かどうか判断できずに口に入れてしまう等の異食に繋がる原因がないか確認し，食事量や回数を増やす，異食するものを視界に入らないようにする等の対応をします．

「過食」に対しては，多少は許容しつつも糖尿病や双極性障害等の疾患がないか確認します．また，運動やレクリエーション等を提供して，食事から気持ちを逸らす等の対応をします．

対応の注意点

BPSDの中でも摂食障害は生命に関わる重大な症状です．家族やケア関係者等と連携して早めの原因解明と対応が必要です．場合によっては入院も考える必要があります．

また，抗認知症薬や抗精神病薬による副作用の可能性もありますので，一度休薬して確認することを提案する必要があります．

■失禁・不潔行為

非薬物療法

失禁や不潔行為に対しては，トイレ誘導の時間を決める，誘導回数を増やす，トイレまでの経路にテープを貼る等の対応で失禁や不潔行為の回数が減ることがあります．また，患者を責めずに理由を聞くことで，不潔行為を行う理由が分かる場合もあります．

対応の注意点

失禁や不潔行為は家族やケア関係者にとって非常に精神的負担が大きいものです．まずは傾聴する，共感する等家族やケア関係者の精神的負担を軽減することから始めます．

また，失禁や不潔行為に繋がりやすい下痢や便秘等を副作用とする薬剤の服用はないか確認し，不潔になった個所の清掃・消毒方法についての情報提供することも薬剤師の大切な役割になります．

D 災害時に押さえておくべき服薬指導のポイント

災害時では，平時とは状況が異なるため，服薬指導やケアも臨機応変に対応することが求められます．災害時の服薬指導でも押さえておきたいポイントが3つあります．

①薬剤の適切な管理

服薬状況の確認に加え，定期薬の確認や継続的なフォローをするために新規処方や，薬歴の代わりとして患者アセスメントの記録等にお薬手帳やお薬情報提供書等が活用されています．また，抗認知症薬やBPSDでよく使用される抗精神病薬等の主な副作用とその対応方法について理解しておくことも薬剤師の務めです．

②飲み忘れ，貼り忘れへの対応

災害時には本人だけではなく家族やケア関係者の生活リズムも変化するため，飲み忘れや飲ませ忘れ，貼り忘れ等が起きやすくなります．そのため，飲み忘れ時や貼り忘れ時の対応方法について本人や家族等に説明する必要があります．また，飲み忘れ等がたびたび起きる場合は，患者の状況を見極めた上で，家族やケア関係者が介入しやすい時間へ服用時間を変更する，1日1回タイプの薬剤へ変更する等の対応を検討します．

③認知症のBPSDの基本的な症状と対応の原則

認知症患者への対応では，BPSDに対して決して怒らないこと，共感的な態度で安心感を与えることが最も大切です．その上で，①本人や家族，ケア関係者から共感的に話を聞く，②背景に薬剤の副作用や新たな疾患等が隠れていないか確認する，③本人や家族，ケア関係者とともに実施可能な対応方法を考える，④実施する．この①〜④を繰り返すことで質の高いケアを提供できるようになります．

また，家族やケア関係者等の精神的，身体的負担の軽減を図るためにも，活用できる外部からの支援について学んでいくことも必要です．

Summary

- 認知症において薬物療法を継続することは，認知機能の低下を防ぐために非常に重要である．
- BPSDは本人，家族，周囲の避難者にとってつらい状況だが，非薬物療法を中心に対応できる．
- 平時と異なる環境であることを理解し，服薬支援や精神的なサポートを行う必要がある．

8 向精神薬の薬学的管理
―抗不安薬・睡眠薬，抗うつ薬，抗精神病薬，気分安定薬，精神刺激薬―

災害時には，地域内の医療機関が被災したり，患者の中には損壊した自宅から定期薬を持ち出せていない方もいたりします．精神疾患患者の場合，周りとのトラブルを避けるため，避難所に行かずに，損壊した自宅や車庫や車の中で服薬を継続して過ごす患者も多くいます．

A 定期薬の休薬の影響

精神疾患患者は，平時においても小さなストレスで，精神症状（不安・緊張・衝動性・不穏症状等）が悪化することがあります．災害時のような非常事態であれば，外傷，自宅等の損壊，飲食物の不足，ライフラインの寸断・停止，避難所生活等の環境変化で大きなストレスがかかります．さらに，服薬中の定期薬の休薬を余儀なくされた場合，体内から薬が消失するにつれて，薬からの離脱症状や精神症状の悪化が懸念されます．今後は災害用備蓄医薬品に向精神薬の品目の充実が望まれます．

抗不安薬・睡眠薬〔ベンゾジアゼピン系薬（BZ系薬），等〕

長期服用（臨床的には6ヵ月以上が目安）されていれば，常用量依存も考えられます．その場合，一定期間服用後の突然の休薬により，反跳現象（以前より強い不安や不眠が出現する）や離脱症状（以前の症状に加えて，別の症状も加わって出現する）が起こり得ます[1]．依存形成には，「1日量は離脱症状の頻度や重症度と相関しない」「半減期や最高血中濃度への到達時間は離脱症状の出現頻度とは相関しないが，短時間型BZ系の離脱症状は中・長時間作用型と比較して重篤になる」との研究報告があります[2]．問診やお薬手帳により今までの服用期間を確認しましょう．平時の休薬方法は，数週間かけての漸減法，隔日法，置換法（短時間作用型から長時間作用型に置換する）です．

抗うつ薬〔選択的セロトニン再取り込み阻害薬（SSRI），セロトニン・ノルアドレナリン再取り込み阻害薬（SNRI），ノルアドレナリン・セロトニン作動薬（NaSSA），等〕

突然の休薬により，平衡障害（めまい，ふらつき，耳鳴り），知覚障害（頭痛，筋肉痛，痺れ），消化器症状（悪心，嘔吐，食欲不振），精神症状（不安，不眠，焦燥，軽躁）等の離脱症状や抑うつ感の再燃等が考えられます[2]．

また，うつ病は，自殺との関連がある疾患です．希死念慮は，抗うつ薬により抑えられている場合，突然の休薬により再燃するおそれがあり注意が必要です．各薬剤の添付文書には，「うつ症状を呈する患者は希死念慮があり，自殺企図のおそれがあるので，このような患者は投与開始早期ならびに投与量を変更する際には患者の状態及び病態の変化を注意深く観察すること」等の記載があ

ります．なお通常の休薬方法は，数週間～数ヵ月かけての漸減法です．

抗精神病薬

主に統合失調症に使われていますが，他の精神疾患にも使われています．服薬目的は，急性期の悪化した症状を抑えるだけでなく，安定した状態が継続でき，落ち着いた生活が送れるようにすることです．災害時のような大きなストレスがかかる状況や休薬が続くことで症状の再燃・悪化の可能性が高くなり，周りとのトラブル発生も懸念されます．平時でも，経過良好のため患者自己判断により休薬してしまい，症状再燃するケースが見受けられます．抗うつ薬ほどの離脱症状はないと考えられていますが，精神症状（不眠，不穏，興奮等）や消化器症状（悪心，嘔吐，食欲不振）が発現することはあります．

気分安定薬〔炭酸リチウム，カルバマゼピン，バルプロ酸ナトリウム，ラモトリギン〕

これらの薬剤は，治療薬物モニタリング（TDM）を用いて，患者個々に有効血中濃度に達するように，用量を調整して処方されています．作用機序は不明な点が多く，受容体には作用せず，ナトリウムイオンチャネルへの作用であるために離脱症状はないと考えられています．しかし，双極性障害等の原疾患の悪化や再燃を来すおそれがあり，休薬は避けます．また，カルバマゼピン，バルプロ酸ナトリウム，ラモトリギンは抗てんかん薬としても使われており，その場合，休薬によって，てんかん発作を引き起こす可能性があります．

精神刺激薬

メチルフェニデート塩酸塩徐放錠は，効果持続時間が約12時間の製剤であり，小児患者の服用が多く，平時は登校のない休日や夏休み等に休薬することもあります．災害時を想定すると，不安・緊張からADHD（注意欠陥・多動性障害）の症状が強くなったり，避難所等で周りとのトラブルが起こる可能性があったりすることから服薬の意義はありますが，患者が落ち着いた様子であれば休薬できると考えられます．周囲とのトラブルを避けるため，避難所ではなく，損壊した自宅や車庫，車の中で過ごす患者も多いようです．

定期薬がない場合の対応

向精神薬は，代替が難しく，休薬は避けるべきです．睡眠薬に限っては，災害時で心身の疲れから服用せずとも眠れるようなら，休薬も可能です．災害時には，「睡眠薬を服用しぐっすり寝たい」「車中泊なら安全と感じるので睡眠薬を服用したい」「余震時に起きれず，逃げ遅れてしまうおそれがあるので睡眠薬を服用したくない」等と患者の希望は様々であり，服用に関しては，患者の自己判断に委ねることになります．

休薬か代替薬提案かの判断は患者の状態を一番に考えますが，同成分の薬がない場合，血中濃度半減期から推定される体内からの消失時間，医薬品の支援供給状況の見通しを考慮します．場合によっては，残薬数，在庫数を考えて用量を半分に減量したり，隔日投与に変更する提案をします．お薬手帳から，服薬期間や，抗精神病薬に関しては持効性抗精神病薬注射剤（デポ剤）の投与の有無を確認できれば，判断材料になります（表1）．デポ剤が施用されていれば，やむを得ず内服薬

第4章 災害時の薬学的管理の考え方

表1　持効性抗精神病薬注射剤（デポ剤）と投与間隔

持効性抗精神病薬注射剤（デポ剤）	投与間隔
フルフェナジンデカン酸エステル注射液	4週間
ハロペリドールデカン酸エステル注射液	4週間
リスペリドン持効性懸濁注射液	2週間
パリペリドンパルミチン酸エステル持効性懸濁注射液	初回150mg，1週後に2回目100mgを三角筋内に投与する．その後は4週に1回
アリピプラゾール水和物持続性注射剤	4週間

休薬が生じても症状悪化が少ないと考えられます．

代替薬選択のポイント

可能な限り，同成分の薬に変更しますが，できない場合は，同効薬への変更を提案します．

■同成分の薬に変更する場合

先発医薬品，併売先発品，後発医薬品間での変更，同成分の別剤形への変更（錠とOD錠，散剤，液剤等），規格半割等での調整（例：0.5mg 1錠→1mg 0.5錠）があります．精神疾患患者では，剤形等に拘りが強い場合があるので，変更がうまくいかないこともあります．OD錠は，水なしで服用可能なので，水が不足する災害時にはとても有用です．OD錠から普通錠に変更する場合は，錠を飲み込まずに口の中で溶かしてしまうことがあるので注意が必要です．

■同効薬へ変更する場合

各薬剤の作用機序，半減期等の薬物動態，プロファイル等には注意が必要です．

抗不安薬・睡眠薬

代替前薬の半減期（作用時間），用量を目安に代替薬を提案します（**表2**）．タンドスピロンは効果発現に数日かかります．ゾルピデム，ゾピクロン，エスゾピクロンは筋弛緩作用が弱いとされており，これらから他のBZ系薬に変更した場合は，筋弛緩作用によるふらつき・転倒の注意が必要です．ロルメタゼパムだけ腎排泄型です．BZ系薬からスボレキサントへ変更した場合，変更後数日は不眠悪化と悪夢発現の可能性があります．

抗うつ薬

平時は，数週間かけて前薬を漸減し，別の薬を追加漸増し置換していくスイッチング法が基本です．しかし，災害時には，作用機序，半減期，適応症，剤形から代替薬を提案します．可能であれば，前薬を漸減しながら，代替薬を漸増します．代謝酵素に関係した相互作用が多い薬効群なので，併用薬との相互作用を確認しながら代替薬を提案します．早い効果発現が求められるのであれば，

半減期が長く，初回から維持量を投与できるエスシタロプラムを提案します．抗うつ薬投与初期や増量時に，不安・焦燥・衝動性や不眠の悪化，希死念慮や自傷行為に至る敵意や攻撃性，衝動性等発現等のアクチベーションシンドロームという副作用が報告されており，これは，代替した場合でも起こりうると考えて，特に注意が必要です．

抗精神病薬

現在は，非定型抗精神病薬が主流として使われています．平時には，数週間かけてのスイッチング法が基本です．各受容体への親和性の違い等特徴的なプロファイルを有し，完全な代替は難しいと考えられ，可能な限り前薬に近いプロファイルをもつ薬剤を提案することになります．さらに，糖尿病等の既往の有無等も確認が必要となります．

抗精神病薬の等価換算（**表3**）とは，様々な抗精神病薬の基準薬であるクロルプロマジンやハロペリドールに換算して一括化する手法のことです．処方されている抗精神病薬全体の投与量をおおまかに把握するほか，他剤への切り替えの際に参考とします．臨床研究において処方データを一元化するといった臨床的意義を有します．注意点としては以下の通りです．
①換算値はあくまでも「参考値」にとどめて，機械的に適用してはならない
②投与量は臨床症状に関する注意深い観察に基づいて決定する
③多剤大量投与患者の投与量は緩徐に行うべきである

気分安定薬

同一成分以外に代替薬はありません．既往症（診断名）の確認が必要です．

TDMを必要とする薬効群で，可能であれば採血を行い現在の状態で，有効血中濃度を保てているかどうかの確認が必要です．

精神刺激薬

代替薬はありません．前述の通り，患者が落ち着いた様子であれば休薬できますが，避難所での生活を想定すると，周囲とのトラブルを防ぐためできる限り服用を継続することが望まれます．

その他の発達障害治療薬

・注意欠陥・多動性障害（ADHD）治療薬

アトモキセチンはノルアドレナリン再取り込み阻害薬で，服用開始から，効果発現までに長期間を要し，半減期も短いです．代替薬もなく，薬の供給ができない場合は，休薬して経過観察となります．4つの規格のカプセルと液剤があり，通常服用量と別の規格の手持ちがあれば，それを服用するように提案します．2018年12月には後発医薬品で錠剤も発売されました．

グアンファシン塩酸塩は$α_2$受容体刺激薬で，平成29年6月に薬価収載され，これから専門医の診断のもと症例が増えてきます．メチルフェニデート塩酸塩，アトモキセチンと作用機序が異なるため，これら3剤は相互に代替ができません．半減期が比較的長いので，数日の休薬は問題ないと考えられます．副作用としては，血圧低下，傾眠等に注意が必要です．

・小児期の自閉スペクトラム症に伴う易刺激性への治療薬

リスペリドン（セロトニン・ドパミン拮抗薬：SDA）はドパミンD_2受容体とセロトニン$5-HT_{2A}$受容体の遮断作用が強く，$α_1$受容体への親和性も比較的強く，臨床的には，夜間の不穏，興奮等に対して鎮静目的で使われています．

第4章 災害時の薬学的管理の考え方

アリピプラゾール（ドパミン部分拮抗薬：DSS）はドパミン D_2 受容体パーシャルアゴニスト作用，セロトニン 5-HT_{2A} 受容体遮断作用を有します．ドパミンの約 25% の固有活性により，神経伝達が過剰な場合はアンタゴニストとして，低下している場合は，アゴニストとして作用します．鎮静作用は期待できません[5]．

したがって，この2剤での代替は，鎮静を目的とするかどうかを判断材料にし，いずれも低用量からの処方を提案します．

表2　抗不安薬・睡眠薬の等価換算　－稲垣・稲田2012年版－

アルプラゾラム	0.8	ロフラゼプ酸	1.67	フルラゼパム	15
ブロマゼパム	2.5	ロラゼパム	1.2	ハロキサゾラム	5
クロルジアゼポキシド	10	メダゼパム	10	ロルメタゼパム	1
クロバザム	10	メキサゾラム	1.67	ニトラゼパム	5
クロナゼパム	0.25	オキサゾラム	20	パッシフロラ(第2類医薬品)	100
クロラゼプ酸	7.5	タンドスピロン	(25)	ペントバルビタール	50
クロチアゼパム	10	トフィソパム	125	フェノバルビタール	15
クロキサゾラム	1.5	アモバルビタール	50	クアゼパム	15
ジアゼパム	5	ブロムバレリル尿素	500	リルマザホン	2
エスゾピクロン	2.5	ブロチゾラム	0.25	セコバルビタール	50
エチゾラム	1.5	抱水クロラール	250	トリアゾラム	0.25
フルジアゼパム	0.5	エスタゾラム	2	ゾルピデム	10
フルタゾラム	15	フルニトラゼパム	1	ゾピクロン	7.5
フルトプラゼパム	1.67				

日本において実施された二重盲検試験を主たる資料に，海外で実施された二重盲検試験と等価換算に関する海外のエキスパートのオピニオンを従たる資料として作成された．

（文献3より改変）

表3　抗精神病薬の等価換算表　－稲垣・稲田2017年版－

アリピプラゾール	4	ペロスピロン	8
アセナピン	2.5	パーフェナジン	10
ブロナンセリン	4	ピモジド	4
ブロムペリドール	2	ピパンペロン	200
クロルプロマジン	100	プロクロルペラジン	15
クロカプラミン	40	プロペリシアジン	20
クロザピン	50	クエチアピン	66
フルフェナジン	2	レセルピン	0.15
ハロペリドール	2	リスペリドン	1
レボメプロマジン	100	スピペロン	1
モサプラミン	33	スルピリド	200
ネモナプリド	4.5	スルトプリド	200
オランザピン	2.5	チアプリド	100
オキシペルチン	80	チミペロン	1.3
パリペリドン	1.5	ゾテピン	66

国内で実施された実薬対照の二重盲検試験を主たる資料として作成された．アセナピンに関しては，国内での試験が行われなかったという事情により，海外で実施された臨床試験を主たる資料，その他の情報を従たる資料と作成している．

（文献4より改変）

発達障害治療薬の代替薬として抑肝散（または抑肝散加陳皮半夏）等の漢方薬も考慮できます．

 D 災害時のメチルフェニデート製剤の取り扱い

メチルフェニデート塩酸塩は，徐放錠（コンサータ®）が，注意欠陥・多動性障害（ADHD）に，普通錠（リタリン®）がナルコレプシーの治療に使われます．第1種向精神薬に指定されており，平時は，コンサータ®錠適正流通管理委員会，リタリン®流通管理委員会の定める研修を受講して，申請受理された医師（登録医）しか処方することができません．また，管理薬剤師が調剤責任者としての研修を受講し，申請受理された薬局のみ取り扱いが可能です．この2つの委員会は，第三者機関であり，メチルフェニデート製剤の適正使用の推進と乱用防止のために設立された委員会です．各々事務局のホームページがあり，会則等も公開されています．

災害時には，状況に応じて，厚生労働省から被災地特例措置についての事務連絡が行われます．速やかに地元薬剤師会に問い合わせて確認し，被災地特例措置の内容に沿って対応する必要があります．

熊本地震（2016年）では，厚生労働省医薬・生活衛生局監視指導・麻薬対策課からの事務連絡（表4 a）により，自宅地域は被災していなくても，通常のメチルフェニデート塩酸塩徐放錠処方元医療機関の所在地が被災した場合，自宅近くの医療機関で処方を受けることが可能になりました．しかしながら，薬局については，平時の通り登録薬局しか取り扱うことができず，患者側からすれば，自宅近くのどの薬局が取り扱い薬局であるかが分からないため，各々の薬局に直接または，地

表4　熊本地震（2016年）におけるメチルフェニデート製剤についての対応

> **a 平成28年熊本県熊本地方の地震における医療麻薬及び向精神薬の取り扱いについて**
> （厚生労働省医薬・生活衛生局監視指導・麻薬対策課より．平成28年4月20日）
> 向精神薬を必要とする患者に対して
> 被災地の患者が医師への受診が困難な場合及び医師等からの処方箋の交付が困難な場合において，向精神薬小売業者等は，当該患者の症状等について医師等へ連絡し，当該患者に対する向精神薬の施用の指示が確認できる場合のほか，医師等からの事前の包括的な施用の指示（例えば，被災者の患者の持参する薬袋等から常用する向精神薬の薬剤名及び用法用量が確認できる場合に，当該向精神薬を必要な限度で提供することについて事前に医師等に了承を得ている場合等）が確認できる場合において，必要な向精神病薬を施用のために交付することができます．
>
> **b コンサータ®錠適正流通管理委員会 議事録（平成28年6月22日）**
> 熊本地震における対応について
> （1）熊本県庁健康福祉部健康局薬務衛生課からの要請に基づき，コンサータ®錠適正流通管理基準11.1に準ずる対応として，本委員会の全委員のメールによる稟議を経た上で，同薬務衛生課へ熊本県内全域の登録医療機関リストの提供を行ったことが報告された．
> （2）熊本地震の被災地で活動する国境なき医師団（未登録医）から，処方医の指示を仰いで仮設診療所にて処方を行いたいとの要望があり，同仮設診療所へのコンサータ®の納入申請を受領した．これに対して，平成28年4月20日付厚生労働省医薬・生活衛生局監視指導・麻薬対策課発事務連絡「平成28年熊本県熊本地方の地震における医療用麻薬及び向精神薬の取り扱いについて」に準ずる対応として，上述の薬務衛生課により被災地特例措置として承諾されたことから，同仮設診療所への納入を行ったことが報告された．

元薬剤師会に問い合わせる必要がありました．また医師への特例措置の周知が十分でない場合もあり，医師から処方を拒まれる場合もありました．

また，コンサータ®錠適正流通管理委員会の議事録には，**表4 b**の記載があります．この通達により，熊本地震の際に，出動したモバイルファーマシー（MPC）は仮設診療所の一部として扱われ，メチルフェニデート塩酸塩徐放錠（コンサータ®）を備蓄することができました．

災害時に押さえておくべき服薬指導のポイント

　休薬による離脱症状出現，精神症状悪化の懸念があることから，可能な場合は継続服薬を指導します．気分の変化（不安，不眠，焦燥，抑うつ，希死念慮等）があれば，速やかに報告相談してもらうよう指導し，適切に精神科医やカウンセラーに紹介するようにします．

　代替薬に変更となった場合は，代替薬の特徴を伝え，代替薬の効果発現までの間，不調や副作用発現の可能性についても説明を行います．

　水分摂取が不十分，水がなく薬が飲めない等の場合は相談してもらうよう指導します．炭酸リチウム服用中の患者においては，食事および水分摂取量不足，脱水を起こしやすい状態，非ステロイド性抗炎症薬（NSAIDs）等の相互作用のある薬剤の併用開始による血清リチウム濃度の上昇によるリチウム中毒にも注意が必要です．

　向精神薬のほとんどが，眠気の副作用の可能性があります．災害時はさらに心身の疲れも加わり，平時よりも一層ふらつき転倒に注意が必要です．また，向精神薬は，全般的に，便秘の副作用が多く発現する薬効群です．さらに避難所等での生活のため活動量が低下し余計に便秘になることも考えられますので，患者に説明して，必要であればOTC医薬品を含めて下剤の服用を勧めます．

　向精神薬は，第一種〜第三種向精神薬に指定されているものも多く，他人に取られないように厳重に管理していただくように指導します．他人への譲渡も厳禁です．

災害時に備えた平時の服薬指導

　残薬問題も懸念されている昨今ですが，平時から数日分の自己備蓄も推奨されます．精神科の場合，診察時間も長く予約診療も多いですが，災害時だけでなく何かの事情で，予約日に受診ができないことも考えられます．しかしながら，大量服薬（over dose）の懸念，向精神薬という性質上，最小限の自己備蓄となります．災害時には，「3日間なんとかしのいでください」「1週間なんとかしのいでください」と言われます．

　精神科の患者は，自宅から遠い医療機関を受診している場合が多く，自宅地域は被災しなかったが，日頃受診している医療機関の所在地が被災した場合，自宅近隣の医療機関を受診し，処方を受けるよう日頃から指導しておくことも大切です．また，その際には，お薬手帳が必ず役に立つことや利用方法等も併せて説明します．非常時には速やかに，薬やお薬手帳を持ち出せるように，整理して保管しておくよう指導しておきましょう．

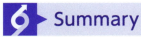

- 精神疾患患者は，定期薬の休薬を余儀なくされた場合，薬からの離脱症状や精神症状悪化が懸念される．
- 災害時において，向精神薬は，基本的に休薬は避けるべきである．
- 向精神薬を同効薬に変更する場合，各薬剤の作用機序，半減期等の薬物動態，プロファイル等に注意する．
- 向精神薬の中には，代替薬はない薬もある．
- 災害時，メチルフェニデート製剤に関して，状況に応じて，厚生労働省から被災地特例措置についての事務連絡が行われる．

9 副腎皮質ステロイド薬の薬学的管理

　ステロイドホルモンは，生命活動に必須のホルモンで，様々な生理作用を有し，薬剤としても多くの疾患に使用されています（**表1**[1]）．中でも，副腎皮質ステロイドである糖質コルチコイドは，薬理学的効果を期待して様々な剤形で使用されています．副腎皮質ステロイド薬の薬理作用として最も期待される効果の1つが抗炎症です．また，ステロイドは細胞増殖も制御しており，血液系悪性腫瘍の治療レジメンの多くにステロイドが組み込まれてきました．また，ステロイド投与中の患者ではしばしば重篤な感染症が生じたり，強力な免疫抑制作用が存在したりすることが知られています．さらに，ステロイドは抗アレルギー作用を有し，中枢神経にも作用することで，うつ状態などの精神症状を引き起こしたり，脳浮腫の治療や抗がん剤による制吐薬としても使われたりします[2]．

　また，関節リウマチにおいて，ステロイドは歴史的に多くの患者に使用されており，日本リウマチ学会からは災害時の対応[3]について発表されています．関節リウマチの治療薬の中でも災害時に特に注意が必要なのがステロイドです[4]．さらに，気管支喘息においてもステロイドは必須の薬剤であり，吸入剤で使用されることが多く，増悪期には経口投与や静脈内投与等の全身投与も実施されます（気管支喘息についてはp.153）．

A 定期薬の休薬の影響

　長期間にわたってステロイドを投与されている患者に対して，急激なステロイドの減量は原疾患の悪化を招くため，通常は漸減していくべきです．

　ステロイドの減量における一番の問題点は，糖質コルチコイドのネガティブ・フィードバック作用による視床下部－下垂体を介した続発性副腎皮質機能低下です．ステロイドの大量投与や，少量であっても長期間にわたる投与の場合は副腎皮質機能低下を引き起こします．特に，ステロイドをプレドニゾロン換算で総量1,000 mgを超えて服用している場合には，視床下部－下垂体－副腎の抑制が長期間続くために副腎が萎縮します．気管支喘息の治療に用いられるステロイド吸入剤の高用量投与や，ステロイド外用剤における経皮吸収により副腎皮質機能低下が生じる例も報告されています．このような場合，ステロイドの急激な中止は非常に危険であり，急性副腎不全（副腎クリーゼ）をもたらす可能性があります．急性副腎不全では，脱力・疲労・衰弱感とともに食欲不振・腹痛・悪心・嘔吐が出現し，急速に脱水・発熱・血圧低下を来し意識障害・ショックに陥り，時に致命的になることがあります．また，ステロイド投与中であっても，重症の感染症や外傷等のストレスを誘因として急性副腎不全が惹起されることがあり，予防的対策が必要です．

表1　主な副腎皮質ステロイド薬の適応疾患（皮膚疾患を除く）

分類	適応疾患	包括疾患	経口剤	静脈内注射剤	その他
呼吸器系	気管支喘息	喘息急性増悪等	○	○	吸入剤
	COPD（慢性閉塞性肺疾患）急性増悪	肺気腫，慢性気管支炎	○	○	吸入剤
	特発性間質性肺炎	急性間質性肺炎等	○	○	
	薬剤性肺炎		○	○	
	肺ランゲルハンス細胞肉芽腫症		○		
	アレルギー性気管支肺真菌症		○		
	サルコイドーシス	肺サルコイドーシス等	○	○	局所注射 外用剤
	肺水腫			○	
循環器系	心膜炎	急性特発性心膜炎等	○	○	
	心内膜炎	レフラー心内膜炎等	○	○	
	急性リウマチ性心炎		○	○	
	低血圧症	急性低血圧等	○	○	
消化器系	急性腐食性食道炎		○		
	潰瘍性大腸炎		○	○	注腸剤
	クローン病		○	○	注腸剤
	吸収不良症候群	熱帯性スプルー	○		
	痔核				注腸剤
	急性肝炎	重症急性肝炎等	○	○	
	劇症肝炎		○	○	
	急性肝内胆汁うっ滞		○		
	薬剤性肝障害		○		
	原発性胆汁性肝硬変		○		
腎・泌尿器系	紫斑病性腎炎		○	○	
	ネフローゼ症候群	先天性ネフローゼ症候群	○	○	
	陰茎形成性硬結症				局所注射
造血器系	再生不良性貧血	ファンコニ貧血	○	○	
	自己免疫性溶血性貧血		○	○	
	発作性寒冷血色素尿症		○	○	局所注射
	特発性血小板紫斑病		○	○	
	血栓性血小板紫斑病		○	○	
代謝系	低血糖症		○		
	アミロイドーシス	家族性アミロイドーシス等	○	○	外用剤
内分泌系	甲状腺機能亢進症	甲状腺クリーゼ等	○	○	
	甲状腺機能低下症	粘液水腫性昏睡	○	○	
	亜急性甲状腺炎		○		
	急性副腎不全			○	
	慢性原発性副腎皮質機能低下症	アジソン病等	○		
	ACTH単独欠損症		○		
	先天性副腎皮質過形成症		○		
	副腎性器症候群	リポイド過形成症等	○		
	副腎摘出後の補充療法		○		
	下垂体抑制試験		○		
外科系・救急・中毒	出血性ショック			○	
	移植片対宿主病/臓器移植時の拒絶反応発症抑制			○	
	急性脊髄損傷			○	
	血液型不適合輸血			○	
	急性高山病		○	○	
	蛇毒・昆虫毒	マムシ咬傷等		○	局所注射 外用剤
アレルギー・免疫系	アナフィラキシーショック			○	
	血清病		○	○	
	関節リウマチ	若年性関節リウマチ等	○	○	局所注射 外用剤
	リウマチ熱		○		
	エリテマトーデス	全身性エリテマトーデス等	○	○	局所注射 外用剤
	多発性筋炎		○	○	
	皮膚筋炎		○	○	
	強皮症	進行性全身性強皮症等	○	○	局所注射 外用剤

分類	適応疾患	包括疾患	経口剤	静脈内注射剤	その他
アレルギー・免疫系	混合性結合組織病		○	○	
	全身性血管炎	結節性多発動脈炎等	○	○	
	シェーグレン症候群		○	○	
	ベーチェット病	血管ベーチェット病等	○	○	局所注射 外用剤
	IgG4関連疾患	自己免疫性膵炎，IgG4関連多臓器リンパ増殖症候群	○		
重症感染症（抗菌薬・抗ウィルス薬などとの併用）	敗血症	敗血症性ショック等		○	
	結核	重症肺結核等	○	○	局所注射
	ハンセン病		○		
	ジフテリア	喉頭ジフテリア等		○	
	扁桃周囲炎，扁桃周囲膿瘍			○	
	急性喉頭蓋炎			○	
	急性声帯下喉頭炎			○	
	重症急性呼吸器症候群			○	
	カリニ肺炎		○	○	
	サイトメガロウィルス肺炎			○	
	腸チフス，パラチフス			○	
	急性腹膜炎			○	
	急性閉塞性化膿性胆管炎			○	
	脳炎	日本脳炎等		○	
	急性化膿性髄膜炎	肺炎球菌性髄膜炎等		○	
	破傷風			○	
	EBウィルス感染症	重症伝染性単核症等		○	
	重症帯状疱疹	汎発性帯状疱疹等		○	
	脳有鉤囊虫症		○		
	広東住血線虫症	好酸球性脳髄膜炎等		○	
	眼トキソプラズマ症		○		局所注射
悪性腫瘍	乳がん		○		
	前立腺がん		○		
	白血病	急性骨髄性白血病等	○	○	局所注射
	悪性リンパ腫	ホジキン病等	○	○	局所注射
	多発性骨髄腫		○	○	
	ランゲルハンス細胞肉芽腫症	レテラー・ジーベ病等	○		
	抗がん剤投与に伴う遅延性悪心・嘔吐			○	
脳・神経・筋系	痙性対麻痺		○	○	
	点頭てんかん		○		
	多発性硬化症		○	○	
	急性散在性脳脊髄炎		○	○	
	脊髄くも膜炎		○	○	
	側頭動脈炎		○	○	
	多発ニューロパチー	クロウ・フカセ症候群等	○	○	
	ギラン・バレー症候群		○	○	
	慢性炎症性脱髄性多発ニューロパチー		○	○	
	急性末梢性顔面神経麻痺		○	○	
	重症筋無力症		○		
	筋強直症		○		
運動器系	椎間板ヘルニア				局所注射
	頸肩腕症候群				局所注射
	肩関節周囲炎				局所注射
	上腕骨上顆炎	テニス肘，ゴルフ肘			局所注射
	手根管症候群				局所注射
	変形性関節症	全身性変形性関節症等	○		局所注射
	若年性特発性関節炎				局所注射
	急性通風性関節炎				局所注射
	急性石灰沈着性腱炎				局所注射
	腱鞘炎				局所注射
	HTLV-1関連関節炎		○		
	掌蹠膿疱症性骨関節炎			○	局所注射
	骨好酸球性肉芽腫症		○		

（文献1より引用）

急性副腎不全は広義のステロイド離脱症候群として扱われますが，狭義のステロイド離脱症候群は，大多数の患者においてステロイド服薬中止翌日から約5日間にわたって生じる症状で，明らかな視床下部－下垂体－副腎皮質機能低下を有さない患者においても認められることが示されています（**表2**[5]）．ステロイド離脱時にみられる他の合併症として，小児における良性頭蓋内圧亢進や放射線治療併用患者における後期放射線障害が報告されています．

定期薬がない場合の対応

　前述の通り，ステロイドを定期的に服用している患者においては，急激な中止は危険であり，漸減して休薬する必要があります．平時では，ステロイドの離脱プロトコルを開始するにあたって，視床下部－下垂体－副腎皮質機能の回復の程度を正確に評価することが必要であり，早朝コルチゾールを測定したり，副腎皮質刺激ホルモン（ACTH）負荷試験，インスリン負荷試験，副腎皮質刺激ホルモン放出ホルモン（CRH）負荷試験を実施したりしますが，被災地においてこれらの副腎皮質機能評価を実施することは困難であることが多く，また，安易にステロイドの離脱を行えば原疾患の再燃の可能性もあります．したがって，定期薬がない場合には，代替薬を検討することが最善の策です．しかし，悪性腫瘍の治療や重篤な喘息の治療中等，疾患や患者の状態によっては，被災地での治療にこだわらず広域搬送を考慮すべき場合もあることを忘れてはいけません．その場合は患者の希望も含めて医療チームでディスカッションするべきです．

代替薬選択のポイントと用量換算

　経口ステロイド剤は，プレドニゾロンが多くの疾患で処方されていますが，メチルプレドニゾロンやベタメタゾン，デキサメタゾン等も使用されています．これらの効力や半減期はそれぞれ違いますが，プレドニン®錠5mgやメドロール®錠4mg，リンデロン®錠0.5mg等は1錠中のステロイド量はほぼ等量のため，他のステロイドで代用することが可能です．（**表3**[6-8]）．しかし，プレドニゾロン錠1mg等複数規格の製剤もあるので，取り違えや等量計算の間違い等には細心の注意が

表2　ステロイド離脱症候群に見られる臨床症状

食欲不振	91%	発熱	36%
全身倦怠	68%	関節痛	27%
悪心	50%	嘔吐	23%
体重減少	50%	筋肉痛	18%
皮膚落屑	45%	起立性低血圧	14%
頭痛	41%	無症状	9%

22例の結核患者に対して30mg/日のプレドニゾロンを3ヵ月投与後に漸減中止したときにみられた自覚症状とその頻度

（文献5より引用）

必要です.

　嘔吐でステロイドが飲めない，ひどい下痢をしている，緊急手術が必要である等，内服を中止して点滴に切り替える必要があることも考えられます．ほとんどのステロイド注射剤は，脂溶性が高く可溶化するためエステル化されており，消化管吸収がほぼ100％の経口製剤と比較して，腎からの排泄が促進される可能性があります．そのため，内服の10～50％増量して静注することを推奨

表3　副腎皮質ホルモン製剤の効力比較

ステロイド	生物学的半減期(時間)	糖質コルチコイド作用[*1]	鉱質コルチコイド作用[*2]	等価投与量(mg)[*3]	一般名	商品名 例
コルチゾン	短時間：8～12	0.8	0.8	25	コルチゾン酢酸エステル	コートン錠
ヒドロコルチゾン		1	1	20	ヒドロコルチゾン	コートリル®錠
					ヒドロコルチゾンリン酸エステルNa	水溶性ハイドロコートン注
					ヒドロコルチゾンコハク酸エステルNa	ソル・コーテフ®注
フルドロコルチゾン		10	125	－	フルドロコルチゾン酢酸エステル	フロリネフ錠
プレドニゾロン	中時間：12～36	4	0.8	5	プレドニゾロン	プレドニン®錠
					プレドニゾロンコハク酸エステルNa	水溶性プレドニン®注
メチルプレドニゾロン		5	0.5	4	メチルプレドニゾロン	メドロール®錠
					メチルプレドニゾロン酢酸エステル	デポ・メドロール®注
					メチルプレドニゾロンコハク酸エステルNa	ソル・メドロール®注
トリアムシノロン		5	0	4	トリアムシノロン	レダコート®錠
デキサメタゾン	長時間：36～72	25	0	0.75	デキサメタゾン	デカドロン錠
					デキサメタゾンリン酸エステルNa	オルガドロン®注 リメタゾン®注
					デキサメタゾンパルミチン酸エステル	
ベタメタゾン		25	0	0.75	ベタメタゾン	リンデロン®錠
					ベタメタゾンリン酸エステルNa	リンデロン®注

＊1：抗炎症力価．＊2：Na貯留力価．＊3：用量相関関係は経口または静脈内投与においてのみ成り立つ．

(文献6-8より引用)

されることも多いのですが，投与量換算についての明確なエビデンスは存在しません．内服と点滴でAUCは同等であったという報告もあります[9]．また，内服から注射への変更時に，患者にとって何らかのストレスが加わっていることも十分考えられ，副腎から分泌されるコルチゾール量が不足している可能性もあります．したがって，内服から注射への切り替えは等量もしくは若干の増量として開始し，投与後の臨床効果をみながら増減していく必要があります．

災害時に押さえておくべき服薬指導・薬学的管理のポイント

被災地においても副作用の管理は重要です．一般的に大量投与時に認めることの多い副作用として，易感染，糖尿病，精神症状，満月様顔貌があり，長期投与時に認めることの多い副作用として，続発性副腎皮質機能低下症，骨粗鬆症，筋力低下，白内障・緑内障，高血圧，脂質異常症等が挙げられます．

感染管理

特に，ステロイドによる免疫抑制を考慮して，避難所等感染症のリスクが増加する環境では，感染予防を念頭に指導を行う必要があります．ステロイドの投与中に感染症を発症した場合，適切な抗菌薬投与とともにステロイドの減量を考慮します．しかし，急速な減量が原疾患の悪化やステロイド離脱症候群を引き起こさないように注意します．ウイルス感染のうち比較的頻度が高い帯状疱疹は重症化することがあるため，抗ウイルス薬の投与は局所治療に加え全身投与も検討します．このような場合は，行政等と連携し，患者の広域搬送等も考慮します．

被災ストレスによる影響

また，避難所生活者では，ストレスにより消化性潰瘍の発症が増加するとの報告もあり，ステロイドの副作用である消化管障害の初期症状についてもしっかり説明しておくことが望ましいでしょう．一般に，ステロイド服用患者では，不眠，不安，躁・うつ状態等の精神症状が現れやすくなっています．ステロイドの投与により精神症状が出現した場合には，速やかに減量します．不眠に対しては，夕の投与量を減量することで解消できる場合もあります．精神症状の初期症状が現れたら医療班に相談するよう患者に指導しておくことも重要です．

健常人では，精神的，肉体的ストレスが加わると，視床下部のCRHと下垂体のACTHの分泌増加を介して副腎皮質でのコルチゾール産生と分泌が増加します．長期のステロイド投与により副腎機能が低下していると，ストレスに対応するためのコルチゾール量が絶対的あるいは相対的に不足し，急性副腎不全を発症し時に致命的となります．長期のステロイド服用患者が避難所にいる場合は，統括の保健師等とも情報交換しておくことが望まれます．副腎クリーゼの初期症状は前述の通りであり，本症を疑ったら，直ちに治療を開始する必要があります．治療の基本は，即効性のあるステロイド投与と糖および適切な電解質溶液の輸液です（**表4**）[1]．

耐糖能異常

さらに，ステロイドは肝臓からのグルコースの放出を促進したり，末梢組織におけるグルコースの取り込みを抑制したりしてインスリン作用に拮抗するため，ステロイド服用患者は耐糖能異常や

表4 急性副腎不全（副腎クリーゼ）の治療

a 急性期

ステロイドは鉱質コルチコイド作用のあるヒドロコルチゾンを使用し，鉱質コルチコイド作用のないデキサメタゾンは使用しない．

1) 初日：
   ① ヒドロコルチゾンコハク酸エステルナトリウム（サクシゾン®，ソル・コーテフ®等）100 mg 静注
   ② 低血糖，低ナトリウム血症に対しては，5%ブドウ糖 500 mL ＋生理食塩液 500 mL を点滴静注する．初日は輸液 3,000～4,000 mL/日．ヒドロコルチゾンは 100 mg/30 分を6時間ごとに点滴静注する．
2) 2日目：50 mg/30 分を6時間ごとに点滴静注．輸液は続行する．
3) 3～4日目以降：バイタルサイン，意識レベルが安定したらステロイド内服へ変更して下記の慢性期の投与量で維持する．

b 慢性期

ヒドロコルチゾン（コートリル®）20 mg/日　1日2回（朝1.5錠，夕0.5錠）とフルドロコルチゾン酢酸エステル（フロリネフ®）0.1 mg/日　1日1回（朝）を併用投与する．

（文献1より引用）

糖尿病を発症しやすいといえます．避難所における食事は，炭水化物が多く食物繊維が不足する傾向にあり，ステロイド服用患者では，食事にも注意する必要があります．近年，管理栄養士による避難所巡回等の活動も行われつつあり，管理栄養士と連携して患者指導を行うことも効果的でしょう．避難所におけるステロイドの薬学的管理や服薬指導は多職種による連携が重要です．

Summary

- ステロイドの休薬や減量には細心の注意が必要であり，中止する場合は漸減する必要がある．
- 被災地でのステロイドの使用では，避難所の衛生状態や被災者のストレス等も考慮して副作用対策を実施する．
- ステロイドを長期服用している患者では，精神的・肉体的ストレスによる致命的な急性副腎不全（副腎クリーゼ）にも注意する．

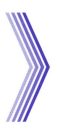

10 鎮痛薬・麻薬の薬学的管理

 災害時における麻薬使用の現状

　鎮痛薬・麻薬は，投薬中断が直ちに命に直結するわけではありませんが，被災という状況や環境の悪化も重なり，痛みの辛さは平時以上のものとなりかねず，十分な対応が求められます．また，災害派遣に従事する医療者は，麻薬を含む鎮痛薬についても，他の必須薬同様に装備することが望まれます．

　鎮痛薬・麻薬の中でも，麻薬やブプレノルフィン経皮吸収型製剤については麻薬及び向精神薬取締法に従った管理が求められ，処方日数にも制限があること等，他の製剤に比して患者個人が災害時用の備蓄を持つことにはおのずと制限が生じます．がん患者の場合，病気の進行や治療効果等に伴う用量の調節および剤形変更等が適時的に求められるため，個人備蓄はともすると余剰薬となる可能性もあり，日数的に余裕を持たせた処方とすることは一般的ではありません．

　また，災害医療対応に従事しようとする医療者も，内服麻薬製剤や外用麻薬製剤を持参することは，その取り扱いの手続きに対する抵抗感，および生命維持に直結しないといった理由から，制限が生じると想像されます．災害超急性期〜急性期の主に外傷治療を目的とした医薬品には，NSAIDs の内服・坐剤や麻薬の注射剤は含まれますが，内服や外用の麻薬は含まないことが一般的です．

　入院患者の場合，災害により孤立した施設では，院内の（患者個人の薬も含めた）残薬の集約と再配分により，最小限の投薬継続を維持したといった経験談も聞かれますが，対象が麻薬となると，希望を十分に満たす使用は難しく，やはり制限は生じるでしょう．

　ブプレノルフィン経皮吸収型製剤が，慢性疼痛を対象とし，1回の貼付で1週間効果が持続すること，ある程度の痛みは許容せざるを得ないことと比して，がん疼痛に用いられる麻薬は，短期的な病状の進行に応じた処方変更が求められ，疼痛の増悪，突出痛，副作用等，迅速な対応を求められることが想定されます．

 定期薬の休薬の影響

　鎮痛薬・麻薬の投薬が中断され，薬効が切れると，薬で抑えられていた痛みを（再び）感じるようになり，被災下での生活，活動，睡眠に影響を及ぼすことはいうまでもありませんが，麻薬の場合，

急激な中断により現れる離脱症候についても考慮せねばなりません.

適正に管理された麻薬使用では，精神依存は発現しないとされています．一方，身体依存は軽度ながら生じるとされますが，麻薬だから生じるというわけではなく，生理的な順応反応とされます．オピオイドの離脱症候としては，下痢，鼻漏，発汗や流涙，身震い，頭痛，倦怠感といった症状が挙げられます[1]．仮に疼痛管理上は休薬が可能と判断された場合であっても，離脱症候発現を抑える上では，漸減法を用いることが推奨されます．急激な中断を余儀なくされる状況が予想される場合，節約して少量ずつでも投薬を継続することも考慮します．なお，離脱症候は，強オピオイドを長期間使用している患者に対し麻薬拮抗性鎮痛薬（ペンタゾシン，ブプレノルフィン等の部分作動薬）を投与した際にも発現する可能性があります．

C 定期薬がない場合の対応

がん疼痛の場合，一般的にはWHO方式がん疼痛治療法の三段階除痛ラダーに応じた鎮痛薬の選択（図1）がなされます[2]．そのため，強オピオイドが入手できない場合に非オピオイド鎮痛薬や弱オピオイド等で代替的に対応することには限界があると考えざるをえません．特殊な症例としては，強オピオイドからトラマドールへの変更により，トラマドールが示すセロトニン・ノルアドレナリン再取り込み阻害（SNRI）作用が奏効し疼痛コントロールが改善した，といった発表もみられますが，一般的とまではいえません．

希望する麻薬が入手困難で，他のオピオイドが使用可能な状況下では，ガイドライン等に示されている等鎮痛効果換算比を参考に代替薬での対応を試みます[3]．この際，過去に他のオピオイドで容認できない副作用等を経験した経歴がないかどうか，確認しておく必要があります．

オピオイドは耐性（時間経過とともに薬理学的効果が減弱すること）が生じることが知られており，また，交叉耐性（ある物質に耐性が生じた場合に他の似た構造の物質にも耐性を生じること）は，オピオイド間では不完全であるとされています[3]．オピオイドの種類を変更する場合は，耐性の度合いと交叉耐性の度合いを正確に見積もることは困難なため，換算用量よりも25〜50%程度

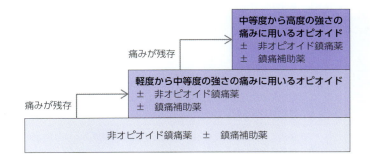

図1　WHO方式三段階除痛ラダー

（文献2より改変）

少なめの用量とする等,安全を期した切り替えを行った上で,効果・副作用について遅滞なく評価することが求められます[3]．変更前の投薬で痛みが残存している場合は,0～25%程度の減量から開始して同様に評価します．また,薬剤の吸収・代謝は,病状や年齢はいうまでもなく,性別や吸収部位(消化管に疾患ないしその影響がある場合や経皮吸収型製剤の場合)等の条件にも左右されます．換算表に従った等価換算には常に過剰・過少のリスクが伴うことを意識せねばなりません．もともとの麻薬の使用が高用量の場合,理想的には,処方量全体のうち一部(20～30%)の用量から他剤へ徐々に移行していくことが推奨されます．災害時の環境下でそれが難しいようであれば,やはり少なめの用量への変更を試み,慎重に作用と副作用を評価します．いずれの切り替えの際も,レスキュー薬がすぐに使用できるような管理が必要です．日頃から麻薬の使用や評価に慣れた医療者の監視下で行うことが望まれます．

D 代替薬選択のポイント

　主なオピオイドにはコデイン,トラマドール,モルヒネ,オキシコドン,フェンタニル,メサドンがあります．オピオイドの特徴について表1に[1],オピオイドの選択について図2に示します．
　代替時には,モルヒネ経口剤を中心とした等鎮痛効果換算比を基本とします．参考として,図3に等鎮痛効果換算比の例,図4に貼付剤への換算表の例(フェントステープ®の場合),表2には貼付剤の貼付時期を示しました．しかし,様々な報告や製剤(貼付剤であれば1日製剤か3日製剤か後発品か)等によって推奨される換算には差があります．そのため,安全性を考慮した換算とす

表1　各オピオイドの特徴

オピオイド		特徴
強オピオイド	モルヒネ	・末,錠,液,徐放性製剤,注射剤のほか,坐剤がある． ・腎機能低下時には活性代謝物 M-6-G 蓄積により傾眠等の副作用が増強する．
	オキシコドン	・注射剤の場合,モルヒネ:オキシコドンの用量比は2:3だが,経口では生物学的利用率の違いから3:2となる． ・糞便中にゴーストピルが排出されることがある．
	フェンタニル	・経皮吸収型製剤と注射剤のほか,レスキュー用の速放性製剤(バッカル錠,舌下錠)がある． ・便秘,眠気等の副作用がモルヒネよりも弱い．
	メサドン	・がん疼痛治療に精通した医師により使用される． ・定常状態に至るまでに1週間程度を要し,自己酵素誘導を生じる等血中濃度が予測しにくい．
弱オピオイド	コデイン	・体内で代謝を受けて作用するため,代謝能の限界により天井効果(有効限界)があるとされる．
	トラマドール	・μオピオイド受容体への結合とセロトニン・ノルアドレナリン再取り込み阻害作用により鎮痛効果を発揮する． ・400mg/日まで増量可,以後は強オピオイドを使用する．

10 鎮痛薬・麻薬の薬学的管理

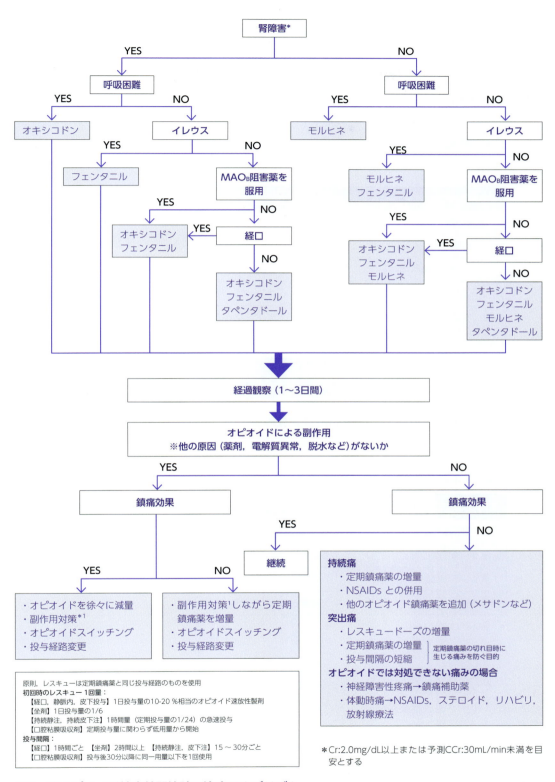

図2　強オピオイド鎮痛薬開始時の治療アルゴリズム　　　　　　　　　　　　　　（名倉弘哲先生より提供）

第 4 章 災害時の薬学的管理の考え方

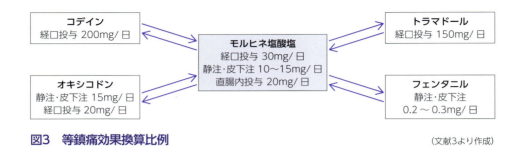

図3　等鎮痛効果換算比例　　　　　　　　　　　　　　　　　　　　　　　　　　　　　　　（文献3より作成）

切り替え前の鎮痛薬		用量（mg）			
モルヒネ	経口剤	≦ 29	30 〜 89	90 〜 149	150 〜 209
	坐剤	≦ 10	20 〜 40	50 〜 70	80 〜 100
	注射剤／静脈内投与	≦ 9	10 〜 29	30 〜 49	50 〜 69
オキシコドン経口剤		≦ 19	20 〜 59	60 〜 99	100 〜 139
フェンタニル経皮吸収型製剤 3日貼付型貼付剤（用量：mg/3日）		2.1	4.2	8.4	12.6
フェンタニルテープ1日貼付量 （定常状態におけるフェンタニルと しての推定平均吸収量）		1 mg (0.3mg/日)	2 mg (0.6mg/日)	4 mg (1.2mg/日)	6 mg (1.8mg/日)

図4　フェントステープ®1日貼付用量 癌性疼痛における切り替え例

表2　フェンタニル貼付剤への切り替え

使用していたオピオイド鎮痛薬＊	フェンタニル貼付剤
1日1回徐放性	投与12時間後に貼付
1日2回徐放性	投与開始と同時に貼付
1日4〜6回速放性	投与開始と同時に貼付し，4〜6時間後に速放性製剤を投与
持続注射	貼付後6時間まで持続点滴

＊：経皮吸収型製剤は除く

ること，そして何よりも，切り替え後の評価が大変重要と考えられます．

　主なオピオイド速放性製剤の T_{max} と $T_{1/2}$ を**表3**に示します．T_{max} よりも前に無効あるいは効果不十分と判断して追加投与をすると，予想外の濃度上昇により副作用増強の可能性が高まります．

　フェンタニルのバッカル錠と舌下錠は，突出痛治療に特化した製剤のため，ベースの用量に関わらず最小用量からタイトレーションが必要であり，また，両剤は，バイオアベイラビリティの違いから相互に代替ができないとされています．これらの薬剤を被災下で使用することにはきわめて慎

表3 主なオピオイド速放性製剤のT$_{max}$およびT$_{1/2}$

薬剤名（商品名）	剤形	投与量	T$_{max}$（時間）	T$_{1/2}$（時間）
モルヒネ塩酸塩	錠剤	10 mg	1.3 ± 0.3	2.1 ± 0.3
	液剤	10 mg	0.9 ± 0.1	2.2 ± 0.3
モルヒネ塩酸塩坐剤（アンペック®）	坐剤	10 mg	1.5 ± 0.3	4.2 ± 0.6
オキシコドン塩酸塩（オキノーム®）	散剤	2.5 mg	1.9 ± 1.4	6.0 ± 3.9
		5 mg	1.7 ± 1.3	4.5 ± 2.3
フェンタニルバッカル錠（イーフェン®）	バッカル錠	―	0.7〜1.5	5〜7
フェンタニル舌下錠（アブストラル®）	舌下錠	―	0.5〜1	5〜14

(各添付文書より作成)

重さを要しますが，十分な経験がありリスクを理解した医療者が，その場での観察・対応が可能であると責任をもって判断すれば，患者の症状をコントロールする上での代替使用は考慮されます．フェンタニル口腔粘膜吸収剤は嚥下すると効果がほぼなくなること等の服薬指導も必要です．

一般論として，社会がハイテク化したがゆえに，災害時には日常とのギャップが大きくなり，被害が拡大する，もしくは対応が困難になる，という側面があります．医薬品に関しても，安全な薬剤や便利な剤形が登場してきていますが，「ありあわせのものによる対応」を迫られる大規模災害の場面では，古典的な投与法を理解しておくことが役に立つかもしれません．特に，麻薬の使用については，モルヒネ散やモルヒネ水剤が主に使用されていた頃は，その分包薬を1日6回服用する必要があり，痛みが出た際にはそれを一包追加服用することで対応しました．すなわち，レスキューが1日用量の1/6であることは，効果・副作用の面はさることながら，調剤面からも実用性に即していたといえます．こういった逸話を知っておくと，平時に徐放性製剤を使用している患者に速放性製剤で対応せねばならなくなった際やその逆の際にも，1日用量（もしくはその等鎮痛効果換算）を元に分6とすることにより抵抗を感じずに対応ができます．オキシコドンの徐放性製剤から速放性製剤への切り替えであれば，1日用量の1/4量を1日4回投与とすることも可能です．

E　オピオイドが入手できない場合のNSAIDsの使用

まずはアセトアミノフェンを十分な用量で使用することが推奨されます．近年，日本でも添付文書の改訂がなされ，1日4,000 mgまで使用することが一般的となりました．また，アセトアミノフェンの注射剤が日本でも発売され，各診療科でそれぞれの目的に応じた使用にも習熟が進んでいるものと思われます．臨床での使用も一般化しつつあると思われますが，添付文書には15分かけて落としきること，体重によって用量調節が必要なこと等，従来の注射剤とは異なる特殊な投与方法が指示されていることには注意が必要です．

新たにアセトアミノフェン以外のNSAIDsを開始する際は，消化性潰瘍，腎障害，肝障害等の既往を確認するとともに，ガイドライン等に応じた再発防止を講じる必要があります．特に経口投与では，わずか数日の使用であったり，NSAIDs潰瘍の既往がなかったりする場合であってもNSAIDs潰瘍は容易に生じうるため，唾液での服用等少なすぎる水分での服用はしないこと，可能であれば空腹時を避けること，腹痛，食思不振，黒色便等がみられた場合は服薬を中止し医療者に相談すること等，十分な服薬指導が必要です．他に，腎血流量減少による腎機能低下，血小板凝集能の低下等に注意が必要です．特に，保存期の慢性腎不全患者では，長時間用型のNSAIDsほど透析への移行リスクが高いともされるため，症状への対応上やむを得ず使用する場合も最小限にとどめるようにします．

F 災害時の麻薬の薬局での管理

　災害時といえども，麻薬は金庫を用いた適切な管理が求められます．万一，災害により金庫が使用できない中で麻薬を入手することになった際にも，紛失・盗難が決して生じぬよう，ポーチ等を用いて常に身につけておく等，管理に細心の注意を払う必要があります．場合によっては，流通等の情報を鑑みつつ，必要性が生じた時点で入手を図り，保管が生じない必要最小量を取り扱うといった工夫が必要となります．このような工夫は，冷蔵庫が使えない環境下で要冷蔵品を扱う，逆に寒冷な環境下で凍結防止を図る，といった場合にも求められることであり，総合的な管理の中に麻薬の管理も効率的に組み込んでいく必要があります（p.5）．

　災害時の麻薬の取り扱いについてはp.5の通りですが，2016年の熊本地震では，過去の大規模災害時の通知に基づき，厚生労働省医薬・生活衛生局監視指導・麻薬対策課より**表4**の文面を含む事務連絡が出されています．これらの通知の適応範囲や有効期間については適宜確認を要しますが，大規模災害に見舞われそれらの確認が困難な環境下に置かれた際には，現場の薬剤師は過去の通知や事務連絡等を参考に，患者に不利益が生じない判断をすることが求められます．同時に，今ある麻薬を最大限有効活用するため，在庫の種類や数量を元に，すでに触れた代替薬の使用等についても医師へ助言し，処方を支援することも薬剤師の重要な役目となります．

表4　熊本地震における（2016年）麻薬の取り扱いについての事務連絡
（厚生労働省医薬・生活衛生局監視指導・麻薬対策課）

> 被災地の患者が麻薬施用者である医師への受診が困難な場合及び麻薬施用者である医師等から麻薬及び向精神薬取締法第27条に規定する麻薬処方箋の交付を受けることが困難な場合においては，麻薬小売業者等は，当該患者の症状等について麻薬施用者である医師へ連絡し，当該患者に対する医療用麻薬の施用の指示が確認できる場合において，必要な医療用麻薬を施用のため交付することができます．

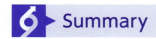

- 麻薬は平時からの備蓄や災害派遣時の装備にも困難が伴うため，災害の際にはその場で入手可能なものを最大限有効に活用し，副作用，離脱症候等を可能な限り回避する必要がある．
- 等鎮痛効果換算表を参考にしながら，「そこにある」代替薬を安全に使用するのみならず，患者に対する適切な声かけと遅滞ない評価が重要である．

Column ―災害時のオピオイド使用―

　私は岩手県陸前高田市出身の外科医で，救命救急科長として地元の岩手県立大船渡病院に赴任し，DMAT 隊員として様々な災害訓練に参加していました．緩和医療科長となり救急から離れましたが，東日本大震災では院内災害対策本部で活動しました．

　発災時，通信手段が衛星電話1つで，電話がつながるまで何十回もかけ直さなければなりませんでした．物流は1週間不安定な状態が続き，今日は大丈夫か明日はどうなるのだろうという不安の中で活動していました．

　急性期に地域で連携していた医師から電話が入りました．

　「○×がんの患者が，家で痛がっている．医療用麻薬を開始したいので譲ってくれないか？」この時考えたのは，津波で交通が寸断され，患家まで通常5～10分で行けるところが，90分前後かかるだろうということ．初回投与なので，治療効果や副作用の観察が必要であること．ガソリン供給が著しく制限され，訪問を繰り返せる保証がないことでした．

　患家からは，内陸の被災していないA病院へ向かったほうが早いということ，その病院にはオピオイド使用に精通している医師がいることを知っておりましたので，現状を考えると①A病院へ搬送していただく，②疼痛コントロール目的に当院へ入院のいずれかがいいのではないか，と伝えました．しかし，譲渡を断られたと思ったのか，電話を切られてしまいました．それぞれの立場でできることを必死にやろうしたんだと思います．後日，その患者さんは当院に搬送され入院しました．

　医療用麻薬の譲渡に関する法律は，頭の片隅にありましたが現場の必要を優先し，本当に必要なら譲渡しようと思っていました．法律上の問題を後で問われてもかまわないと思っていました（皆さんがこの場にいたらどうしていたでしょうか？）．

　震災後，当時国立がん研究センター緩和医療科 部長 的場元弘先生が尽力され，医療用麻薬の譲渡に関する規制が緩和されていたということを，直接お会いしたときに初めて知りました．2013年11月に岩手県宮古市から宮城県仙台市までの被災沿岸地域の緩和ケアに従事している医師，薬剤師，看護師を対象にした質問紙調査において，「麻薬の交付や流通に関しての通知が出されたことをいつ知りましたか？」という質問し対して，78.5％の方々が知らなかったと回答し，14.3％は3ヵ月後に知ったと回答，1週間後に知りえたのは7.2％に過ぎませんでした．

　大規模災害後の混乱した状況では，文書による通知がいかに現場に伝わらないかという事が明らかになったと思っております．

　可能であれば，信頼できる発信源から直接伝える，または，大規模災害時には同様の通達が出されるものとして行動するという判断も現場では必要になると思われます（また，ほとんどの医療機関，保険薬局が壊滅した陸前高田では，避難所で処方施設や処方者名をだれにするかが問題になり対応が遅れたと聞いております）．

　外来でのオピオイド使用に関しては，急性期は薬剤の不足が懸念され3日分の処方としました．オキシコドンを約900mg内服していた患者さんが病院に薬がなくなると思い3週間自宅で内服量を1/3にして痛みを我慢していたことのほかは大きな問題はありませんでした．オキシコドンがなくなった場合，経管用に採用しあまり使用されていなかったモルペス®に変更しようと考えていました．

災害に備える

次に備えるためにオピオイド使用では以下のようなことを検討しておく必要があると感じました.

- 流通, 備蓄：少なくとも1週間を乗り切る自助努力が必要と感じております. オピオイドの備蓄では, 日常で使用している薬剤を大量に備蓄できればいいのですが, 安価 (廃棄になっても施設の負担が少ない), 投与経路の変更が可能 (経口, 経管), 鎮咳, 止痢にも処方可能な, 塩酸モルヒネ酸はどうかと考えています. また, 可能であれば, チュアブル錠などの水があまりなくても服用でき, 副作用が少ない薬剤がよいかと思われます.
運搬にリスクが伴う状況の場合, だれが担当するのか？（原発事故時など）
- 代替え薬や適応外使用の情報：例）塩酸モルヒネ酸が飲めない場合に経肛門的に投与した時の血中濃度はどうなるか. 錠剤をつぶした場合の変化など, 日常から情報を収集しておくことが重要です.

また, 地域, 病院, 保険薬局では以下のようなことを備えておくと良いと感じました.

- 通信：衛星電話・電源の確保（衛星電話以外は使用できない可能性が高いです. 可能であれば複数回線, または, 持っている施設を調べてあると被害状況や今, ここで, 「具体的にどのような支援が必要なのか」を発信できます.
- 地域での事前の取り決め：災害時に連絡が取れないときは, 薬剤師が同種同効薬に処方変更することを許可するなど取り決めておきます. 早急に地域医療福祉連携会議を立ち上げ, 地域の意思決定機関とすることが望ましいでしょう.
- 処方箋：レセコンが使えない, 紙不足により, 使用した用紙の裏に手書きで記載の場合もあり得ます.
- 薬剤計量：ないものを有るもので代用する工夫が求められます. 例：小学校の上皿天秤, スプーン小さじ1杯何g.
- 関係性の構築：災害発生以前より地域, 県, 全国, 多職種の連携により, 災害時に, 物的・人的・精神的に支えあう関係構築が重要

災害は避けることはできませんが, 過去の経験を踏まえ事前に準備することによって, 困難や問題を減らすことはできます. 南海トラフ地震の被害想定は非常に大きく即座に支援が行き届くとは限りません. 事前に1週間は自分たちで持ちこたえられるように, 地域の状況を把握し対応するための具体的な対策を真剣にすべきと感じています.

文献

1) 的場元弘：被災地域の緩和ケア連携体制の再構築と大規模災害下での緩和ケア関連情報の提供体制に関する研究. 厚労科研 地域医療基盤開発推進研究事業 被災地に展開可能ながん在宅緩和医療システムの構築に関する研究, 平成25年度総括・分担研究報告書, p17-94
2) 森田達也：がん・緩和ケア在宅医療における東日本大震災の経験を生かした東南海地震への備えに関する研究. 厚労科研 地域医療基盤開発推進研究事業 被災地に展開可能ながん在宅緩和医療システムの構築に関する研究, 平成25年度総括・分担研究報告書, p95-118

11 OTC医薬品の活用

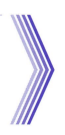

　大規模災害時には，災害拠点病院をはじめ，多くの医療機関は受診患者で溢れています．そのため，救急対応しなければならない患者に医療が十分かつ即座に提供できない状況が起きる地域も多くあります．避難所医療を担っていたJMATは医療用医薬品中心で対応していましたが，薬剤師がいるJMATチームはOTC医薬品も携行し，それが有用であったという報告もあります．薬剤師チームによるOTC医薬品の供給が避難者の役に立った事例も多くあります．生活環境が著しく悪い中で起こりうる疾患は，重度のものばかりではありません．OTC医薬品で軽度な疾病に対応することで，重症化を防ぐことができ，より重篤な患者へ高度な医療を提供しやすくなります．

 OTC医薬品の特徴と使用に関する留意点

　OTC医薬品とは，「医薬品のうち，その効能および効果において人体に対する作用が著しくないものであって，薬剤師その他の医薬関係者から提供された情報に基づく需要者の選択により使用されることが目的とされているもの」と定義され，**表1**に挙げられる特徴があります．
　人体に対する作用が著しくないとはいえ，医薬品という性質上，重篤な副作用，相互作用，禁忌，アレルギー，基礎疾患等には十分注意が必要です．災害時においては平時と生活環境が著しく異なるため罹患しやすい疾患も平時と異なります．また，避難所では，救援物資として供給されたOTC医薬品に加え，避難者が自宅から持参したOTC医薬品などが混在することもあり，管理が難しくなる場合もあります．OTC医薬品を扱う際にも，専門職による情報提供が重要となります．

 臨床判断・薬剤選択のポイント

　大規模災害時の医療は，生活環境が平時と全く異なるため，疾患自体が多くなるだけでなく，頻発する症状も異なります．被災からの期間・災害の種類・季節・生活場所・感染症の流行等の情報を総合的に判断する必要があります．LQQTSFAというアセスメントの手段があり（**表2**），これは災害時，避難所医療においてOTC医薬品を選択する上でもとても有用なツールとなります．
　災害時という環境変化における急性の症状に関して，OTC医薬品での長期のコントロールは原則不適です．症状が長く続く場合には，受診を勧める視点も忘れずに対応をしていくことが必要です．

11 OTC医薬品の活用

表1　医療用医薬品と比較したOTC医薬品の特徴

- 成分の作用が強くないため使用できる対象の患者が多い．
- 成分の作用の強さが分類されていて使用しやすい（第一類，第二類等）．
- 添付文書も一般の方に分かりやすいように記載されている．
- 配合剤が多いため，1剤で目的を達成しやすい．
- 医療用と比較して成分量が少ない．
- 医療用にない成分が使われていることもあるため，不慣れな薬剤師もいる．

表2　LQQTSFA

- L：場所（Location）
- Q：性状（Quality）
- Q：重症度（Quantity）
- T：時間的経過（カルテがないため経過の把握は困難なこともある）（Timing）
- S：状況（Setting）
- F：寛解・憎悪因子（Factor）
- A：随伴症状（Associated manifestation）

感冒・咳嗽

　平時と災害時に共通して対応することの多い疾患の一つが，かぜ症候群です．栄養状態，被災地の生活環境，体力低下などの背景からも罹患しやすい疾患です．

　一般的に，2週間以上長引いている咳，OTC医薬品の使用で改善がみられない症状，膿性の痰を伴うもの，高熱が続くものは肺炎等を疑い，OTC医薬品での対応は適さないと考えます．その前提のもと，災害時にみられる頻度が高いと思われる代表的な疾患とOTC医薬品を使用するために必要な留意点をまとめます．

かぜ症候群・インフルエンザ

　急性で痰がない場合，鼻や咳や喉の痛みを伴う場合，高熱でなく，インフルエンザの流行がない場合は，かぜ症候群と考え対症療法で対応してよいでしょう．

　インフルエンザの場合，高熱・流行・咳嗽・関節痛・倦怠感を確認しますが，かぜ症候群かインフルエンザかの判別は症状だけでは困難な場合も多いです．インフルエンザの可能性が高ければ，隔離することが第一です．発症後48時間以内であればノイラミニダーゼ阻害薬等の医療用医薬品での対応を検討しますが，受診が困難で体力がある患者であれば，対症療法で対応してもよいでしょう．高齢者，小児，乳幼児，脱水兆候の患者等重症化が懸念される場合には受診勧奨をします．インフルエンザ脳症や髄膜炎等に起因するけいれん・異常行動にも注意をします．解熱鎮痛薬としてアセトアミノフェン，イブプロフェン，ロキソプロフェン等は安全に使用できますが，アセチルサリチル酸，ジクロフェナクナトリウム，メフェナム酸はインフルエンザの際には脳症を重症化させる可能性があるので使用してはいけません．

喘息・咳喘息

喘息はOTC医薬品では対応困難な場合が多いため，必ず既往を確認し，喘息が強く疑われる場合には，受診勧奨をします．呼吸音が確認できれば喘鳴と，発熱がなく，痰が出やすいという喘息の特徴を確認します．その他，アレルギー性鼻炎等のアレルギーの体質があるかどうか，気温差の激しい時期，症状が起きやすい時間が朝である等の条件が揃えば喘息を強く疑います．

薬剤性の咳嗽

お薬手帳等を用いて使用薬剤を必ず確認します．避難所では常用薬の使用継続が困難であり，アンジオテンシンⅡ受容体拮抗薬（ARB）からアンジオテンシン変換酵素（ACE）阻害薬に変更になっている場合等もあるので注意です．抗コリン薬が原因となって誤嚥を起こす可能性もあるため，発症時期と薬剤の追加や変更を確認します．

誤嚥性肺炎

被災地において，とろみ剤等の供給が遅れて飲水に困ったという事例があります．また，とろみの調整のしやすさは商品によって大きく異なるため，通常通りのとろみ調整ができず，誤嚥してしまうことも考えられます．歯ブラシ等の供給不足，義歯洗浄剤の供給不足も誤嚥性肺炎を招く一因となります．高齢者は肺炎を起こしても発熱しないこともあり，誤嚥を起こしている患者の咳嗽は，肺炎も疑い受診勧奨が必要です．誤嚥の可能性がある患者は予防的にポビドンヨード含嗽剤や塩化セチルピリジニウムや塩化デカリニウムトローチで口内を清潔に保つことも必要です．

逆流性食道炎

器質的異常に加え，精神的ストレス，伏臥位の時間が多い環境では，誘発される可能性が高くなる疾患です．既往歴を確認するとともに，発熱も伴わず，また，胸焼け・つかえ感，呑酸，咳，食後や夜間（早朝）の症状悪化，前屈位での症状等を伴う場合には，ファモチジン等のヒスタミンH_2受容体拮抗薬で対応します．

咽喉頭異常感症

慢性の咳嗽や，異物感を喉に感じるものの，痰がなく発熱を伴わない場合，不安・不眠等の症状が併発する場合等です．通常は耳鼻咽喉科などで精査してもらい，原因がない時に診断されますが，ストレス等が原因の患者も多いので，耳鼻咽喉科の受診ができない場合には，対症療法として半夏厚朴湯等での対応を検討します．

消化管疾患（腹痛・便秘・下痢）

災害時には，食事・栄養状態・衛生環境・基礎疾患のみならず，過度のストレス下にあることを考慮した対応が求められます．心因性の消化器症状も多くみられます．

トイレの衛生環境がよくないことによって，排泄を我慢することや，過密な生活環境下で放屁を我慢することによって出てくる症状もあります．軽傷のうちに対応ができるとよいのですが，症状が重くなってから受診をする場合も多く，積極的に医療者からの聞き取りができれば，OTC医薬品はより有効に使用できます．

■腹痛

胃・十二指腸潰瘍

被災地では過度のストレス，食事の偏り等が胃・十二指腸潰瘍の原因になり得ます．既往歴とともに特徴的な心窩部痛と胸焼けを確認し，軽度であればファモチジン等のヒスタミンH_2受容体拮抗薬で対応します．タール便，吐血があれば受診が必要です．

膀胱炎

水分摂取不足や，トイレの衛生環境が整わないことによって，飲水量を減らしたり，排泄我慢をしてしまったりすることで起きやすくなる症状の一つです．入浴等の環境が整わないことも一因となります．通常は発熱を伴わないことが多く，頻尿，残尿感，尿の混濁を確認します．軽度であれば，猪苓湯・五淋散などの漢方で早めに対応して，長引く場合には受診を勧めます．

過敏性腸症候群

精神的ストレス・睡眠不足等が一因とされるため，災害時には罹患者が多くなります．下痢型と便秘型を繰り返す混合型や，いずれかだけの症状が出る型があります．発熱・流行・食事内容等の聞き取りから，感染性胃腸炎の流行等の可能性がないか確認した上，止瀉薬，下剤を適宜使用することで対応が可能でしょう．トリメブチンのような消化管運動改善薬や整腸薬はどの型においても効果的です．

感染性胃腸炎

完全隔離不可能な生活環境から感染の拡大が予想されるので注意が必要です．避難所等の場合には医療責任者等への適切な報告が必要となるでしょう．また，ウイルス性である場合には，対症療法しかありません．しかし，細菌性の場合には抗菌薬が有効な場合があります．症状からの明確な判別は困難ですが，38度以上の高熱，1日6回以上の下痢，腹痛が強い場合，脱水の兆候がみられる場合には，重症例として，受診勧奨した方がよいでしょう．

うつ

災害そのものと将来への不安等の災害に付随するストレスが原因になることが多いです．対面での対応において過度のストレス，睡眠障害がある場合には，胃腸薬ではなく，催眠鎮静薬が適応になる場合もあります．既往歴の確認，併用薬の確認も重要です．軽症でなければ受診勧奨やDPAT等へ繋ぐことが必要な場合もあります．

■便秘

機能性便秘症

繊維質が十分に取れない等の食生活，避難所での過度なストレスから便秘を引き起こします．機能性便秘症の場合，OTC医薬品の使用方法は平時と変わりませんが，生活環境を配慮し，できる範囲で水分摂取や運動などの生活改善のアドバイスを行います．緩下剤である酸化マグネシウムの使用や，必要であればセンナ・ビサコジル等腸を刺激する薬剤を使用します．必要時のみ浣腸の使用も検討します．刺激性下剤の乱用によっても便秘症が起こることがあるので併用薬を確認し受診勧奨が必要となる場合もあります．

薬剤性便秘

抗コリン薬・抗精神病薬等を服用している患者で注意が必要です．医薬品の供給が不十分で，通常使用していた薬剤の変更が余儀なくされた場合に便秘となる可能性があり，便秘の時期と薬の変更の時期が重なっていないかの確認をします．避難所においては，コデインを含む咳止めによる便秘の症例も多くあります．原因薬剤があれば変更の提案を医師にします．

■下痢

ウイルス性腸炎

ウイルス性腸炎といえば，ノロウイルスやロタウイルスが有名ですが，いずれも潜伏期間は1～2日で，水溶性の下痢と嘔吐の症状が特徴的ですので，感染の可能性を聞き取りにより確認します．感染拡大防止には，トイレを含めた居住空間の隔離をすることが必要です．脱水症状が強くないかを確認し，避難所の状況によっては受診勧奨を行います．ごく軽症の場合には，整腸薬での対応も可能ですが，感染拡大には十分に注意をします．

細菌性大腸炎

ウイルス性に比較して腹痛が強く，高熱，血性の下痢を起こしやすいため，症状が強い場合には受診勧奨が必要です．

打撲・外傷

打撲や外傷は，直接災害によるもののみならず，復興のための片付けや掃除によって起こることもあり，発災後どの期間においても相談を受ける可能性があります．衛生環境が悪く，上水による洗浄が十分にできない場合，傷の深さ，感染の有無等に注意しながら，基礎疾患を考慮した対応が必要です．近年，創傷治療は湿潤療法が行われることが増えています．しかし，湿潤療法の前提条件は十分な洗浄です．被災地で綺麗な十分量の水が確保できない等十分な洗浄ができない場合の湿潤療法は，感染症を引き起こすおそれがあります．特に抵抗力が低下している場合には，閉塞性ドレッシングはかえって治療の妨げとなることもあり，注意が必要です[1]．被災地での創傷治療は消毒薬が有用であろうと考えられます．

打撲

手足の軽い打撲はインドメタシンやフェルビナク配合の外用剤（パップ等の貼付剤）や痛み止めで対応可能ですが，手足の打撲で，強い痛みと変形があるような場合，患部が自力で動かせないときは骨折の疑いが強くなるので，受診を勧めます．内出血が広範囲に広がるような場合には，動脈など深部障害が疑われるため受診対象です．頭に打撲を受け，痛みとともに吐き気やめまい，けいれん，さらに意識障害があるような場合は脳に損傷がある可能性があります．また，目や鼻，口，耳等から出血がみられれば重症だと考え，救急対応が必要です．胸に打撲を受けて，呼吸困難に陥るようなときは肺が損傷を受けている可能性があり，腹部に打撲を受けて，強い痛みとともに吐き気があるときは，胃腸など腹部の臓器が損傷している可能性があります．これらの症状がある場合

にはOTC医薬品での対応にはなりません．

外傷

切り傷・刺し傷等，軽度な皮膚表面の症状であれば，流水にて洗浄し，アクリノール・塩化ベンザルコニウム・塩化ベンゼトニウムなどの殺菌消毒剤等で対応します．糖尿病等の基礎疾患に加え末梢循環障害を持つ場合や，感染が疑われる場合等は注意が必要です．

また，外傷による感染症の一つとして，破傷風に注意が必要です．東日本大震災では10例が報告されています．死亡者は出ませんでしたが，口が開きにくい，けいれん等の症状は，感染後3週間程度経過した後に症状が出ることもあるため，聞き取りと受診勧奨，的確な情報提供が必要です．

皮膚疾患

災害時の皮膚疾患は様々なものが想定されますが，重症例でなければOTC医薬品の外用剤で対応できる場合も多くあります．清潔に保ち保湿することが皮膚疾患治療の原則ですが，毎日入浴できない等，困難な場合も考えられます．偏った食事により，不良な栄養状態から皮膚のバリア機能が失われることも考えられます．皮膚疾患の原因は外部環境によるものが大半なので，症状が起きた状況の聞き取りが重要です．免疫力低下による単純疱疹や帯状疱疹なども起こりやすく，医療用医薬品の内服が必要な場合も想定されます．

凍瘡（しもやけ）・乾燥

冬季の避難所では，暖房が不十分であり，しもやけや乾燥によるひび割れで困る患者もいます．ワセリン等の保護剤の使用や，ヘパリン類似物質，尿素の入った外用剤も効果的です．

虫刺症

災害時には衛生状態が悪く，虫が大量発生する場合も想定できます．ジフェンヒドラミン塩酸塩・クロルフェニラミンマレイン酸塩などの抗ヒスタミン薬・デキサメタゾン・吉草酸プレドニゾロンなどのステロイド外用剤で多くは対応できます．腫脹が激しい，疼痛を伴う場合には受診を勧めます．

アトピー性皮膚炎

軽症で短期的な対応であればOTC医薬品を使用してもよいですが，全身性のかゆみを伴う場合やそもそも治療困難な場合は受診を勧めます．

水痘・帯状疱疹・単純疱疹

以下の特徴がみられた場合に，水痘・帯状疱疹を疑います．

水痘：小水泡・小紅斑が全身に現れる．小児に多い．潜伏期間は約14日．気道感染なので，必要に応じて小児同士の接触を控える必要がある．

帯状疱疹：浮腫性の紅斑と痛みを伴い，片側性で一定神経領域に一致している．

水痘・帯状疱疹は受診勧奨を行いますが，再発口唇ヘルペスの場合にはアシクロビル軟膏での対応も可能です．

接触皮膚炎

消毒薬・外用剤の使用等がきっかけで起こることも多く，栄養状態，衛生状態の悪化も一因となります．皮膚はバリア機能が失われた状態であるため，皮膚の保護も含め，軽症であればステロイド外用剤の軟膏で対応します．広範囲で重症であれば受診勧奨をします．

眼疾患

がれきの処理による粉塵は，眼疾患の原因となります．眼疾患の予防や目の不快感を防ぐためにも洗眼のニーズが高くなります．洗眼用のOTC医薬品は第3類医薬品が多く，点眼剤の多くには防腐剤が入っていることなどから使用には注意が必要です．また，季節によっては，平時と同じように花粉症で相談を受けることもあります．常用点眼剤としての白内障・緑内障，アレルギー性結膜炎，ドライアイの対応の相談が多いですが，これらのうちOTC医薬品で対応できるのは，洗眼アレルギー性結膜炎，ドライアイ等です．また，眼脂（目やに）に対する相談も受けることがあり，OTC医薬品での対応が可能な場合もあります．

アレルギー性結膜炎

ジフェンヒドラミン塩酸塩，クロルフェニラミンマレイン酸塩，フマル酸ケトチフェンのような抗ヒスタミン作用のある点眼剤が効果的です．花粉症等原因が特定されている場合は，継続使用も必要ですが，原因不明のかゆみが持続する場合には受診を勧めます．

眼脂

感染性，アレルギー性等様々な原因があります．インフルエンザ菌などの細菌性の結膜炎は粘性の眼脂が特徴的で，抗菌点眼剤が有効です．ドライアイ等，眼内の防御作用が不十分である場合にも感染が成立してしまうこともあり，点眼剤によるドライアイの治療も感染予防に効果的です．コンタクトレンズの洗浄液等が確保できず，感染を起こす場合もあります．使用期間を過ぎたコンタクトレンズの使用は中止する必要があります．抗菌点眼剤の成分としてはスルファメトキサゾールナトリウムがありますが，改善がみられない場合には，他の原因を考え，受診勧奨も視野にいれます．

ドライアイ

コンドロイチン硫酸ナトリウムやヒアルロン酸ナトリウム含有の点眼剤を使用します．頻回に使う場合には，防腐剤のことも検討し，防腐剤を含まない人工涙液を使用するのも方法の一つです．

口腔疾患

口腔は呼吸器と消化器の共通の入り口であり，口腔の機能が低下・障害されると肺炎や低栄養の引き金になります．また，避難所の偏った食事によるビタミン不足や過度のストレス等によって，常に口内炎が生じやすい環境にあります．対応できるOTC医薬品は多くはありませんが，口腔内

疾患に早期に対応し，口腔内を清潔に保つことで，様々な疾患の予防となります．

口内炎

疲労や免疫力低下，睡眠不足等が原因と考えられており，罹患者は多いと考えられます．治療としては，ビタミンB_2を含有した総合ビタミン剤の内服や，トリアムシノロンアセトニドの口腔内軟膏での対応が考えられます．歯磨きや義歯洗浄剤が十分に行き渡っていない状況も考えられるため，口腔内の洗浄が第一ですが，口腔内の殺菌，二次的な感染予防のためにポビドンヨード含嗽剤や塩化セチルピリジニウムや塩化デカリニウムトローチ等が有用と考えられます[2]．

誤嚥性肺炎

誤嚥した際に肺炎を起こさないようにするために，口内を清潔に保つことが必要です．リスクがある患者のための予防となりますが，口内炎と同様，ポビドンヨード含嗽剤や塩化セチルピリジニウムや塩化デカリニウムトローチでの対応を考えます．

災害時にもOTC医薬品は非常に有用です．しかし，災害時という特殊な状況下で起こりうる疾患は平時とその頻度が異なるため，患者背景をしっかり考慮して対処しなければなりません．LQQTSFA（表2）に沿っての背景の聞き取りが確認漏れを防ぐためにも有用であるため，確認用の雛形の作成等が役に立つと考えられます．

OTC医薬品は避難所において「ご自由にお取りください」と並べられていたこともあったようです．また，避難所内で，複数患者で共用されていたという話も耳にします．大規模災害時には発災後1ヵ月経っても炭水化物中心の食事の提供しかなかった避難所もあり，長期連用は原則しないのですが，ビタミン剤の長期服用が必要な可能性もあります．感染性の下痢が流行した際に，誤用を防ぐために避難所から「ロペラミド含有商品」を回収したという事例もあり，配布した避難所からの回収には多大な労力を要しました．

このように，OTC医薬品の使用に関しても，状況に応じた対応が必要となるため，使用法の説明や，相談体制を整えることが重要です．使用者・医療提供者ともに使用しやすいOTC医薬品を選定し，避難所等でも相談しやすい環境を作ることで，OTC医薬品をより有効に活用でき，災害時の医療において，薬剤師として大きな役割を担うことができるでしょう．

Summary

- 軽症患者をOTC医薬品で対応することで，受診を減らし，災害時の医療機関の負担を減らすことができる．
- 災害時に特徴的な原因や症状があるため，環境変化まで考慮したアセスメントと判断が必要である．
- かぜ症候群，消化器症状は生活環境の悪化が原因で起こる軽症例も多く，特にOTC医薬品が有用である．
- 外傷は発災後いずれの時期でも起こり，十分な洗浄ができない場合まで想定した対応が必要である．

Column ―災害時の被災地における眼疾患への対応―

　大規模災害による被災地の粉塵や被災した後自宅等の清掃により，眼疾患になりやすい状態にあります．また，被災後にそれまで受けていた眼科診療を受けることができない患者が多く見受けられます．しかし，被災地においては，こうした角結膜疾患などの診療を専門医以外の医師が担当せざるを得ない状況も多く，点眼薬などの眼科治療薬の需要は極めて高くなります．

眼の表面に傷がついてしまった場合

　眼の表面に傷ができてしまうことがありますが，傷がついただけであれば多くの場合，数日で痛みや充血はなくなり自然治癒します．しかし眼の傷に細菌などが入ると角膜潰瘍を形成する危険性があり，角膜潰瘍が疑われる場合は，抗菌薬点眼を2種類ほど組み合わせて点眼治療をしなければなりません．起因菌が同定できないことが多いので，ニューキノロン系（レボフロキサシン，トスフロキサシン，ガチフロキサシン等），βラクタム系（ベストロン），アミノグリコシド系（トブラシン，ゲンタシン等）の点眼薬を揃えておく必要があり，被災地での処方可能な薬剤リストに入れておくとよいでしょう．

目に異物混入や炎症がある場合

　目に粉塵等の異物が入った場合，通常はまばたきをするうちに涙とともに排出されますが，一般用医薬品（第3類）で眼を洗浄できるものを揃えておくとよいでしょう．これで改善するようであれば，そのままで様子をみてもらいます．眼痛や異物感，充血の悪化がみられたら眼科受診をしてもらいます．室温保存できる点眼薬のベタメタゾン，フルオロメトロン，ブロムフェナクなどを準備しておくと良いでしょう．

被災前から点眼治療している場合

　緑内障治療中の場合，日本緑内障学会HPでは「被災後1カ月位は点眼せずとも病態の急な進行はない」（学会HP）と公表されています．しかし，避難者のなかに緑内障治療中患者が多い場合は室温保存可能で，遮光不要，点眼回数が1回でよいタフルプラスト，ビマトプロストなどを準備するとよいでしょう．

　ドライアイ，アレルギー性結膜炎，角膜炎など種々の眼表面の病気で点眼薬の治療を受けてきた場合も，あわてる必要はありません．点眼薬はペミロラスト，エピナスチンなどを準備するとよいでしょう．

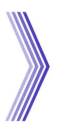

12 CBRNE災害と関連医薬品

A CBRNE災害とは

　CBRNEという言葉を聞いたことがない人もいるかもしれませんが，CBRNEとは，Chemical（化学），Biological（生物），Radiological（放射性物質），Nuclear（核），Explosive（爆発）の頭文字を組み合わせたもので，これらによる災害をCBRNE（「シーバーン」と読まれることが多い）災害といいます．かつては「ABC兵器」（A：Atomic，原子力），「NBC兵器」等と呼ばれ，軍事的な用語として用いられていました．近年では，戦争だけではなく，テロ等の非国家的集団あるいは準国家的組織による無差別暴力や，化学物質の漏洩事故，特殊な細菌やウイルスの蔓延，原子力発電所事故，工場等の大爆発事故等も包括するようになり，さらにNとRを分け，Eを追加して「CBRNE災害」というようになりました．あまり知られていないかもしれませんが，日本はCBRNE災害全てを経験している国です．CBRNE災害は，通常の災害とは異なる対応が必要です．ここでは，CBRNE災害の特殊性と関連する医薬品を中心に解説しますが，個々の災害の詳細や曝露された物質の検知・特定・定量方法，個人防護具の種類・装備方法，除染の種類・方法についても非常に重要ですので成書や研修で学んでおきましょう．CBRNE災害，特にC，B，R災害では，特殊な薬剤が使用されたり，特別な対応を求められることが多く，解毒剤の備蓄，調剤，情報提供，薬学的提案，衛生管理等，これら特殊災害への対応能力を持った薬剤師が増えていくことを望みます．

B Chemical（化学）

　化学兵器（化学剤）についての情報は，公益財団法人　日本中毒情報センターの「化学兵器中毒情報詳細データベース」と「化学兵器中毒対策データベース」に収載されており，7類型23種類，解毒剤は13品目が載っています[1,2]．

神経剤（サリン（GB），ソマン（GD），タブン（GA），VX等）

　神経剤は化学剤の中で，最も毒性が強く致死的です．体内のアセチルコリンエステラーゼ（コリンエステラーゼ）を阻害するため，シナプスや神経筋接合部においてアセチルコリンが大量に蓄積し，副交感神経優位になります．その状態が継続することで，呼吸困難，気管支れん縮，呼吸停止，けいれん，流涙，流涎，鼻汁過多，下痢，縮瞳，頭痛，錯乱，昏睡等の症状が現れます[3-6]．サリ

206

ンは無臭性で最も揮発性が高く，VXはほとんど揮発せず殺傷能力がきわめて高い神経剤です．

　特異的拮抗薬として，硫酸アトロピンとプラリドキシムヨウ化物（PAM）が用いられます．軍用にはアトロピンとPAMがセットになった自己注射器（MARK I kit）があり，兵士が携帯しています．なお，現場での死亡原因として，呼吸停止が最も多いため，気道の確保と呼吸管理が重要です．

　【硫酸アトロピン】アセチルコリン，ムスカリン様物に対し競合的拮抗作用を表します（抗コリン作用）．投与法は，2 mg（小児：0.02 mg/kg）筋注または静注，効果が不十分な場合は5〜10分ごとに反復投与で，投与終了の目安は分泌物の減少，換気の改善です．

　【PAM】神経剤と結合したコリンエステラーゼ（リン酸化アセチルコリンエステラーゼ）から神経剤を解離し，コリンエステラーゼ活性を復活させる作用を有します（コリンエステラーゼ賦活作用）．しかし，リン酸化アセチルコリンエステラーゼは，時間経過とともにアルキル基を失ってイオン化し，PAMと反応できなくなります[3]．その結果，神経剤をコリンエステラーゼから引き離せなくなり，コリンエステラーゼは永久に失活します．この反応は不可逆的で，Aging（エイジング）と呼ばれます．Agingの時間は，神経剤によって異なり，タブンは40時間以上，サリンは3〜5時間，ソマンは2分[4,5]で，ソマンの場合は，曝露後すぐにPAMの効果が減少してしまいます．そこで，予防薬としてカルバメート剤（臭化ピリドスチグミン）が用いられています．実際に1990年湾岸戦争で米軍が使用しました[5]．投与法は，1 g（小児は50 mg/kg）静注を60分ごとに反復投与です．

　【ジアゼパム】神経剤の拮抗薬ではありませんが，神経剤によってけいれんが起こることもあり，けいれん時あるいはけいれん予防としてジアゼパムを用います．投与法は，5〜10 mg（小児は0.2 mg/kg）静注または筋注です．

びらん剤（マスタード（硫化マスタード，窒素マスタード），ルイサイト，ホスゲンオキシム）

　びらん剤は気温上昇とともに揮発し，肺，皮膚，眼，粘膜から吸収され，細胞レベルで局所障害を起こします．主な症状としては，曝露局所では皮膚のびらんが特徴的で，痛み，灼熱感，発赤，水疱等が起こります．吸入によって気道障害，肺水腫等が起こり，死亡原因になります．数日〜数週後には，骨髄抑制を来たし，これもまた死亡原因になり得ます[4-6]．

　マスタードは遷延性であり，曝露直後はほとんど症状が現れず，数時間後に重篤な症状が出てくることが特徴です．症状が出てはじめて曝露に気付くということになりかねない危険があります．しかし，血液，組織，水疱中にはマスタードを含まないため，体液や組織に接触しても周囲の人々へ曝露することはありません[6]．ルイサイトはマスタードと異なり，曝露直後数分から疼痛等の症状が現れ，数時間後にはびらんや水疱が出現します．ホスゲンオキシムは曝露直後より疼痛が現れ，24時間後には組織壊死が起きます．

　治療として一番重要なことは，一刻も早く大量の水で洗浄することです（水除染）．皮膚に関しては，通常の化学熱傷と同様の処置を行います．ルイサイトはびらん剤の中では唯一，解毒剤が存在します．主成分のジメルカプロールは金属イオンに対する親和性が強く，体内の酵素のSH基と金属イオンの結合を阻害します．また，既に結合が起こっている場合には，金属と結合して体外への排泄を促進し，阻害されていた酵素活性を賦活します．酵素を再賦活化できる程度は時間経過に伴って低下するため，中毒の初期に投与すれば効果的です[7]．ジメルカプロールの投与法は，

3 mg/kg を 4 時間ごとに筋注[4]です（BAL の添付文書[7]には，用法・用量について，「重症緊急を要する中毒症状の場合は，1 回 2.5 mg/kg を最初の 2 日間は 4 時間ごとに 1 日 6 回，3 日目には 1 日 4 回，以降 10 日間あるいは回復するまで毎日 2 回筋肉内注射する．なお，年齢，症状により適宜増減する．」と記載されています）．

血液剤（シアン化水素，塩化シアン，アルシン）

いわゆる「青酸中毒」です．シアンイオン（CN^-）は，ミトコンドリア内のシトクロムオキシダーゼの Fe^{3+} と容易に結合し，細胞の酸素代謝を阻害することで ATP 産生を停止させる，即効性かつ致死性の物質です．血液剤と名前がついていますが，血液そのものには作用しません．症状としては，高濃度曝露で 30 秒〜1 分で意識消失し，やがて呼吸停止，心停止を来します[4-6]．

特異的拮抗薬として，ヒドロキソコバラミン，亜硝酸アミルとチオ硫酸ナトリウムがあります．いずれも Fe^{3+} と結合した CN^- を解離させ，シトクロムオキシダーゼの機能を回復させます．

【ヒドロキソコバラミン（シアノキット®）】ヒドロキソコバラミン分子中の Co^{3+} に結合している OH^- と，Fe^{3+} に結合している CN^- を置換する（CN^- を奪い取る）ことでシトクロムオキシダーゼの機能を回復させます[8]．投与法は，ヒドロキソコバラミン 5 g を生理食塩液 200 mL に溶解して 15 分以上かけて点滴静注します．

【亜硝酸アミルとチオ硫酸ナトリウム[4,5,8]】亜硝酸アミルは，ヘモグロビンの Fe^{2+} を酸化し，メトヘモグロビン（Fe^{3+}）に変換します．CN^- と Fe^{3+} の結合は可逆性であるため，血中に Fe^{3+} を増やすことで，シトクロムオキシダーゼの Fe^{3+} から CN^- が解離してメトヘモグロビンの Fe^{3+} に移り，シトクロムオキシダーゼ機能は回復します．CN^- はシアノメトヘモグロビンを形成した後，続いて投与されるチオ硫酸ナトリウムによって無害なチオシアネイトになり尿から排泄されます．投与法は，静脈路がなく，意識がある場合は亜硝酸アミル 1 アンプルを吸入です．静脈路が確保されている場合は亜硝酸ナトリウム 300 mg（6〜10 mg/kg）を，（3% 溶液であれば 10 mL）を 2〜4 分かけて投与し，引き続き，チオ硫酸ナトリウム 12.5 g（25% 溶液 50 mL または 10% 溶液 125 mL）を 10 分以上かけて静注します．

窒息剤（ホスゲン，ジホスゲン，クロロピクリン，塩素）

ホスゲンが有名です．無色ガスで空気より重く，低いところにたまります．吸入することで肺水腫等，化学肺臓炎を起こすため窒息剤と呼ばれています．

特異的な拮抗薬は存在せず，安静が第一で，新鮮な空気，酸素投与，気道確保，人工呼吸等の呼吸管理，その他必要に応じた対症療法を行います[4-6]．

催涙剤（OC，CN，CS，CA，CR，マスタードオイル（芥子油））

護身用スプレーとして市販されています．暴動に対する規制・鎮圧目的で使用されることもあります．即効性があり，主に眼や鼻粘膜を刺激し，灼熱感，疼痛，流涙，鼻汁等の症状を引き起こします．効き目は強いですが，毒性は強くありません．拮抗薬はなく，曝露場所を離れ除染することで薬剤の効果は時間経過とともに自然消滅します．

無力化剤（BZ，LSD）

3-キヌクリジニルベンジラート（BZ）は，幻覚，せん妄を引き起こす抗コリン薬，リゼルグ酸ジエチルアミド（LSD）は，幻覚，せん妄を引き起こす麦角アルカロイドの半合成幻覚剤で，それら

表1　化学テロリズム対策についての提言

> 1. 厚生労働省は，国及び都道府県が備蓄することが適切な解毒剤等の医薬品の種類を定めるとともに，希少ゆえ，都道府県や医療機関レベルで購入することが非効率な医薬品を中心に，備蓄に向けた準備を行うこと．なお，リスク分散の観点から，備蓄は国内の複数箇所で行える体制が望ましい．
> 2. 発災から一定時間以内に初期投与できる体制を整えるべく，各都道府県の医療提供体制の実情に応じた備蓄及び配送に関する計画の策定を促すこと．
> 3. 解毒剤等の医薬品の確保と併せて，医療機関における受入体制の充実ならびに早期に治療を開始するための病院前医療体制の向上に努めること．

(文献9より引用)

の薬理作用によって行動不能を起こさせます[5]．BZはLSDよりも安価で強力です[6]．

■化学テロリズム(化学テロ)に対する薬剤師の役割

2014年7月に厚生科学審議会健康危機管理部会において，「化学テロリズム対策についての提言」がまとめられました．解毒剤等の確保について，①発生予測は不可能かつ被害規模の想定が困難であること，②傷病者を救命するために，薬物治療開始の迅速性が特に必要とされること，③解毒剤等の医薬品は平時の医療で用いられる機会が少なく，通常の市販流通の中で短期に大量に調達できないこと，という化学テロ特有の難しさをふまえた提言となっています（**表1**）[9,10]．その中で，解毒剤等の備蓄，配送，確保，早期治療開始等において，迅速かつ的確な対応をするためには，薬剤師は不可欠で，非常に大きな役割を果たすことが期待されています．

化学剤およびその対応に関しては薬学的にも非常に専門的な知識が必要です．公益財団法人日本中毒情報センターは膨大なデータベースを保有し，緊急で電話連絡もできるので，有事の際にはぜひとも活用しましょう．

公益財団法人　日本中毒情報センター	URL：http://www.j-poison-ic.or.jp/homepage.nsf	
【一般専用（情報提供料：無料）】	・大阪中毒110番（24時間対応）	072-727-2499
	・つくば中毒110番（9時〜21時対応）	029-852-9999
【医療機関専用（1件につき2,000円）】	・大阪中毒110番（24時間対応）	072-726-9923
	・つくば中毒110番（9時〜21時対応）	029-851-9999

Biological（生物）

生物剤は，人や動物を殺傷することを目的とした細菌やウイルス等の微生物およびこれらが作り出す毒素の総称です．各種兵器の費用対効果を考えたとき，単位面積当たりの生物を殺傷する費用は最も安上がりで，「貧者の核兵器（Poor man's atomic bomb）」と呼ばれています（1km^{2}の範囲

第 4 章 災害時の薬学的管理の考え方

に存在する生物を殺傷するのに要する費用は，一般兵器2,000ドル，核兵器800ドル，化学兵器600ドル，生物兵器1ドル）[4,5]．

生物災害，生物テロの特徴として，①入手や製造が比較的容易，②発見が困難（攻撃自体が発見されにくく，自然感染との鑑別が困難），③ヒト－ヒト感染する生物剤であれば広範囲に長期わたって影響を与えることができる，④気球等による散布，封筒による郵送等多様な散布方法で遠距離からの攻撃が可能，⑤潜伏期があり，発症までに日数がかかるため，逃走が可能，⑥使用の脅威だけでもパニックを引き起こすことができる，等があります[5]．いずれにしても感染拡大を防ぐためには公衆衛生的対応が必須です．薬学的管理としても，やはり感染症対策の三本柱である，感染予防，感染症サーベイランス，感染症発生時の対応（感染拡大の防止）が重要です．感染症制圧の基本事項は，病原体曝露の防止，ワクチン等感染症感受性者の予防，曝露・感染後の発症予防，発症した患者の治療，感染経路の遮断等で，薬剤師が行うべきことが多く存在します．代表的な生物剤についての特徴と治療を**表2**に示します[4]（生物テロに使用可能な生物剤は厚生労働省や米国厚生省疾患管理予防センターのホームページに情報があります）．ボツリヌス毒素やリシン，ブドウ球菌エンテロトキシン，トリコセシン真菌毒素（T2）等，も代表的です．ボツリヌス毒素は抗毒素血清がありますが，その他は，特異的拮抗薬はなく，対症療法しかありません．

表2 主な生物剤

疾患（病原体）	潜伏期間	症状	診断	致死率	治療
天然痘 （天然痘ウイルス）	7～16日 （平均12日）	初期：倦怠感，発熱，咽頭痛，四肢同時発生の発疹 2～3週間で痂皮化	咽頭，鼻腔，皮膚病変のぬぐい液からウイルスを検出	ワクチン未接種：30% ワクチン接種：3%	対症療法
炭疽菌 (Bacillus anthracis)	1日～8週間 （平均5日）	初期：感冒症状 2～3日後，呼吸困難，ショック，昏睡	鼻腔のスメア染色	無治療：ほぼ100% 集中治療：40%以下	CPFX，PCG 等
ペスト (Yersinia pestis)	肺ペスト：1～6日 ノミからの感染：2～8日	高熱，有痛性のリンパ節腫脹 咳，血痰，呼吸困難	血液，喀痰のグラム染色	未治療：80～100% （発症後24時間以内の抗菌薬投与が有効）	TC，CP，SM 等
野兎病 (Francisella tularensis)	2～20日 （平均3日）	寒気，嘔気，頭痛，結膜炎 等	胸部X線写真，血清診断	未治療：30%	SM，GM 等
ウイルス性出血熱 （フィロウイルス：エボラ・マールブルグ，アレナウイルス：ラッサ熱，ブニヤウイルス：クリミア・コンゴ熱）	数日～2週間	発熱，結膜炎，皮膚の出血斑 重症：吐血，下血，中枢神経障害	ウイルス遺伝子検出 血中抗体価測定	5～20% （エボラ：50～90%）	対症療法

CPFX：シプロフロキサシン，PCG：ペニシリンG，TC：テトラサイクリン，CP：クロラムフェニコール，SM：ストレプトマイシン，GM：ゲンタマイシン

（文献4より作成）

D Radiological（放射性物質）/Nuclear（核）

　近年の放射線災害というと，おそらく真っ先に2011年東日本大震災時の東京電力福島第一原子力発電所事故が頭に浮かぶでしょう．それ以前にも1986年チェルノブイリ原発事故や1999年東海村の核燃料加工施設内臨界事故等，重大な事故が起きています．放射線災害といえば，原子力発電所や核燃料関連を思い浮かべることも多いですが，実は，放射性物質は，医療施設をはじめ，農業や工業等多方面で取り扱われており，頻度は低いながらも，いつどこで事故が起こるか分かりません．日本は第二次世界大戦末期に広島，長崎に原子爆弾を投下された唯一の戦争被爆国であり，その恐ろしさは身に染みて分かっています．放射線災害の特殊性として，放射性物質や放射線に対する不安感があること，五感で感じることができないこと等から，災害時にパニックに陥りやすくなります．しかし，化学剤や生物剤と異なりごく微量まで測定可能であるため，放射線の正しい知識を持ち，日頃から十分な準備，研修，訓練等を行っていれば，いたずらに不安を抱くことなく被爆医療を実践することができます．

　放射性物質をテロや戦争に使用する場合，放射性物質拡散デバイス（radiation dispersal device；RDD）や核兵器が考えられます．RDDの特徴は，①核爆発を伴わない爆発による放射性物質の散布，②低い技術で生産可能，③放射性物質として医療用線源，工場での線源，放射性廃棄物等，④様々な放射性同位元素が用いられる，⑤放射線による障害（急性障害，晩発障害，外部被爆，内部被爆），⑥精神的ダメージ・恐怖心，等です[5]．実際に，1998年にチェチェンにおいて放射性物質を搭載した鉄道コンテナに爆弾が仕掛けられた事件があり，RDDが初めて発見されました[11]．RDDの代表例として，放射性物質を普通の爆発物で散布させるDirty Bomb（汚い爆弾）があります．核爆発のような高度な技術は不要で，放射性物質が手に入れば簡単に作成することができます．また，核兵器に関しては，容易に用いられるとは考えにくいですが，最悪の場合を想定し，緊張感をもってRadiological災害，Nuclear災害に対する準備をしておくべきでしょう．

　放射線災害への対応として，外部被爆を低減させるため，①距離による防護，②時間による防護，③遮蔽による防護の3原則がまず重要です．そして薬剤師として押さえておきたいのが，安定ヨウ素剤です．放射線ヨウ素曝露の可能性がある場合，曝露24時間前，または，曝露された直後に安定ヨウ素剤を服用すると，甲状腺への放射性ヨウ素の集積を90％以上低減させることができ，甲状腺癌の発生を予防することが期待できます（**表3**）．しかし，放射性ヨウ素以外の放射性物質に対しては効果がなく，服用には注意が必要です．安定ヨウ素剤についての詳細な情報は，下記のホームページで見ることができますので，一度目を通しておきましょう．

・原子力規制庁原子力災害対策・核物質防護課：安定ヨウ素の配布・服用に当たって（平成28年9月30日修正）
　URL：http://www.nsr.go.jp/data/000024657.pdf

・日本医師会：2014年版 原子力災害における安定ヨウ素剤服用ガイドブック
　URL：http://www.med.or.jp/doctor/report/saigai/yguidebook20140520.pdf

表3 安定ヨウ素剤服用回数と予防内服規定量

a 服用回数

安定ヨウ素剤の服用は原則 1 回．複数回にわたる連続服用は避ける．
ただし，放射性ヨウ素による内部被曝の可能性が 24 時間以上継続し，再度の服用がやむを得ない場合，24 時間以上の間隔をあけて服用．
連続服用は，原則として，原子力規制委員会が再度の服用の必要を判断した場合のみ．

b 予防内服規定量

対象者	ヨウ素量（mg）	ヨウ化カリウム量（mg）	ヨウ化カリウム丸
新生児	12.5	16.3	—
生後 1 ヵ月以上 3 歳未満	25	32.5	—
3 歳以上 13 歳未満	38	50	1 丸
13 歳以上	76	100	2 丸

ヨウ素量：ヨウ化カリウムに対する相当量

(文献12，13より改変)

E Explosive（爆発）

　爆発は，工場等での事故や，テロ等の意図的なものがあります．特に近頃では，自爆テロやミサイル発射等が日々顕著化してきています．日本でも決して避けて通ることのできない脅威であり，十分に理解をしておく必要があります．爆発によって起きる損傷を「爆傷」といいます．爆傷は，その受傷機転から 4 種類に分けられます．

・一次爆傷：爆発の衝撃波・爆風によって生じる損傷

　衝撃波，爆発圧による直接的な損傷で，空気を含んだ臓器（耳，肺，腸管等）が損傷されやすく，狭い空間で起こると衝撃が増します．鼓膜損傷，肺損傷（爆傷肺），腸管損傷のほか，記憶障害や高次脳機能障害が起きることも知られています[4,5]．

・二次爆傷：飛散物により生じる損傷

　爆発に伴い飛び散った破片等が体に当たり生じる損傷で，当たるものによって鋭的損傷，鈍的損傷を起こします．わざと金属片やボールベアリング等を爆弾内部に埋め込み対人殺傷能力を高めたものも存在しています[4,5]．

・三次爆傷：爆風で飛ばされた結果生じる損傷

　爆風によって飛ばされ，壁や地面に叩きつけられたり，倒壊建物の下敷きになったりして起きる鈍的損傷です（鋭的損傷を起こす場合もあります）．通常の交通事故と同様の，頭部外傷，脊髄損傷，胸腹部骨盤外傷，骨折，クラッシュ症候群等があります．

・四次損傷：一次〜三次以外の爆発に伴う損傷

　爆風の熱による熱傷や，発生した有毒ガス・一酸化炭素による中毒等です．特に閉鎖空間における爆傷では気道熱傷にも注意しなければいけません．

爆傷は，通常の外傷診療の手順に沿って対応します．多数の傷病者が発生する事案では，軽傷の傷病者が多いですが，一般外傷と比べ，致死的損傷が見落とされやすいことや，外傷部位は一箇所ではなく，複数箇所に及ぶことが多い点を念頭において対応する必要があります．薬剤的にも，爆傷のみに特化した薬剤というのはなく，通常の外傷や中毒と同様に対応します[14]．

6 Summary

- CBRNE は，C（化学），B（生物），R（放射性物質），N（核），E（爆発）を組み合わせたもので，これらによる災害を CBRNE 災害と呼ぶ．
- C：化学剤には，神経剤，びらん剤，血液剤，窒息剤，催涙剤，無気力剤があり，神経剤が最も毒性が強く致死的である．
- B：生物剤は，「貧者の核兵器」と呼ばれ，費用対効果が高い．攻撃自体が発見されにくく，自然感染との鑑別が困難である．
- R/N：放射性物質／核に対しては，放射線について正しい知識を持ち，日頃から準備，研修，訓練を行っておく必要がある．
- E：爆発は，受傷機転により一次爆傷から四次爆傷に分けられ，それぞれに特徴的な損傷がある．

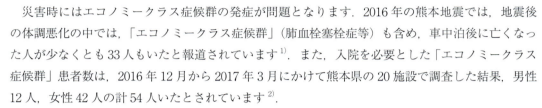

災害時にはエコノミークラス症候群の発症が問題となります．2016年の熊本地震では，地震後の体調悪化の中では，「エコノミークラス症候群」（肺血栓塞栓症等）も含め，車中泊後に亡くなった人が少なくとも33人もいたと報道されています[1]．また，入院を必要とした「エコノミークラス症候群」患者数は，2016年12月から2017年3月にかけて熊本県の20施設で調査した結果，男性12人，女性42人の計54人いたとされています[2]．

災害発災時にせっかく助かった命を守り，関連死に至らせないことも薬剤師ができる活動だと考えられます．

 エコノミークラス症候群とは

エコノミークラス症候群は，飛行機のエコノミークラスに長時間座っていた人が，到着後に具合が悪くなったり，死亡したりすることで有名になった言葉です．ただ，エコノミークラス以外の座席や飛行機以外の乗り物でも発症することがあるため，ロングフライト症候群や旅行客血栓症と呼ばれることもあります．車中で寝泊まりする等，長時間足を動かさずに同じ姿勢でいると，静脈に深部静脈血栓ができます．この血栓の一部が血流により肺に運ばれ，肺の血管に詰まる疾患で（肺塞栓症），前述の通り，生命に関わることもあります．症状としては，大腿より下の脚の発赤・腫脹・痛みや，胸痛，息切れ，呼吸困難，失神等があります[3]．

 災害時のエコノミークラス症候群に対する薬剤師の役割

まずお薬手帳や救護所での診察等でエコノミークラス症候群の危険因子（**表1**）を抱えた方や，血栓ができやすくなる疾患の薬を服用中の患者への注意喚起が必要です．長時間同じ姿勢でいることは避けるよう指導し，歩行時の息切れ，胸の痛み，一時的な意識消失，あるいは片側の足のむくみや痛み等が出現した場合には，早急に医療機関への受診を促します[3]．

薬剤師にかかわらず，有識者の巡回による確認や館内外放送による呼びかけ等も非常に重要だと考えられます．

13 エコノミークラス症候群の対応

表1　エコノミークラス症候群の危険因子

- 高齢者
- 下肢静脈瘤，下肢の手術の既往
- 骨折等のけが
- がん（悪性腫瘍）
- 深部静脈血栓症・心筋梗塞・脳梗塞等の既往
- 肥満
- 経口避妊薬の使用
- 妊娠中または出産直後
- 生活習慣病（糖尿病，高血圧，高脂血症等）

（文献3より作成）

表2　弾性ストッキングの使用に注意が必要な患者

警告：慎重投与	禁忌・禁止：適用しない
・急性期の深部静脈血栓症の患者 ・動脈血行障害，うっ血性心不全の患者，下肢に炎症性疾患，化膿性疾患，急性創傷のある患者 ・急性循環不全等，末梢循環が不安定な患者 ・糖尿病患者 ・下肢表在静脈の血栓性静脈炎の患者 ・皮膚の感染症，開放創，皮膚炎，潰瘍がある患者 ・患肢に知覚・神経障害がある患者 ・ストッキング素材に対する過敏症がある患者	・重度の動脈血行障害およびうっ血性心不全，皮膚移植後，壊死・壊疽，重度の浮腫，皮膚の化膿性疾患のある患者 ・極度の脚変形を有する患者 ・足首周径が15cm未満，あるいは27cmを超える患者 ・着用に関して患者の協力が得られないと思われる場合 ・医師が本品を使用することが適切でないと判断した場合 ・軟膏等の薬品，油脂類とは併用しないこと

（弾性ストッキングT添付文書より作成）

■水分補給・運動の推奨

　水分補給（ミネラルウォーターや経口補水液等）や適度な運動や下肢の循環がよくなるようなマッサージ等を勧めることも重要だと考えられます．

　OS-1®等の経口補水液とミネラルウォーターは，既に脱水状態が疑われたり，速やかに電解質の補給が必要な場合はOS-1®を渡す等，状況によって配り分けること等も考えられます．

　同じ水分量を摂取した場合でも，経口補水液の方が，水分が体内に残ります．また，旅客機搭乗時の調査では，イオン飲料を摂取するとミネラルウォーターを摂取するよりも足と腕の血液粘度の増加が抑えられることが分かっていますので[4]，特に脱水症状時等では，エコノミークラス症候群の予防に効果的であると考えられます．ただし，不必要な摂取は高ナトリウム血症を引き起こすこともありますので，注意が必要です．

　また，トイレの衛生状況悪化により，トイレに行きたくないと水分摂取を控える被災者もいます．このように，水分補給に悪影響を与える公衆衛生の改善に関わることも重要です．

■弾性ストッキングの活用

　予防のために弾性ストッキングの活用も重要と考えられています．ただし，警告事項や禁忌事項があり（表2），希望者にただ配布するだけというのは危険な場合がありますので，診察を受ける等医療チーム等との連携を検討することも必要です．サイズ表を確認し，正しいサイズの製品を着用すること，重ね履きを行う場合は，医師がその必要性を判断して行うことも大切です．

Summary

- 災害時には，車中泊等長時間足を動かさずに同じ姿勢でいることにより，エコノミークラス症候群の発生が問題となる．
- 危険因子をもつ患者，血栓ができやすくなる疾患の薬を服用中の患者への注意喚起が必要である．
- エコノミークラス症候群の予防として，「長時間同じ姿勢でいることは避ける」「水分補給・運動を行う」「弾性ストッキングを活用する」といった指導を行う．

Column ―感染症を回避するための環境整備―

　避難所の居住空間やトイレはスリッパなどを用意し，下足場を整備して生活区域へは土足で入らないようにすることが望ましいです．スリッパは定期的に次亜塩素酸ナトリウムや消毒用アルコールで清拭します．また，定期的に廊下や居住区域の清掃を行うように啓発が必要です．特にトイレの消毒は1日2回以上行うなど，徹底した衛生管理を行います．また，季節によってはインフルエンザなどの呼吸器感染の対策にうがいは有効です．

　避難所内は粉塵や埃が多く，咳嗽が流行します．咳やくしゃみの際に，病原体をまき散らすことで他の人に飛沫感染させない対策として，マスクの着用も有効です．避難者も支援者も個々が咳エチケットを実践することが感染を拡げないために重要となります．

　被災後しばらくは風呂やシャワーを浴びることができず，身体を清潔に保てない状態が続き，皮膚疾患や精神的な傷害を受ける状態にあります．このように避難生活では，睡眠障害，栄養状態の悪化，心的ストレスがもたらす免疫機能の低下を来し，易感染状態となるため対策が必要となります．

　以下の症状を訴える避難者がいたら，感染症の疑いがあるので医師に受診してもらうよう勧めましょう．

　① 38℃以上の熱がある，または熱っぽい
　② 上気道炎症状（咳，鼻汁，咽頭痛など）がある
　③ インフルエンザ様症状（全身がだるい，寒気，頭痛，関節痛・筋肉痛など）がある
　④ 咳嗽を認め，血痰がでる
　⑤ 身体にぶつぶつ（発疹）が出ている
　⑥ 発疹を認め，瘙痒感や痛みがある
　⑦ 唇や口の周りにぶつぶつ（発疹）が出ていて，痛みがある
　⑧ 首に違和感があるか痛みがある
　⑨ 下痢便（水様便，柔らかすぎる便，形のない便，噴出すような便など）が出た
　⑩ 吐いた，または吐き気がする
　⑪ 腹痛や血便を認めた
　⑫ 目の充血や，目やにが出ている
　⑬ 傷などがあり，創部から膿がでたり，炎症を生じて腫れたり，痛みがある

　特に，津波や洪水などの水害発生後には，汚染水や汚泥に接触することもありますので，以下の感染症には注意を要します．

破傷風

　ケガをしている人が，汚水や汚泥に接触するだけで感染する可能性があります．瓦礫や泥の撤去作業時にも釘を踏んでしまったり，擦過傷から感染するリスクは高いです．医療支援のために被災地に入る前に破傷風トキソイドを接種する支援者も多くいます．

レジオネラ症

　汚泥や土壌に触れる際に感染する可能性があります．瓦礫や泥の撤去作業時にも汚染物質を吸入してしまうことで感染する危険性があります．作業時にはマスク着用などの対策をすることが重要です．

▼p.218に続く

▼ p.217の続き

インフルエンザウイルス・ノロウイルス

　感染予防のため，①毎日避難所の換気を心がける．②咳が出るときは，マスクを装着する．③家族や支援者が患者に接するときには，念のためマスクを装着し，患者やその周りに触れた後は手指の洗浄と消毒を励行する．④解熱後も，2日間程度は他の人に染す可能性があるので注意する，です．

　インフルエンザウイルスの感染力はとても強く，このような対策を行っていても感染拡大してしまいます．避難所などでインフルエンザが発症したら，先ずは周囲の人にうつさないことが大事です．特に重症化しやすいお年寄りなどにはなるべく接触させないよう心がけ，発生患者にはできるだけ他の家族と離れた場所で加療してもらいます．

　ノロウイルスによる感染は，感染経路と症状を理解したうえで予防が大切です．感染経路は，感染した人が調理をした食品や加熱不十分な二枚貝からの食品を媒介する場合と，患者の糞便や吐しゃ物からの二次感染によるものです．感染して24～48時間が潜伏期間であり，その症状は様々ですが，嘔気・嘔吐，下痢・腹痛を伴い微熱が続きます．ノロウイルスの治療薬はありませんので，対症療法を行いながら経口補水液などで十分な水分補給をして脱水症状を防止します．

昆虫が媒介する感染症

　ハエや蚊，ダニが媒介する感染症については，感染症発生の原因にもなりかねません．実際に，過去の大規模災害では避難所において皮膚疾患で抗炎症薬，ステロイド外用薬，抗アレルギー薬のニーズは極めて高い状況でした．日本脳炎，デング熱，ジカウイルス感染症などの発生については多発しませんが，環境衛生の悪化によっては否定できません．

　被災地での診療は平時にできる診療とは大きく異なり，通常行っている検査などは，ほぼ不可能です．東日本大震災（2011年）の際には抗菌薬の不適切な処方が目立ちました．たとえば，多くの咳嗽を訴える被災者に対して抗菌薬を処方するケースがあり，数日で入れ替わる医師から各チームが持ち込んだ異なる抗菌薬が出されていたという事例もありました．医療資源の乏しい被災地で抗菌薬を安易に処方し，薬剤耐性菌の出現やアレルギー症状などの副作用が生じた場合は対応が極めて困難となりますが，エンピリック治療が優先されることは否めません．明らかにウイルス性と考えられる感冒やインフルエンザ，あるいは上記の慢性症状などに対して抗菌薬を安易に処方しないよう，また，薬剤師として可能な限り併用薬も詳しくチェックするなど情報収集を行いましょう．

　第3世代セフェム系などの消化管吸収が低い経口抗菌薬は，被災地ではできるだけ使用を避けるべきです．逆にアモキシシリンやセファレキシン，レボフロキサシン（ニューキノロン系）などのバイオアベイラビリティが高い抗菌薬のほうが，被災地では役立ちます．重症感染症であれば，域外搬送されますが，呼吸器感染，蜂窩織炎，尿路感染など避難所では多くの感染症と思われる被災者がおられます．抗菌薬を安易に使うのは危険ですが，必要な場合は適正に使うことが大事です．

文 献

第1章　災害と薬剤師に関する基礎知識

2. 災害に関する基礎知識 (p.4〜8) 文献

1) 日本集団災害医学会 監：DMAT標準テキスト．第2版，へるす出版，2016．
2) 山本保博ほか：国際災害看護マニュアル．真興交易医書出版部，p25，2002．
3) 山本保博ほか：災害医療ガイドブック．医学書院，p7-16，1996．

第2章　災害医療支援に関する基礎知識

1. 災害医療の基本 (p.20〜25) 文献

1) MIMMS日本委員会：MIMMS 大事故災害への医療対応—現場活動における実践的アプローチ．永井書店，2013．
2) 大友康裕 編：災害薬事標準テキスト．ぱーそん書房，2017．
3) 井原則之：薬剤師を対象とした災害薬事コーディネータ研修．Emergency Care，26（8）：66-73，2013．

2. 災害時の医療救護体制 (p.26〜38) 文献

1) 厚生労働省：災害拠点病院一覧（平成29年4月1日現在）．
2) EMIS 広域災害救急医療情報システム：Available at：<https://www.wds.emis.go.jp/>
3) 日本DMAT事務局：日本DMAT活動要領．Available at：<http://www.dmat.jp/katudouyouryou.pdf>
4) 木村友一：災害時の医療活動．広域医療搬送，ドクターヘリ．救急医学，40（3）：302-307，2016．
5) 厚生労働省DMAT事務局：熊本地震報告．第4回医療計画の見直し等に関する検討会　資料2，2016．
6) 日本集団医学会 監：DMAT標準テキスト．第2版．へるす出版，2016．
7) 村木優一：日本職業・災害医学会会誌，63（4）：210-214，2015．
8) 厚生労働省DMAT事務局：日本DMAT隊員研修「東日本大震災におけるDMAT活動」，2016. 6.28改訂．
9) 厚生労働省DMAT事務局：日本DMAT隊員研修「熊本地震におけるDMAT活動」．
10) 厚生労働省：災害派遣精神医療チーム（DPAT）活動要領（平成29年5月2日改正）．Available at：<http://www.mhlw.go.jp/seisakunitsuite/bunya/hukushi_kaigo/shougaishahukushi/kokoro/ptsd/dpat_130410.html>
11) Tabatabaie M, et al：Estimating blood transfusion requirements in preparation for a major earthquake: the Tehran, Iran study. Prehosp Disaster Med, 25：246-252, 2010.
12) United Nations Resident and Humanitarian Coordinator for Nepal：Nepal Earthquake Situation Report 04, p1, 2015.
13) Kharki K, et al：Nepal Earthquake 2015 Foreign Medical Team Coordination Meeting Minutes Friday 8th May 2015, FMT coordination Team WHO/UNDAC/MOHP, p1-5, 2015.
14) United Nations Resident and Humanitarian Coordinator for Nepal：Nepal Earthquake Situation Report 10, p1, 2015.
15) World Health Organization：The Selection and Use of Essential Medicines：Report of the Who Expert Committee, p1-553, 2017.
16) Kharki K, et al：Nepal Earthquake 2015 Foreign Medical Team Coordination Meeting Minutes Friday 14th May 2015, FMT coordination Team WHO/UNDAC/MOHP, p1-6, 2015.
17) 加藤あゆみほか：ネパール大地震災害に対する医療活動における薬剤師の関わり．医療薬学，42: 356-363, 2016．

3. 災害時の医薬品ニーズと供給体制 (p.39〜45) 文献

1) 厚生労働省：防災業務計画，2017．Available at：<http://www.mhlw.go.jp/file/06-Seisakujouhou-10600000-Daijinkanboukouseikagakuka/290228-kouseiroudoushoubousaigyoumukeikaku_2.pdf>
2) 厚生労働省：災害時における医療提供体制の充実と強化について 別紙災害拠点病院指定要件．医政発0321第2号，2012．
3) 一般社団法人日本災害医学会：災害時超急性期における必須医薬品モデルリスト．第1版，2014．
4) 日本医薬品卸売業連合会：日本医薬品卸売業連合会ホームページ．Available at：<http://www.jpwa.or.jp/>
5) 日本医薬品卸売業連合会：自然災害発生時の医薬品供給における課題と対応の国際比較，2015．

6. 災害医療におけるコミュニケーション (p.56〜63) 文献

1) 日本赤十字社 編：災害時のこころのケア．
2) 世界保健機関，戦争トラウマ財団，ワールド・ビジョン・インターナショナル：心理的応急処置（サイコロジカル・ファーストエイド：PFA）フィールド・ガイド，世界保健機関，2011〔訳：(独) 国立精神・神経医療研究センター，ケア・宮城，公益財団法人プラン・ジャパン，2012〕．

3) アメリカ国立子どもトラウマティックストレス・ネットワークほか：サイコロジカル・ファーストエイド実施の手引き，第2版，兵庫県こころのケアセンター 訳，2009.

第3章　災害時の薬剤師業務の実践

1. 平時の備え (p.66〜70) 文献

1) 東京都福祉保健局：災害時の薬局業務運営の手引き－薬局BCP・地域連携の指針－，2013.
2) 日本薬剤師会 編：薬剤師のための災害対策マニュアル，薬事日報社，2012.

4. ファーマシューティカルトリアージ (p.78〜84) 文献

1) 日本集団災害医学会 監：DMAT標準テキスト，第2版，へるす出版，2015.
2) 日本集団災害医学会 監：災害薬事標準テキスト，ぱーそん書房，2017.

6. 災害時の薬事衛生管理 (p.91〜100) 文献

1) 平成23年度厚生労働科学研究「薬局及び薬剤師に関する災害対策マニュアルの策定に関する研究」研究班：薬剤師のための災害対策マニュアル（平成23年3月作成），2012.
2) アドホック委員会 被災地における感染対策に関する検討委員会 編：大規模自然災害被災地における感染制御マネジメントの手引き，第1版，日本環境感染学会，2014.
3) 日本公衆衛生協会ほか 編：大規模災害における保健師の活動マニュアル，2013.
4) 日本集団災害医学会 監：災害薬事標準テキスト，第1版，p48，ぱーそん書房，2017.
5) 名古屋市薬剤師会：水害時の消毒法．Available at：<http://www.nagoya-yakuzaishi.com/item/disinfectionJ.pdf>
6) 大阪府健康福祉部地域保健福祉室健康づくり感染症課：危機管理マニュアル，大阪府学校保健会
7) 新型インフルエンザ等の院内感染制御に関する研究班：避難所における感染対策マニュアル2011年3月24日版，2011.
8) 東京都食品衛生協会 編：食品衛生 知っ得情報，東京都，2012.

7. 災害時における粉塵とアレルギー疾患への対策 (p.103〜104) 文献

1) 難波弘行ほか：An environmental research study with a Burkard sampler in the area hit by the Great East-Japan Earthquake. 日本花粉会誌，58（Suppl）：165-166, 2012.
2) 江谷 勉ほか：津波後の粉塵による咳症状について岡山県医師会による宮城県石巻市での現地調査．日耳鼻会報，115（4）：430，2012.
3) 石川　正：石巻災害医療の全記録．第1版，p113-115，講談社，2012.
4) 日本小児アレルギー学会：災害時のこどものアレルギー疾患対応パンフレット．Available at：< http：//www.mhlw.go.jp/file/06-Seisakujouhou-10600000-Daijinkanboukouseikagakuka/0000122164.pdf>

第4章　災害時の薬学的管理の考え方

1. 避難所での薬学的管理 (p.112〜119) 文献

1) 海老澤元宏ほか 監，小児アレルギー学会 作成：食物アレルギー診療ガイドライン2016，協和企画，2016.

2. 外傷治療薬，輸液製剤の薬学的管理 (p.122〜132) 文献

1) 日本救急医学会専門医認定委員会 編：救急診療指針，改訂第4版，へるす出版，2011.
2) 小川新史ほか：初期輸液療法の考え方．救急医学，37：1676-1680，2013.
3) 小林憲太郎ほか：出血性ショック．救急医学，35：1189-1193，2011.
4) 日本外傷学会外傷初期診療ガイドライン改訂第5版編集委員会 編：日本外傷学会外傷初期診療ガイドライン，改訂第5版，へるす出版，2017.
5) 厚生労働省医薬・生活衛生局：血液製剤の使用指針（平成29年3月），2017.
6) 日本外傷学会外傷専門診療ガイドライン編集委員会 編：日本外傷学会外傷専門診療ガイドライン，へるす出版，2014.
7) 水島靖明ほか：ショックを伴う多発外傷．救急医学，37：1714-1719，2013.
8) Eastern Association for the Surgery of Trauma：Presumptive antibiotic use in tube thoracostomy for traumatic hemopneumothorax：an Eastern Association for the Surgery of Trauma practice management guideline. J Trauma Acute Care Surg, 73（5）：Suppl 4 S341-344, 2012.
9) Infection Diseases Society of America：Solomkin JS, et al：Diagnosis and management of complicated intra-abdominal infection in adults and children：guidelines by the Surgical Infection Society and the Infectious Diseases Society of America. Clin Infect Dis, 50（2）：133-64, 2010.
10) Gustilo RB, et al：The management of open fractures. J of Bone & Joint Surg, 72：299-304, 1990.
11) 奥村恵子ほか：広範囲熱傷．救急医学，35：1462-1468，2011.
12) 日本熱傷学会学術委員会 編：熱傷診療ガイドライン，改訂第2版，日本熱傷学会，2015.

13) 鴻野公伸ほか：クラッシュ症候群．救急医学，37：1725-1729, 2013.

3. 循環器疾患患者の薬学的管理 (p.133〜146) 文献

1) 日本循環器学会：循環器病ガイドラインシリーズ2014年版 災害時循環器疾患の予防・管理に関するガイドライン．Available at：<http://www.jpnsh.jp/Disaster/guidelineall.pdf>（2018年4月閲覧）．
2) Aoki T, et al：The Great East Japan Earthquake Disaster and cardiovascular diseases. Eur Heart J, 33：2796-2803, 2012.
3) 日本循環器学会／日本高血圧学会／日本心臓病学会合同ガイドライン：2014年版 災害時循環器疾患の予防・管理に関するガイドライン，2014.
4) Satoh M, et al：Acute and Subacute Effects of the Great East Japan Earthquake on Home Blood Pressure Values. Hypertension, 58：e193-e194, 2011.
5) 健康日本21企画検討会／健康日本21計画策定検討会：健康・体力づくり事業財団，p177頁，2000.
6) Kayano Y, et al：Preparation of an Algorithm to determine a first-choice drug in the initial treatment of essential hypertension and its usefulness. Prog Med, 34（3）：527-536, 2014.
7) 日本心臓病学会 編：循環器内科医のための災害時医療ハンドブック，日本医事新報社，2012.
8) 岸 拓弥，砂川賢二：難治性心不全を克服するバイオニック自律神経制御システム．実験医学増刊，31（5）：p175-179, 2013.
9) Gage BF, et al：Validation of Clinical Classification Schemes for Predicting Stroke：Results From the National Registry of Atrial Fibrillation. JAMA, 285（22）：2864-2870. 2001.

参考文献
- 日本循環器学会ほか：不整脈薬物治療に関するガイドライン（2009年改訂版），2009，Available at：（http://awww.j-cirac.or.jp/guideline/pdf/JCS2009_kodama_h.pdf）
- 明石嘉浩 ほか：大震災後の循環器疾患．日本臨床生理学会雑誌，43：141-145, 2013.
- 坂田泰彦 ほか：災害と心不全．心臓，46（5）：550-554, 2014.
- 松川 舞 ほか：熊本地震後の静脈血栓塞栓症に対する当院の対応とDOACの有効性について．57：33-39, 2017.
- 下川宏明：東日本大震災から学ぶ内科疾患〜特徴，対応，予防〜1）東日本大震災と循環器疾患．日本内科学会雑誌，103（3）：545-550, 2014.
- Nakamura A, et al：Characteristics of heart failure associated with the Great East Japan Earthquake. J Cardiol, 62（1）：25-30, 2013.
- Kario K：Disaster Hypertension – its characteristics, mechanism, and management –. Circ J, 76：553-562, 2012.

4. 災害時の糖尿病治療 (p.147〜152) 文献

1) 日本糖尿病学会 編著：糖尿病治療ガイド，2018-2019，文光堂，2019.
2) 塩見明日香ほか：2型糖尿病初期治療における経口血糖降下薬の処方選択基準に関するアルゴリズムの作成と有用性の検討．Progress in Medicine, 33（10）：2261-2268, 2013.

5. 気管支喘息・COPD患者の薬学的管理 (p.153〜159) 文献

1) Takakura R, et al：Follow-up the Hanshin-Awaji Earthquake：diverse influences on pneumonia, bronchial asthma, peptic ulcer and diabetes mellitus. Internal Medicine, 36：87-91, 1997.
2) 石原亮介ほか：阪神・淡路大震災後の神戸市域における呼吸器疾患の動向−市内8病院へのアンケート調査結果から−．呼吸，15：93-98, 1996.
3) 上田耕蔵ほか：阪神・淡路大震災と喘息発作−患者の行動と環境の諸要因と発作の解析−．呼吸，15：1178-1183, 1996.
4) Tomita K, et al：The Tottori-Ken Seibu earthquake and exacerbation of asthma in adults. J Med Invest, 52：80-84, 2005.
5) 山内広平：東日本大震災時の呼吸器医療問題．呼吸，31：589-596, 2012.
6) 矢内 勝：被災地基幹病院（宮城県）からみた呼吸器疾患．日胸臨，71：206-215, 2012.
7) Fukuhara A, et al：Impacts of the 3/11 disaster in fukushima on asthma control. Am J Respir Crit Care Med. 186：1309-1310, 2012.
8) Smith A, et al：Depressive symptoms and adherence to asthma therapy after hospital discharge. Chest, 130：1034-1038, 2006.
9) Krauskopf KA, et al：Depressive symptoms, low adherence, and poor asthma outcomes in the elderly. J Asthma, 50：260-266, 2013.
10) Atmar RL, et al：Respiratory tract viral infections in inner-city asthmatic adults. Arch Intern Med, 158：2453-2459, 1998.
11) Lemanske RF, Jr, et al：Rhinovirus illnesses during infancy predict subsequent childhood wheezing. J Allergy Clin Immunol, 116：571–577, 2005.
12) Horner CC, et al：Management approaches to intermittent wheezing in young children. Curr Opin Allergy Clin Immunol, 7：180–184, 2007.
13) Plourde A, et al：Effects of acute psychological stress induced in laboratory on physiological responses in asthma populations：A systematic review. Respir Med, 127：21-32, 2017.

14) Vestbo J, et al：Adherence to inhaled therapy, mortality and hospital admission in COPD. Thorax. 64：939-943, 2009.
15) 日本集団災害医学会：災害時超急性期における必須医薬品モデルリスト，第1版． Available at：< https：//jadm.or.jp/contents/model/index.html >（accessed 2017-07-17）．
16) 白木 晶ほか：一秒量低値症例における吸気流速によりドライパウダー製剤間の比較検討. 日呼ケアリハ学誌, 25：244-247, 2015.
17) Chauhan BF, et al：Addition to inhaled corticosteroids of long-acting beta2-agonists versus anti-leukotrienes for chronic asthma. Cochrane Database Syst Rev, 1：CD003137, 2014.
18) Chauhan BF, et al：Addition of anti-leukotriene agents to inhaled corticosteroids for adults and adolescents with persistent asthma. Cochrane Database Syst Rev, 3：CD010347, 2017.
19) Horita N, et al：Long-acting muscarinic antagonist (LAMA) plus long-acting beta-agonist (LABA) versus LABA plus inhaled corticosteroid (ICS) for stable chronic obstructive pulmonary disease (COPD). Cochrane Database Syst Rev, 2：CD012066, 2017.
20) 日本アレルギー学会 監,「喘息予防・管理ガイドライン2015」専門部会 編：喘息予防・管理ガイドライン, 協和企画, 2015.
21) LABEL：ARNUITY ELLIPTA- fluticasone furoate powder (FDA DailyMed Updated May 10, 2017)：Available at <https：//dailymed.nlm.nih.gov/index.cfm.>（accessed 2017-07-17）．

6. 抗てんかん薬の薬学的管理 (p.160〜164) 文献

1) 「てんかん治療ガイドライン」作成委員会 編：てんかん治療ガイドライン2010, 医学書院, 2010.
2) 日本てんかん学会 編：抗てんかん薬の薬物動態. てんかん専門医ガイドブック, p139-144, 診断と治療社, 2014.
3) 須貝研司：薬物動態と血中濃度モニター. 辻 昇次 総編集, てんかんテキストNew Version, p197-205, 中山書店, 2012.
4) 市川 暁ほか：てんかん. 薬局, 67 (13)：105-110, 2016.
5) 成田徳雄ほか：救急・集中治療, 25：1451-1456, 2013.
6) 中里信和：災害時の対応. 辻 貞俊 編, 新しい診断と治療のABC, p244-250, 最新医学社, 2012.

7. 認知症患者の薬学的管理 (p.165〜171) 文献

1) 朝田 隆 監：アリセプトのすべて, 第6版, p26-27, エーザイ, 2016.
2) Wilkinson D, et al：Galantamin：a randomized double-blind,dose comparison in patients with Alzheimer's disease, Int J Geriatr Psychiatry, 16 (9)：852-857, 2001.
3) ヤンセンファーマ：レミニール®承認時国内臨床試験 (JPN-5).
4) 服部英幸 編：在宅支援のための認知症BPSD対応ハンドブック, 第1版, ライフ・サイエンス, 2016.

8. 向精神薬の薬学的管理
—抗不安薬・睡眠薬, 抗うつ薬, 抗精神病薬, 気分安定薬, 精神刺激薬— (p.172〜179) 文献

1) 上島国利 監：こころにはたらく薬. 田辺三菱製薬・吉富薬品, 2016.
2) 山口 登ほか 編：こころの治療薬ハンドブック, 第7版, 星和書店, 2011.
3) 稲垣 中ほか：臨床精神薬理, 15 (8)：1403-1406, 2012.
4) 稲垣 中ほか：臨床精神薬理, 20 (1)：89-97, 2017.
5) 吉尾 隆 編：精神科領域の服薬指導Q&A, 第1版, 医薬ジャーナル, 2009.

9. 副腎皮質ステロイド薬の薬学的管理 (p.180〜185) 文献

1) 大関武彦 監：ステロイドハンドブック2011－より適正で効果的な使用のために, 協和企画, 2011.
2) 矢野三郎 監, 佐藤文三 編：ステロイド薬の選び方と使い方, 南江堂, 1999.
3) 日本リウマチ学会：東北関東大地震被災者診療に携わる医師の方々へ －リウマチ・膠原病診療10箇条－, 日本リウマチ学会, 2011. Available at：<http://www.ryumachi-jp.com/info/10kajou.html>
4) 林 秀樹：関節リウマチ. 薬局, 67：3451-3457, 2016.
5) Amatruda TT Jr, et al：Certain endocrine and metabolic facets of the steroid withdrawal syndrome. J Clin Endocrinol Metab, 25：1207-1217, 1965.
6) 高折修二ほか 監訳：グッドマン・ギルマン薬理書, 第12版, 廣川書店, 2013.
7) 福地 担 監訳：クリニカルファーマシーのための疾病解析, 第6版, p333, 医薬ジャーナル, 1992.
8) 川戸英彦：ステロイド療法. 小児臨, 42(12)：3181-3198, 1989.
9) Morrow SA, et al：The bioavailability of IV methylprednisolone and oral prednisone in multiple sclerosis. Neurology, 63：1079-1080, 2004.

10. 鎮痛薬・麻薬の薬学的管理 (p.186〜193) 文献

1) 的場元弘ほか 監：Q & Aでわかるがん疼痛緩和ケア, じほう, 2014.
2) 厚生労働省・日本医師会 監：がん緩和ケアに関するマニュアル, 改訂第3版, 日本ホスピス・緩和ケア研究振興財団, 2010.
3) 日本緩和医療学会緩和医療ガイドライン委員会：がん疼痛の薬物療法に関するガイドライン2014年版, 金原出版, 2014.

11. OTC医薬品の活用 (p.196〜204) 文献

1) 日本皮膚科学会：創傷・褥瘡・熱傷ガイドライン2017-1：創傷一般，日皮会誌，127（8）：1677-1689，2017.
2) 泉 孝英：ガイドライン外来診療2009，日経メディカル開発，2009.

12. CBRNE災害と関連医薬品 (p.206〜213) 文献

1) 日本中毒情報センター：化学災害・化学テロ．Available at：<http://www.j-poison-ic.or.jp/homepage.nsf>
2) 日本中毒情報センター：化学テロ・化学災害対応体制（概要），改訂4版，2017.
3) 井ノ上幸典ほか：農薬中毒．INTENSIVIST, 9（3）：709-717，2017.
4) 日本集団災害医学会：MCLS-CBRNEテキスト－CBRNE現場初期対応の考え方－．大友康裕 編，第1版，p54-97，ぱーそん書房，2017.
5) 日本中毒情報センター：NBC災害・テロ対策研修テキストブック．
6) 箱崎幸也ほか：生物・化学戦（BC）の対処法．Available at：<http://www.group-midori.co.jp/logistic/bc/>
7) 第一三共　バル®筋注100mg「第一三共」添付文書．2009年6月改訂．
8) メルクセローノ　シアノキット®注射用5gセット　添付文書．2017年7月改訂．
9) 厚生科学審議会健康危機管理部会：化学テロリズム対策についての提言，2014. Available at：<http://www.mhlw.go.jp/file/05-Shingikai-10601000-Daijinkanboukouseikagakuka-Kouseikagakuka/0000077772.pdf>
10) 田村 圭：CBRNテロ対策の動向．保健医療科学，65（6）：533-541，2016.
11) 板倉周一郎ほか：核防護システムの評価の視点からみた核防護制度の課題．日本原子力学会和文論文誌，5（2）：136-151，2006.
12) 原子力規制庁 原子力災害対策・核物質防護課：安定ヨウ素の配布・服用に当たって（平成28年9月30日修正）．Available at：<http://www.nsr.go.jp/data/000024657.pdf>
13) 日本医師会：原子力災害における安定ヨウ素服用ガイドブック．第1版，2014. Available at：<http://www.med.or.jp/doctor/report/saigai/yguidebook20140520.pdf>
14) 奥村 徹：CBRNE．救急医学，40（3）：333-338，2016.

13. エコノミークラス症候群の対応 (p.214〜216) 文献

1) 朝日新聞デジタル（2017年2月21日）．Available at：<http://www.asahi.com/articles/ASK2P5W6PK2PTIPE03F.html>
2) 熊本県健康福祉部：入院を必要とした「エコノミークラス症候群」患者数．Available at：<http://www.pref.kumamoto.jp/kiji_15568.html>
3) 厚生労働省：深部静脈血栓症/肺塞栓症（いわゆるエコノミークラス症候群）の予防について．Available at：<http://www.mhlw.go.jp/stf/seisakunitsuite/bunya/0000121802.html>
4) Glazer JL：Pharmaceutical Representative and Resident Physicians：JAMA, 287（7）：844, 2002.

索引

数字・欧文

1号液	125
ACE阻害薬	140, 198
ADH	125
ADHD	173, 175
ARB	140, 198
β遮断薬	126, 145
β-ラクタム系薬	126
BAL	208
BCP(business continuity plan)	27, 66, 67, 71
Biological	206
BPSD	165
BZ系薬	172, 208
CAM	167
CBRNE	206
CHADS2 スコア	142
CHE	5
Chemical	206
COPD	153
CSCATTT	20
DCAPリスクスコア	136
Dirty Bomb	211
DMAT	5, 26, 31, 48
DOAC	144
DPAT	35
DPI	154
DST	167
EMIS	24, 26, 29, 55
Explosive	206
FAST-Force	109
FFP	125
GA	206
GB	206
GD	206
Gustiloの分類	127
HOT	119, 121
ICS(inhaled corticosteroid)	153
JCS(Japan coma scale)	82
JDR	37
JICA	37
JMAT	196
J-SPEED	55
LABA	154
LAMA	154
LQQTSFA	196
LSD	208
LTRA	156
MATTS	24
MCLS®	21
METHANE	52
MIMMS®	20
NaSSA	172
NSAIDs	186
Nuclear	206
OAS	104
OD錠	174
OTC医薬品	78, 196
PAHs	103
PAM	207
PAT法	78
PC	125
PDCA サイクル	66
PFA(Psychological First Aide)	56
PHARMACIST	92
PhDLS	21, 78, 92
pMDI	153, 154
PPP	24
preventable death	78
Pull型支援	43
Push型支援	43
Radiological	206
RAS阻害薬	140
RBC	125
RDD	211

225

SCU（Stage Care Unit）	24
SMI	154
SNRI	172
SPM 値	103
SSRI	172
START 変法	78
START法	23
TDM	173
TIG	129
VX	206

和文

[あ行]

亜急性期	7
アクションカード	66, 68
アクチベーションシンドローム	175
アクリノール	201
アシクロビル軟膏	201
亜硝酸アミル	208
アセチルサリチル酸	197
アセトアミノフェン	197
アトピー性皮膚炎	104, 201
アトモキセチン	175
アドレナリン	104
アドレナリンβ受容体遮薬	140
アナフィラキシーショック	104
アミノグリコシド系薬	127, 128
アリピプラゾール	176
アルコール含有手指消毒薬	96
アルシン	208
アルブミン	125
アレルギー疾患	104
アレルギー性結膜炎	202
アンジオテンシンⅡ受容体拮抗薬	140, 198
アンジオテンシン変換酵素阻害薬	140, 198
安定ヨウ素剤	39, 211
胃・十二指腸潰瘍	199
一次的爆傷	7
一次トリアージ	23
一酸化炭素中毒	99
イブプロフェン	197

医薬品医療機器等法	85
医薬品卸	40
医薬品卸業協会	41
医薬品集積所	10, 40
医薬品等卸協同組合	40
イリジウム	54
医療救護団体	31
医療資源	4
医療法	48
医療用麻薬	49
飲酒量	115
インスリン	117
インドメタシン	200
インフルエンザ	197
インマルサット	54
ウイルス性腸炎	200
うつ	169, 199
衛生環境	92
衛生管理	91
衛星携帯電話	53
栄養補助食品	119
エコノミークラス症候群	113, 214
エスシタロプラム	175
エスゾピクロン	174
エドキサバン	144
エピペン®	104
塩化シアン	208
塩化セチルピリジニウム	198, 203
塩化デカリニウムトローチ	198, 203
塩化ベンザルコニウム	201
塩化ベンゼトニウム	201
塩素	208
塩素系漂白剤	93
オキシコドン	188
お薬手帳	34, 49, 70, 88, 112
オピオイドの離脱症候	187

[か行]

加圧噴霧式定量吸入器	154
外国人避難者	115
外傷	122
家庭用漂白剤	94

外部被爆	211	グアンファシン	175
化学テロリズム	209	区分	78
かかりつけ医	113	熊本地震	33
かぜ症候群	197	クラッシュ症候群	6, 131
学校保健安全法	99	クリンダマイシン	127
活動場所	10	グルコン酸カルシウム	132
家庭用塩素系漂白剤	97	クロルフェニラミン	201, 202
カテコラミン	126	クロルプロマジン	175
過敏性腸症候群	199	クロロピクリン	208
ガランタミン	165	激甚災害	6
カルシウム拮抗薬	126, 140	血液剤	208
カルバペネム系薬	127	血小板濃厚液	125
カルバマゼピン	173	血中濃度	163
眼疾患	205	血糖測定	82
感染症	91	幻覚	168
感染性胃腸炎	199	健康食品等	115
鑑定, 医薬品の	112	健康保険証	49
カンピロバクター	98	見読性	76
基幹災害拠点病院	26, 28	降圧薬	140
気管支喘息患者	153	広域医療搬送	30
希釈性凝固障害	124	——患者情報	24
汚い爆弾	211	広域災害	6
喫煙量	115	広域災害救急医療情報システム	26, 29, 55
吉草酸プレドニゾロン	201	抗うつ薬	172
気道熱傷	212	高カリウム血症	131
キヌクリジニルベンジラート	208	抗菌薬	126
機能性便秘症	199	口腔アレルギー症候群	104
キノロン系薬	127	口腔内カンジダ症	159
気分安定薬	173	抗血小板薬	144
救急医療	4	抗コリン薬	168, 198
救護所	10	咬傷	128
急性期	7	抗精神病薬	173
急性心筋梗塞	134	向精神薬	49, 172
急性ストレス	133	厚生労働省防災業務計画	40
吸入指導	157	交通事故	7
吸入ステロイド薬	153	抗てんかん薬	160, 173
強オピオイド	187	口内炎	203
狭心症治療薬	145	抗認知症薬	166
業務継続計画	66, 67, 71	抗パーキンソン病薬	168
業務調整員	32	広範囲熱傷	129
局地災害	6	抗不安薬	172
禁忌疾患	117	抗不整脈薬	145

抗利尿ホルモン	125	サリン	206
高齢者	113	サルブタモール吸入剤	153
誤嚥性肺炎	198	サルモネラ	98
国際協力機構	37	酸化マグネシウム	199
国際緊急援助隊	37	散剤	90
コデイン	188, 200	三次的爆傷	7
コンドロイチン硫酸ナトリウム	202	三段階除痛ラダー	187
コンパートメント症候群	131	残量塩素濃度	100
		ジアゼパム	160, 207
[さ行]		シアノキット®	208
火災	7	シアン化水素	208
災害医療コーディネータ	41	支援	58
災害救助法	85	支援医薬品	42
災害関連死	85	支援活動	59
災害救助法	47	視覚障がい者	114
災害拠点病院	25, 48	事業継続計画	27
災害拠点病院指定要件	42	ジクロフェナク	197
災害高血圧	136	刺激性下剤	199
災害サイクル	8	持効性抗精神病薬注射剤	173
災害時医薬品供給車両	32, 107	ジゴキシン	126
災害時循環器疾患病歴チェックリスト	139	脂質異常症治療薬	146
災害時の医療	4	地震	6
災害時優先電話	53	自然災害	5
災害対応マニュアル	67	市町村防災会議	46
災害対策基本法	46	失禁	170
災害派遣医療チーム	4, 26, 48	湿潤療法	200
災害派遣精神医療チーム	35	指定公共機関	46
災害マニュアル	71	自動待機基準	33
災害薬事研修コース	78	ジヒドロピリジン系降圧薬	140
災害薬事(薬剤)コーディネータ	25	ジフェンヒドラミン	201
災害薬事コーディネータ制度	41	自閉スペクトラム症	175
災害薬事トリアージ	25	ジホスゲン	208
災害用救急薬袋	88	ジメルカプロール	207
災害用処方箋	88	手指衛生	95
細菌性大腸炎	200	出血性ショック	123
在庫医薬品	42	循環血液量減少	123
在宅酸素療法	119, 121	循環のモニタリング	123
細胞外液補充液	124	準備期	8
最優先治療群	78	消毒方法	93
催涙剤	208	小児	114
殺菌消毒剤	201	初期輸液療法	123
挫滅症候群	6	褥瘡	119

項目	頁
食中毒	98
食物アレルギー	116
ショック	122
処方箋	85
人為(的)災害	5
神経剤	206
心原性脳梗塞予防	140
心室細動	131
新鮮凍結血漿	125
人道的緊急事態	5
心房細動	140
水剤	90
スイッチング法	174
水痘	201
睡眠障害	169
睡眠薬	172
ステロイド薬	154, 180
ステロイド外用剤	202
ステロイド離脱症候群	182
ストレス反応	56
ストレスマネジメント	59
スペーサー	157
スボレキサント	174
スルファジアジン銀	130
スルファメトキサゾールナトリウム	202
静穏期	8
青酸中毒	208
精神刺激薬	173
精神疾患	172
精神症状	172
生物剤	209
咳喘息	198
赤血球輸血	125
摂食障害	170
接触皮膚炎	202
セフェム系薬	127
セロトニン・ノルアドレナリン再取り込み阻害薬	172
喘息	104, 198
選択的セロトニン再取り込み阻害薬	172
センナ・ビサコジル	199
せん妄	167
せん妄スクリーニング・ツール	167
せん妄評価法	167
双極性障害	170
総合ビタミン剤	203
続発性副腎皮質機能低下	180
ゾニサミド	163
ゾピクロン	174
ソフトミスト吸入器	154
ソマン	206
ゾルピデム	174

[た行]

項目	頁
第一世代セフェム系薬	128
代替薬	81
待機的治療群	78
大気浮遊粒子物質	103
代謝性アシドーシス	126
帯状疱疹	201
対処機制	56
堆積物	105
第四世代セフェム系薬	127
多環芳香族炭化水素類	103, 105
ダビガトラン	144
タブン	206
炭酸水素ナトリウム	126
炭酸リチウム	173
単純疱疹	201
タンドスピロン	174
暖房器具	99
地域災害拠点病院	26
地域防災計画	47
チェックリスト,備えのための	69
チオトロピウム	156
チオ硫酸ナトリウム	208
窒息剤	208
地方型災害	6
地方厚生局麻薬取締部	49
注意欠陥・多動性障害	173, 175
中央防災会議	46
腸炎ビブリオ菌	98
聴覚障がい者	114
超急性期	7

調剤	87
調剤過誤	74
調剤報酬	85
長時間作用性β₂刺激薬	154
長時間作用性抗コリン薬	154
虫刺症	201
直鎖アルキルベンゼン	105
治療対象外：救命困難群もしくは死亡	78
治療不要もしくは軽症群	78
治療薬物モニタリング	173
鎮痛薬	186
津波	6
津波肺	6
ツロブテロール貼付剤	153
テオフィリン徐放錠	153
デキサメタゾン	182, 201
デフュージング	59
デブリードマン	126
デブリーフィング	59
デポ剤	173
てんかん	160
てんかん重積状態	160
電子お薬手帳	70
天秤	90
トイレ	94
凍瘡	201
等鎮痛効果換算比	188
ドクターカー	24
ドクターヘリ	24
都市型災害	5
都道府県防災会議	46
ドネペジル	165
トピラマート	163
ドライアイ	202
ドライパウダー吸入器	154
トラネキサム酸	125
トラマドール	187, 188
トランシーバー	53
トリアージ	23, 78
トリアージタグ	24
トリアムシノロンアセトニド	203
トリメブチン	199

[な行]

ナルコレプシー	177
二次的脳損傷	124
二次的爆傷	7
日本医薬品卸売業連合会	45
日本災害医学会	43
日本中毒情報センター	209
乳幼児	114
ニューキノロン系薬	127
認知症	165
妊婦	113
熱傷	129
ネブライザー	154
ノイラミニダーゼ阻害薬	197
脳低灌流状態	123
ノルアドレナリン・セロトニン作動薬	172
ノロウイルス	200

[は行]

徘徊	168
肺塞栓・深部静脈血栓症	134
バイタルサイン	82
爆傷	7, 212
爆傷肺	212
爆発	7, 212
破傷風	128, 201
破傷風人免疫グロブリン	129
破傷風トキソイド	129
バソプレシン	126
ハプトグロビン	130
バルプロ酸	161, 173
ハロペリドール	175
半夏厚朴湯	198
ヒアルロン酸ナトリウム	202
東日本大震災	33, 35
ヒスタミンH₂受容体拮抗薬	198, 199
ビタミンC	130
ヒドロキソコバラミン	208
避難所	11, 92
避難所アセスメント	138
避難所アセスメントシート	92
ピペラシリン・タゾバクタム	127

病原大腸菌O157	98
びらん剤	207
貧者の核兵器	209
ファーマシューティカルトリアージ	78
ファモチジン	198, 199
不安定性狭心症	134
フィジカルアセスメント	25
風水害	7
フェノバルビタール	160
フェルビナク	200
フェンタニル	188
フェンヒドラミン	202
複合型災害	5
副腎クリーゼ	184
副腎皮質ホルモン	133
服薬指導	76, 171
不潔行為	170
ブプレノルフィン経皮吸収型製剤	186
フマル酸ケトチフェン	202
プラリドキシム	207
ブリーフィング	59
プレドニゾロン	182
フロセミド	132
ブロメライン軟膏	130
噴火	7
粉塵	105
分包機	90, 117
ベタメタゾン	182
ペニシリン	128
ヘパリン類似物質	201
ベンゾジアゼピン系薬	172
ペンタゾシン	187
防衛機制	56
方言	58
膀胱炎	199
防災業務計画	47
放射性物質拡散デバイス	211
放射線災害	211
保健所	10
保険証	85
ホスゲン	208
ホスゲンオキシム	207

ホスフェニトイン	160
ボツリヌス毒素	210
ポビドンヨード含嗽剤	198, 203

[ま行]

マスク	103
マスタード	207
麻薬	186
麻薬及び向精神薬取締法	49
麻薬拮抗性鎮痛薬	187
慢性期	8
慢性ストレス	133
慢性閉塞性肺疾患	153
マンニトール	132
ミダゾラム	160
無線	53
無力化剤	208
メサドン	188
メチルフェニデート	175, 173, 177
メチルプレドニゾロン	182
メトロニダゾール	127
メフェナム酸	197
メマンチン	166
眼脂	202
免疫抑制	184
妄想	168
モバイルファーマシー	25, 32, 50, 107
モルヒネ	188
問診	81

[や行]

薬剤画像	113
薬剤師法	48, 85
薬剤師法施行規則	87
薬剤性便秘	200
薬事トリアージ	78
薬事関連特例措置	50
薬事法	48
薬袋	88
薬品医療機器等法	48
薬包紙	90
薬歴	76

輸血 125
抑肝散 177
抑肝散加陳皮半夏 177
四次的爆傷 7
予防スコア 136

[ら行]
ラモトリギン 161, 173
リスペリドン 175
リゼルグ酸ジエチルアミド 208
リチウム中毒 178
利尿薬 140, 145
リバスチグミン 165
硫酸アトロピン 207
ルイサイト 207

冷所保存 117
レスキュー薬 188
レニン・アンジオテンシン系阻害薬 140
レベチラセタム 161
ロイコトリエン受容体拮抗薬 156
ロキソプロフェン 197
ロジスティックス 32
ロタウイルス 200
ロペラミド含有商品 203
ロルメタゼパム 174

[わ行]
ワイドスターⅡ 54
ワセリン 201
ワルファリン 140

はじめる とりくむ
災害薬学

2019 年 4 月 1 日　1 版 1 刷　　　　　　　　　©2019

編　者
名倉弘哲　山内英雄

発行者
株式会社 南山堂　代表者 鈴木幹太
〒 113-0034　東京都文京区湯島 4-1-11
TEL 代表 03-5689-7850　　www.nanzando.com

ISBN 978-4-525-77761-6　　定価（本体 3,500 円 + 税）

JCOPY ＜出版者著作権管理機構 委託出版物＞
複製を行う場合はそのつど事前に（一社）出版者著作権管理機構（電話 03-5244-5088，FAX 03-5244-5089, e-mail: info@jcopy.or.jp）の許諾を得るようお願いいたします．

本書の内容を無断で複製することは，著作権法上での例外を除き禁じられています．また，代行業者等の第三者に依頼してスキャニング，デジタルデータ化を行うことは認められておりません．